허리 운동

안정화하기, 움직이기, 통증 줄이기

Back Exercise

STABILIZE, MOBILIZE, AND REDUCE PAIN

허리 운동

안정화하기, 움직이기, 통증 줄이기

남승호 외 옮김

Back Exercise

STABILIZE, MOBILIZE, AND REDUCE PAIN

Brian Richey

영 문 출 판 사

■ 역자 대표

재활의학과 전문의 **남승호**

현) 브레인재활요양병원 원장
전) 대전재활전문병원 진료부장
건양대병원 재활의학과 전공의 수료

■ 공동역자

재활의학과 전문의 **박만춘**

현) 브레인요양병원 병원장
전) 유성한가족요양병원 재활부장
건양대학교병원 전공의 수료

백형진

가천대학교 특수치료대학원 운동치료전공 교수

■ 감수

재활의학과 전문의 **이종민**

현) 한맘플러스재활의학과의원 재활원장
현) 대한민국농구협회 국가대표 팀닥터
현) 두산베어스 필드닥터
전) 서울투탑정형재활병원 재활원장
삼성서울병원 인턴 수료(최우수 인턴)
국립재활원 전공의 수료
분당서울대학교병원 전임의
Pilates Instructor
ICN bikini pro

Back Exercise : *stabilize, mobilize, and reduce pain*
by Brian Richey

출판사 주

출판사 및 저자는 이 책에서 포함하고 있는 내용의 어떠한 사용과도 연관된 또는 관련 없이 생기는 사람과 재산에 대한 손해 그리고 상해 또는 모든 손실에 대하여 그 어떠한 책임도 절대로 지지 않습니다. 환자를 위한 적용방법과 최선의 치료를 결정하는 것은 개인적으로 전문적인 기술과 지식에 의존해서 치료하고 있는 치료사의 책임입니다.

허리 운동 【안정화하기, 움직이기, 통증 줄이기】

2023년 8월 21일 초판인쇄
2023년 8월 28일 초판발행

지은이 : Brian Richey
옮긴이 : 남 승 호 외
발행인 : 박 병 조
발행처 : 도서출판 영문출판사
등 록 : 1987년 12월 21일 제2-419호
주 소 : 서울시 강남구 삼성동 69-2
전 화 : (02) 514-5590, 776-5590
팩 스 : (02) 756-8943
E-mail : yeongmunsa@empas.com
홈페이지 : www.ymsbook.net
정 가 : 30,000 원
ISBN 978-89-7224-553-7 93510

※ 파본은 교환해 드립니다.

끝없이 나를 지지해주는 나의 가족에게 이 책을 바친다.
내 아내 레아; 그리고 두 아들 제이크와 제크.
이들이 내가 이른 아침부터 늦은 밤까지 일하는 이유이다.
당신들의 모든 지지에 감사한다.

목차 Contents

머리말 Preface

"TINSTAAFEL."

7학년 과학수업 첫시간 교실 칠판에 씌여져 있었던 말이다. 위버 선생님의 자기 소개와 올해 우리가 무엇을 배우게 될 지 설명을 들으면서 우리는 모두 칠판에 씌여진 단어를 계속해서 흘깃 쳐다보고 있었다. 아무도 그 뜻을 알지 못했다. TINSTAAFEL. 이게 뭐야? 우리가 이미 알고 있어야 하는 건가? 시험 같은 건가? 호기심이 불타올랐다. 마침내, 누군가 용감하게 그게 무슨 뜻인지 물어보았다. 선생님은 웃으면서 이 질문을 기다리고 있었다고 했다. 위버 선생님은 대답했다. "여러분이 나와 함께하는 수업에서 기억해야 할 것이 있다면, 그것은 이 단어일 것이다. 이 뜻은 'There Is No Such Thing As a Free Lunch.(공짜 점심 같은 것은 없다)'이다." TINSTAAFEL. 이것은 이제 막 성인이 되기 위해 각자의 길을 만들기 시작하는 중학생들에게 중요한 수업이었고, 처음에 아무말도 없이 소개되고 기억에 남게 되었다. 위버 선생님은 과학뿐만 아니라 많은 것을 가르쳐 주셨다. 그는 과학 수업에 재미와 이야기를 불어넣음으로써 7학년 학생들을 흥미롭게 할 수 있는 훌륭한 선생님이었다. 하지만 내가 기억하고 있는 것은 TINSTAAFEL이다: 이 삶에서, 여러분이 무언가를 원한다면, 여러분은 이것을 위해 노력해야 한다. 그의 말과 가르침에 대한 재능이 나를 떠나지 않았다.

수년간 나는 높은 수준의 해부학적, 생리학적 개념을 이제 막 일을 시작한 사람부터 피트니스 업계에 수십 년 동안 일한 사람들까지 모든 수준의 학생들에게 가르쳐왔다. 이러한 개념들에 초점을 맞추고 모양을 잡아 모두가 사실을 훼손하지 않고 이해할 수 있도록 하는 것이 항상 나의 목표였다. 개념을 단순화할 때, 강사들은 너무 자주 학생들이 너무 모른다 생각해서 수준 낮게 대하거나, 또는 너무 광범위하게 말해서 학생들이 압도되지 않게 하려고 개념의 중요한 점들을 건너뛰게 된다. 나는 좋은 선생님이 모든 사람들에게 동일한 정보와 기술을 가르칠 수 있다고 믿는다. 경험이 많지 않은 사람들을 지식이 풍부한 사람들의 수준으로 끌어올리는 동시에 더 앞서나가는 학생들을 위해 준비한 개념을 소개하는 것이다. 하지만 사실만을 가르치는 것은 지루할 수 있다. 전문성이 가르치는 기술을 보장하지 않는다는 것을 상기시켰을 뿐, 그 분야의 진정한 전문가로 잘 알려진 강사의 강의를 기대해 본 사람이 우리 중에 얼마나 될까? 강사는 지루하고 중얼 거릴 뿐이고, 청중들을 최면상태로 빠지게 한다. 정보와 별개로 가르치는 것은 지식 그 이상이다: 진정한 선생님은 지식을 연결하고 즐겁게 받아들이게 만드는 능력을 필요로 한다.

목표는 이러한 지식 전달을 — 학생들을 가르치려 들지 않고 도전하게 만드는 것 — 위버 선생님의 수업을 잘 기억하게 하듯이 일종의 매력적인 수사학과 결합하는 것이다. 내 친구 노라는 이 교육방식을 "인포테인먼트(infotainment)"라고 불렀다. 이것은 30퍼센트의 정보, 10퍼센트의 열정, 10퍼센트의 스토리텔링, 그리고 자신을 웃음거리로 만드는 것을 두려워하지 않은 50%의 용기로 이루어진 완벽한 혼합체이다. 학생들이 이해할 수 있는 방식으로 정보를 전달할 수 있는 능력은 — 이것을 이해하기 쉬울 뿐 아니라 재미있게 — 위험을 감수하고 학생들이 개인적으로 당신에게 연락을 할 정도로 열어 주고 그들 스스로 기꺼이 위험을 감수하도록 해주어야 한다. 이것은 쉽지 않았고, 이것을 가능하게 하는 내 스타일의 교수법을 개발하는 데 오랜 시간이 걸렸다.

내가 국제 피트니스 학회에서 강의를 막 끝냈을 때 한 여성이 나에게 다가와 두 가지 중요한 말을 했다. 먼저, 그녀는 "3차원 해부학: 일반적인 척추 상태"라는 제목의 내 수업에서 얼마나 많은 것을 배웠는지 설명했다. 그녀는 나의 교수법이 가르치려 들거나 지나치게 단순화하지 않고 내용을 쉽게 이해할 수 있게 해주었고, 아마도 다른 척추 과정보다 이 수업에서 더 많은 것을 배웠다고 이야기했다. 나는 그녀가 수업에서 얼마나 많은 것을 얻었는지를 표현하기 위해 시간을 내었다는 것에 감동했고, 유용한 방법으로 정보를 제공하려는 나의 노력이 성공적이었다는 것을 듣고 기뻤다. 내가 강의를 시작한 이후로 많은 학생들로부터 이 말을 들었지만, 매번 내가 학생들과 진정으로 연결되기 위해 얼마나 열심히 노력했는지를 상기시켜 주고, 내 수업을 듣는 학생들에게 다가갈 수 있는 새롭고 다른 방법들을 계속해서 노력하게 해준다.

그러나 재미에 너무 많은 관심을 쏟고 학습에 충분한 강조를 하지 않는 것은 위험하다. 고등학교 역사 선생님 중에 M.A.S.H.에서 레이더 오라일리를 연기했던 배우 게리 버고프와 너무 닮아서 "레이더(Radar)"라고 불리는 분이 있었는데, 그분은 우리를 꿰뚫어보고 있었다. 그 수업은 너무 웃기고 재밌었다. 그해 1학기 기말 이후, 우리는 모두 낙제점을 받았다. 우리는 그의 수업을 코스가 아닌 쇼로 생각한 것 같다. 우리는 그의 이야기와 농담에 너무 사로잡혀서 굳이 그 내용을 배우려고 하지 않았다. 레이더 선생님은 우리에게 절대 잊지 못할 말을 해주었다. 그는 우리에게 만약 모든 사람들이, 그는 모두를 의미했다, 다음 분기에 A를 받지 못한다면, 우리는 모두 낙제할 것이라고 말했다. 우리는 그에게서 배우는 방법과 동시에 즐기는 방법을 알아냈다. 이것은 나에게 본질과 스타일이 동등하다는 것의 가치를 가르쳐 주었다. 당신은 한쪽이 다른 쪽을 제압하게 할 수는 없다, 그렇지 않으면 한쪽이 익사할 것이다.

내 인생에는 몇몇 훌륭한 선생님들이 있었고, 몇몇 선생님들은 나에게 지속적인 영향을 주었고 사람을 만들어 주었고 오늘날의 강사가 될 수 있게 만들어 주었다. 나의 어머니 가브리엘은 나를 피트니스 게임에 참여하게 했고, 다른 사람들과 다르게 신체를 보는 방법과 내 직관을 믿는 방법을 가르쳐주었다. 나의 아버지 밥은 "이야기를 하는" 기술을 가르쳐 주었다: 당신의 요점을 설명하고 사람들을 끌어들이는 이야기를 하는 법이었다. 내 의붓아버지 알렉스는 나에게 인내심을 보여주었고, 나에게 반응하고 행동하기 전에 듣는 것을 가르쳐주었다. 마이크 존스 박사는 나에게 의학적 운동을 가르쳐 주었고, 오늘날 내가 하는 일에 대한 길로 나를 인도해 주었다. 우리 대학 교수님들은 여행의 끝이 멀게 보일 때도 계속 나아가는 절제력을 심어주었다. 내 친구이자 멘토이자 쌍둥이 두뇌인 노라 세인트 존은 나를 동등한 사람으로 대했고, 그녀는 계속해서 내가 도전할 수 있게 하고, 고양되게 하여 훨씬 더 좋은 선생님과 강사가 될 수 있도록 해주었다.

그리고 마지막으로, 내 아내, 레아 그리고 우리 아이들 제이크와 제크는 그들 스스로 실천함으로써 나 자신을 믿는 법을 가르쳐 주었다. 그들은 집으로 돌아오는 길을 밝혀 주었다.

나는 거인들의 어깨 위에 서 있다. 나는 자수성가한 사람이 아니다. 오늘의 나는 내가 배운 모든 선생님들과 내가 가르친 모든 학생들의 결과물이다. 내가 배우고 가르치는 모든 수업에서 나는 나를 형성하는 무언가를 배운다. 이것들은 아주 큰 행운이고 감사한 일이다. 영광스럽게도 나는 내 스스로를 선생님이라 부를 수 있게 되었고, 나는 내 학생들이 그들만의 여행을 하면서 그들의 기억에 항상 남을 만한 강한 인상을 남길 수 있기를 바란다. 그들이 나를 단순히 내 분야의 전문가로서만이 아니라 그들이 성장할 수 있도록 도와주었고 TINSTAAFEL이 나에게 주었던 것처럼 그들에게 도움을 준 훌륭한 선생님으로 기억하게 된다면 나의 가장 큰 영광이 될 것이다.

나는 내가 열심히 공부한 이 교수법이 이 책의 각 장에서 실현되기를 바란다. 많은 사실과 해부학적인 내용들로 가득 차 있지만, 읽기 쉽게 재미있게 표현되어 있다. 당신이 노련한 피트니스 매니아든, 몸에 대해 아무것도 모르고 운동에 알레르기 반응이 있다고 주장하는 사람이든, 나는 당신이 이 책에서 무언가를 얻길 바란다. 당신은 궁극적으로 당신의 허리에서 무슨 일이 일어나고 있는지 그리고 운동으로 이것을 관리하는 방법을 정확하게 알게 될 것이다.

아, 그리고 내 수업이 끝난 후에 나에게 말을 걸었던 그 여자 기억나는가? 내가 어떻게 썼는지 기억하는가? 그녀가 나에게 두 가지를 말해줬다고? 두 번째는 사실 질문이었다. 그녀는 "책을 써 볼 생각이 있나요?"라고 물었다.

감사의 말 Acknowledgment

이 책을 만들면서 받은 많은 도움에 감사한다.
다음 사람들에게 “Mahalo Nui Loa(매우 감사한다)”고 전하고 싶다:

나를 가족처럼 반겨주고 나의 창의적인 아이디어와 노력을 지지해준 노라 세인트 존과 Balance Body. 당신들은 내가 빛날 수 있도록 해 주었고 내가 항상 당신의 높은 기준에 부응하기를 바란다.

명문장가이자 편집자인 박사 메건 웬트랜드. 당신의 목소리를 이해해 주고 말을 글로 작성하는 데 도움을 줄 수 있는 사람을 만나게 된 것은 중요했다.

그리고 마지막으로 지난 25년 이상 나와 함께한 모든 고객과 학생들. 학교와 학업이 나에게 기초를 만들어 주었다면, 전문가로서 오늘의 나를 만들어 준 것은 여러분과의 직접적인 경험이었다.

서문 Introduction

우리는 몇 번의 클릭 만으로 혼자 진단하고, 책이나 웹사이트를 훑어보며 혼자 치료하는 인터넷의 시대를 살고 있다. 나도 그런 유또는 이해하지만 — 인터넷 검색만 잠깐 하면 금세 내가 왜 아픈지 해결할 수 있는데 누가 시간과 돈을 들여 병원을 찾아가겠어? — 내가 하고 싶은 말은: 이 책은 그런 종류의 책이 아니라는 것이다. 이 책은 당신이 병원에서 적절한 진료를 받고 난 *이후에* 도움이 되고 지침이 되며 한 걸음 더 앞으로 나아갈 수 있는 방법이 될 것이다. 척추와 연결되는 신체 부위가 너무 많아서 자가 진단이나 자가 치료를 시도하면 장기적으로 건강에 실질적인 손상을 줄 수 있기 때문에 달리 말하는 것은 무책임한 것이다.

이 책은 치료대용으로 사용되는 것이 아니다. 당신이 아프다면 가장 먼저 해야 할 일은 병원에서 진료를 보고 진단을 받는 것이다. 그러는 동안 이 책을 읽어 보면 당신의 잠재적인 진단을 이해하고 치료에는 어떤 것들이 수반될 수 있는지 아는 데 도움이 될 것이다. 나의 목적은 당신에게 당신의 의학적 상태를 알려주고 교육하고, 당신의 건강 상태를 관리해 나가는 데 도움이 되는 운동으로 안내하는 것이기 때문이다. 진단을 받고 치료계획을 세웠다면, 당신의 건강상태를 향상시키고 유지하기 위해 이 책에 있는 지침과 운동들을 사용하기 바란다.

이 책 사용법
How To Use This Book

" 더 잘 움직이고, 더 크게 서고, 아프지 않게 운동한다."
("Move Better, Stand Taller, and Exercise Pain Free.")

이것이 내 운동 스튜디오의 사명이자 내가 모든 고객들의 운동 프로그램을 만드는 기초로 사용하는 모토이다. 나는 지난 수년간 쾌락과 통증은 동전의 양면이고, 그 둘 모두가 매우 강력한 동기가 된다는 것을 깨달았다. 사실 지그문트 프로이트 박사는 그의 저서 "쾌락의 원리를 넘어서(Beyon the pleasure Principle)"에서 사람들이 잠시 동안 약간이라도 고통을 피하기 위해서 얼마나 많은 노력을 하는지 언급했다. 프로이트 박사가 기본적으로 심리학적 문제에 대해서 이야기를 했다면, 나는 이 컨셉을 고객들의 신체적 통증을 다루는 나의 영역에서 바라보았다. 나는 바로 그 통증이 당신이 이 책을 집어 들게 만들었다고 장담한다. 당신은 아마도 이미 충분히 고생했고, 통증에 더 이상 휘둘리는 대신 통증을 지배할 준비가 되었을 것이다. 좋다!

통증에 맞선다는게 쉽지 않다는건 나도 잘 알고 있다. 지난 수년간 나도 비만 상태로 유년기와 청년기를 보내며 생긴 허리통증으로 힘든 하루하루를 버텨왔다. 그러다 어느 순간 몸

무게가 400 파운드(181 kg)을 넘겼고, 이 엄청난 체중이 내 척추의 일부를 손상시키고 엄청난 고통을 남겼다. 내가 체중을 줄인 이후에도 이미 손상을 받았고, 이것을 마법처럼 원래대로 되돌릴 수는 없기 때문에 여전히 일상적인 통증이 있다. 나는 많은 의사들과 물리치료사들을 만나면서 빨리 낫는 치료법이나 약을 찾아 다녔지만, 아무도 그 답을 줄 수는 없었다. 그러다 어느 순간 내가 누군가 나를 "고쳐주기"를 바라고 있다는 것을 깨달았다. 그 사람들이 무엇이든 해서 기적을 일으키길 바라면서 나는 그저 그 과실만 먹으려 했던 것이었다. 그게 그렇게 해서 될 일은 아니었다. 내가 아는 지식을 써서 내 스스로 고쳐나가려는 노력이 필요했다.

나는 내 경력의 대부분을 통증으로 힘들어 하는 고객들과 함께 했다. 메디컬 운동(medical exercise)을 전문으로 하는 퍼스널 트레이너로서, 나는 운동을 통해 사람들이 자신의 건강 상태를 관리하도록 도울 수 있는 능력을 가지고 있다. 나는 그들이 통증 완화를 위해 열심히 운동하도록 격려할 수 있다. 하지만 이 사실을 깨닫기 전까지는 나 스스로를 도울 수 없을 것 같았다. 뭐가 달라졌을까? 많은 것들이 바뀌었지만, 첫 번째는 나의 태도였다. 나는 내 자신을 찬찬히 바라보며 "정말 얼마나 노력했느냐"고 물었다. 나는 내가 할 수 있는 만큼 노력하거나 했어야 하는 만큼 노력하지 않았다는 것을 깨닫게 되었다. 나는 내가 고객들에게 자주 했던 말을 상기했다. 어떤 일이든 성취하는 것은 네 단어로 요약된다. "얼마나 진심으로 이것을 원하는가?" ("How bad do you want it?") 변화를 보고 싶다면, 진심으로 이것을 원해야 한다. 그렇게 되기 위해 무슨 일이든 해야 한다.

그래서 나는 변하기로 했다. 열심히 운동했다 — 훨씬 더 열심히. 나는 더 강해졌고, 곧 통증도 줄었다. 얼마 지나지 않아 통증은 사라졌다. 처음에는 한번에 며칠 동안만 통증이 없었지만, 결국 지속적으로 통증과 불편감이 없는 정도까지 길어졌다. 물론, 때때로 통증이 돌아왔지만, 예전만큼 나쁜 것은 아니었다. 다시 아파졌을 때, 나는 처음에 효과가 좋았던 운동을 다시 시작할 필요가 있다는 것을 알았고, 그때마다 나는 빠르게 회복할 수 있었다. 결국 노력을 기울일 때 재발이 덜 심하고 덜 빈번하며 지속 시간이 짧다는 것을 알게 되었다. 나는 당신도 이렇게 되기를 바란다.

이 책을 통해 당신의 허리통증을 조절할 수 있는 방법을 찾게 될 것이다. 당신은 비법이나 빠른 해결책을 찾을 수는 없을 것이다: 비법은, 위에서 설명했듯이, 당신의 건강을 위해 헌신하겠다는 당신의 선택이다. 내 목표는 당신이 요통을 통제하기 위해 필요한 운동과 기술로 당신에게 힘을 실어주고, 당신의 삶을 되찾고 통증이 당신의 삶을 구성하는 활동을 방해하지 않도록 돕는 것이다. 하지만 결국, 당신이 운동을 하는 것을 선택해야 한다. 그냥 책을 사는 것만으로는 아무 소용이 없다. 당신은 변화를 일으킬 힘이 있다. 하지만 거기에는 시간과 노력을 들여야만 한다.

이 책은 세 부분으로 나뉘어 있다: 척추 단위, 운동 그리고 흔한 질환들이다. 제1부 척추 단위는 매우 중요하다. 첫 번째 장인 척추 해부학에서는 이후에 나오는 모든 것을 이해할 수 있는 기초를 제공한다. 척추의 구조를 이해하지 못하면, 특정한 척추 질환을 이해하기 매우 어려울 수 있고 좌절하게 될 수도 있다. 이것을 건너뛰고 싶은 유혹에 빠지지 마라: 해부학을 배우는 것은 당신이 먹을 식사를 위한 식탁을 차리는 데 도움이 된다. 또한 이 파트는 척추 안정성을 구축하고 높이는 방법을 설명하는 제2장 척추 안정성 훈련과 통증을 측정하고 자세를 평가하는 방법을 가르치는 제3장 자기 평가도 포함한다.

제2부 운동은 허리와 관련된 모든 운동을 설명한다. 운동은 유형별로 묶어서 분류했다 — 4장에서는 반듯이 눕거나 엎드린 자세의 운동; 5장에서는 네발 자세, 앉은 자세, 서있는 자세의 운동; 6장에서는 가동성과 유연성 운동을 다루게 된다. 이 모든 운동들이 모든 척추 질환에 적합한 것은 아니라는 점을 아는 것이 매우 중요하다. 사실 어떤 운동은 특정 상황에서 금기이다. 그렇기 때문에 당신의 특정한 상태에 대한 해부학과 병리를 이해하는 것이 중요하다. 당신이 어떤 운동이 당신에게 가장 좋은지 모른 채 그 운동에 뛰어든다면, 잘해야 시간 낭비이고, 최악의 경우 심각한 부상을 입을 위험을 무릅쓰게 될 것이다. 내가 제안하는 것은 이 섹션을 훑어보고 운동 유형이 서로 어떻게 형성되는지 알아보되, 어떤 특정 시리즈에 너무 집착하거나 오래 머물지 말라는 것이다. 대신 특정 질환과 관련된 장을 읽은 후 이 운동 섹션으로 돌아가라. 운동이 건강을 위해 어떻게 도움이 되는지 이해하고 나면 운동이 훨씬 더 쉽게 다가올 것이다.

제3부 흔한 질환은 모든 것을 하나로 모으게 된다. 이 파트는 각 척추 질환에 대한 설명, 각 척추 질환에 대한 목표와 금기사항, 그리고 각 질환에 대해 따라야 할 특정 운동 프로그램을 포함한다. 척추의 생리와 다른 병리에 대해 더 알고 싶은게 아니라면, 모든 질환에 대해 읽을 필요는 없다. 단지 당신의 상태에 맞는 챕터로 돌아가서 그 부분을 읽게 하는데 목적이 있다. 당신은 각각의 운동이 몇 달 동안의 일정으로 나뉘어져 있다는 것을 알게 될 것이다. 첫 달부터 시작해서 당신이 더 강해짐에 따라 더 나아가고 마침내 완성되는 운동 계획을 세우기 바란다.

이 책을 읽는 법
How To Read This Book

내가 생각하는 이 책을 읽는 가장 좋은 방법은 다음과 같다: 우선 척추의 해부학, 척추 안정성, 그리고 어떻게 자세를 평가하고 통증을 측정하는지를 배우기 위해 제1부 부터 시작하라. 그리고 제2부는 지금 당장은 대충 훑어보거나 — 건너뛰어도 된다. 그리고 바로 제3부에서 당신이 겪고 있는 척추 질환을 찾아 해당 부분을 읽어라, 두 번 읽어라. 당신의 상태에 맞추어 운동 계획을 짤 때는 제2부로 다시 넘어와서 당신이 첫 달에 할 운동들을 찾아 밑줄을 치고 형광펜으로 칠하면서 이것들을 익혀라. 더 많은 정보를 원하거나 해당 운동에 대한 기초적 설명과 심화 운동들에 대한 영상은 www.backexercisebook.com. 에서 확인할 수 있다. 첫째 달의 운동을 해냈다면, 다음 달로 넘어갈 준비가 이미 된 것이다. 제2부로 가서 새로운 운동들을 배우고 이런 방식으로 매달 앞으로 나아가며 지속해라.

이것이 이 책을 사용하고 이것을 최대한 활용할 수 있는 가장 효율적인 방법이다. 당신이 운동을 하면서 이상적으로는 점점 더 강해지는 느낌을 받게 될 것이고, 불편감은 점차 줄어들 것이다. 많은 고객들이 수주안에 더 나아진다는 느낌을 받기 시작하는데, 좋아진 느낌이 들고 통증이 사라졌다해도 모든 주기의 운동을 지속적으로 하는 것이 중요하다. 당신은 점점 더 강해지겠지만, 이 과정이 단기간에 완성되지는 않을 것이다. 체커가 아니라 체스를 생각해보라 — 당신은 오래 걸리는 게임을 하고 있는 것이다. 당신은 잠깐 동안이 아니라 그 오랜 여정 동안 강하기를 바랄 것이다. 이 프로그램은 당신이 이 계획을 믿는다면, 당신이 이것을 해낼 수 있게 도울 수 있도록 만들어 졌다.

앞으로 나올 내용들을 통해, 나는 당신이 늘어난 활동량과, 통증이 없는 더 많은 날들과, 더 높은 삶의 질을 누리며 살아갈 수 있도록 이끌어 갈 것이다. 다음 책장을 넘기면, 당신은 통증 없는 미래로 나아가기 위한 운동을 하기로 결정하는 것이다.

제 1 부

척추 단위
The Spinal Unit

"허리를 다쳤는데, 어떻게 하면 좋을까요?" 나는 최근에 집에서 멀리 떨어져 지내면서 통증관련 치료를 제대로 받을 수 없는 상태의 고객이 나에게 통증을 완화할 방법을 구하는 메일을 받았다. 나는 일을 하면서 이런 비슷한 종류의 메일이나 전화를 셀 수 없을 정도로 많이 받는다. 내가 그 고객에게 쉬운 한줄짜리 답변을 보낼 수 있다면 얼마나 좋을까, 그녀의 문제를 빠르고 쉽게 해결할 방법이 있다면 얼마나 좋을까, 하지만 안타깝게도 그런 것은 없었다. 사람들이 갖고 있는 허리문제는 모두 개별적이기 때문에, 모든 사람들에게 맞는 한 가지 치료는 없다. 단언컨데, 해부학적으로는 같지만 — 우리는 대략 같은 신체 구조를 가지고 있다 — 우리가 그 구조를 사용하는 또는 과용하는 방식에서 문제가 시작되는 것이다. 유일한 "수리 방법"은 시간, 인내심, 그리고 힘든 노력이다. 이 책의 첫 번째 섹션이 당신이 시작하도록 도울 것이다.

우선 해부학이다. 어떻게 신체구조가 연결되어 있고 어떻게 움직이는지 명확히 알지 못하면, 운동이 어떻게 또 왜 도움을 준다는 것인지 제대로 이해하기 어렵다. 해부학적 정보는 모든 것들을 쌓아올리는 기초이다. 개개인이 받은 진단이나 병리소견을 통해 당신이 해야 할 운동 프로그램을 결정하는 것이다: 당신은 이것을 이용해서 허리를 안정되고 튼튼하게 만드는 프로그램을 만들 것이다.

제1장에서는 척추의 해부학을 배운다 — 당신이 받은 진단을 바탕으로 척추에 어떤 일이 생겼는지 이해해야 하는 기초 정보다. 제2장에서는 척추 안정화 개념을 소개하고 이것이 당신의 허리를 강하게 만드는데 중요한 이유를 배우게 된다. 마지막으로 제3장에서는 당신 상태의 기준선을 잡기 위해 자기평가를 해봄으로써 어디서부터 시작할 지를 명확히 알게 된다; 그러면 자신의 진행 상황을 가늠할 수 있는 관점을 얻을 수 있다.

이번 장은 허리통증을 관리하는 방법을 배우는 여행의 첫 걸음이 될 것이다. 각 챕터는 이후의 챕터에 나올 운동들이 선택된 *이유*를 이해하는데 꼭 필요한 것들을 제공한다. 나의 목표는 이후에 처방되는 운동들을 통해 당신이 통증에 대한 주도권을 쥐고 조절할 수 있도록 수단을 주고 안내하는 것이다. 당신의 특정한 상황에 대한 정보를 이해하고 나면, 요통에서 멀어질 수 있도록 일상생활에서 더 나은 선택을 할 수 있을 것이다. 이번 챕터를 읽음으로써, 당신의 통증에 대해 주도권을 쥐고 통증이 당신의 삶을 지배하지 않도록 선택하는 것이다.

CHAPTER 1

제 1 장

척추의 해부학
Anatomy of the Spine

인체는 종종 기계에 비유되곤 한다. 사실, 완벽한 기계라고 종종 불리기도 한다. 우리가 이 기계가 해내기를 바라는 것은 회복성이 있는 만큼 매우 복잡하다. 하지만, 다른 기계와 마찬가지로 마모는 해를 끼칠 수 있다. 꼭 과도한 운동이 아니라, 단순한 일상적인 생활을 통해서도 당신의 관절들은 수천 번의 반복되는 움직임을 수행하도록 요구받고 있는 것이다. 당신이 수십 마일을 뛰는 육상 선수든, 코트에서 급정거와 급출발을 하는 테니스 선수이든, (연습 스윙을 포함해서) 각 라운드 동안 같은 방향으로 수백 번의 스윙을 하는 골프 선수이든, 당신의 발목과 무릎, 엉치, 어깨 그리고 특히 척추 관절들에 주는 영향은 엄청나다. 사실 이러한 관절들이 그렇게 오래 지속할 수 있다는 것은 아주 놀랄만한 일이다.

하지만, 대부분의 다른 "기계들"처럼, 우리도 시간이 지나면서 망가질 수 있다. 나의 운동생리학 교수이신 로날드 헤츨러 박사님은 우리 몸은 70년이라는 제한된 품질 보증서가 있다고 수업시간에 말씀하신 적이 있다. 조금 단순화하긴 했지만, 아주 적절한 표현이다. 우리의 관절은 힘줄, 인대, 연골 등의 결합조직으로 만들어져 있고 이것들은 시간이 지나면서—아주 느리긴 하지만—제 기능을 못하게 된다. 어떤 사람들은 유전적 영향이나 그들의 활동 수준에 따라 다른 사람들보다 더 빨리 망가지게 되기도 한다. 우리는 이 과정을 지연시키기 위해 무엇이든 해야만 한다. 그래서 이 대자연의 영향을 최소화해야 한다.

척추는 말 그대로 우리 기계의 뼈대이며 신체에서 가장 복잡한 연결체일 것이다. 이번 장에서는 척추에, 특히 요추 부위에 대해 파헤쳐 보고, 이 놀랄만한 구조물을 구성하고 있는 근육과 다른 결합조직에 대해서도 알아보도록 하겠다.

나는 모든 사람들이 척추의 해부학, 생리학, 역학들을 깊이 있게 공부하기를 원하는 것은 아니라는 것을 이해한다. "그냥 뭘 해야 할지만 알려주고 그걸 하게 해줘"라는 얘기도 참 많이 듣는다. 그런데 나는 당신에게 생각할 거리를 주고 싶다. 이 책의 후반부에서 제안하는 운동들은 코어의 힘과 안정성을 기르는데 매우 중요하다. 그리고 각 운동의 배경 이유를 이해하는 것 또한 매우 중요하다. 당신이 이 운동을 왜 하는지 이해한다면, 실제로 이 운동 제대로 하고 적절하게 수행하게 될 것이다. 나는 나의 퍼스널 트레이너 스탭들에게 "왜"에 집착해서 몰아부치는 경향이 있다. 스탭들이 고객들을 훈련하고 지도하고 있을 때 뒤에서 나타나 "왜?"라고 속삭이는 것으로 악명이 높다. 이 말을 들으면 직원들은 왜 특정한 고객에게 특정한 운동하도록 선택했는지 합리적으로 설명해야 한다는 것을 알고 있다. 당신이 하는 어떤 운동이든 이유가 있어야 한다, 그렇지 않다면 그냥 시간낭비 돈낭비일 뿐이다.

그래서, 이 운동들을 왜 해야 하는지 진정으로 알고 싶다면 계속 읽어주기 바란다.
급한 사람들은 당신의 질병과 손상과 이에 맞는 운동 부분으로 뛰어 넘어가라. 그래서 당신이 읽을 준비가 되었을 때 이번 장이 기다리고 있다는 것을 기억해라. 자, 준비되셨으면 시작한다.

척추의 해부학
Spinal Anatomy

우선, 척추의 중요성에 대해서 이야기해 보겠다. 척추가 무슨 일을 하고 왜 필요한 걸까? 척추는 몸의 효율적 움직임에 매우 중요하다. 척추는 몸통, 골반, 견갑대 사이의 움직임을 통합하도록 돕는다. 건강한 움직임이 자유로운 척추 없이는, 몸의 움직임이 매우 제한되게 된다. 팔만으로는 힘차게 공을 던지거나 배트를 휘두루는 것은 — 몸 전체를 쓰지 않고는 — 힘이 없을 것이다. 믿기 힘들겠지만, 당신의 움직임 대부분에는 몸 전체가 관여하고 있다. 버스를 타기 위해 달리는 것이든, 아이를 데리러 가든, 빨래를 건조기에 넣는 것이든, 식기세척기에서 그릇을 꺼내는 것이든, 당신은 당신의 온몸을 사용하고 있다. 그리고 건강하고 제 기능을 하는 척추가 이 모든 움직임들에서 매우 중요하다.

척추의 또 다른 중요한 특징은 우리의 척주(spinal column)와 신경계를 보호하는 것이다. 척추의 뼈는 우리의 척주를 감싸고 있어 갑옷처럼 손상으로부터 보호한다. 그리고, 신경계의 구성요소로 작용하는데, 신경말단이 척추에서 빠져나와 몸 전체의 각 근육과 장기로 뻗어나가게 된다. 이 구조는 모든 전선들(신경들)이 외부로 분지되어 뻗어 나가는 연결망의 중심축을 만들게 된다.

뼈(The Bones)

척추는 다섯 개의 구별되는 부위로 이루어져 있다(그림 1.1). 위에서부터 아래로 살펴보면, 7개의 경추(목뼈), 12개의 흉추(등뼈), 5개의 요추(허리뼈), 5개의 뼈가 결합되어 만들어진 천골(엉치뼈), 마지막으로, 3개 내지 5개의 뼈가 결합되어 만들어진 미골(꼬리뼈)로 구성되어 있다. 각 부위는 그 기능에 따라 특정한 구조물을 가지고 있고, 각 부위마다 그 자체의 곡선(curve)을 가지고 있다. 목뼈부위의 곡선은 안쪽으로 휘어있고(전만, lordosis), 등뼈는 밖으로 휘어있으며(후만, kyphosis), 허리뼈는 다시 안쪽으로 휘어있고(전만, lordosis), 천골은 밖으로 휘어있다. 이러한 곡선 덕분에 하중을 버티고 충격을 흡수할 수 있게 된다.

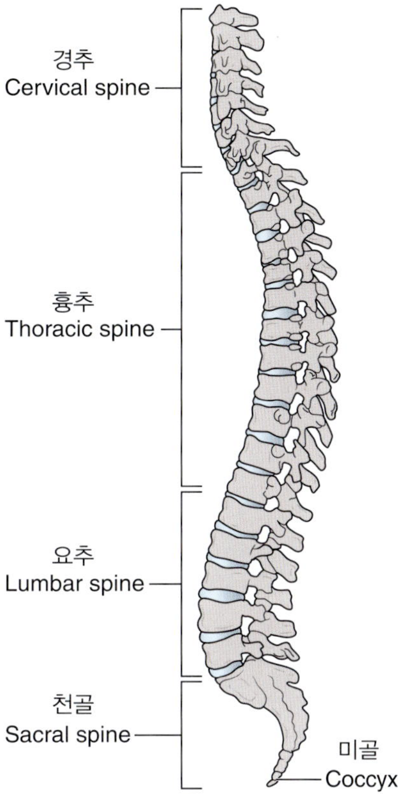

그림 1.1 척추의 다섯 부분; 경추, 흉추, 요추, 천골, 미골.

경추(목뼈, Cervical Spine)

경부(목 부위)는 가장 작은 척추뼈로 이루어져 있으며 가장 넓은 가동범위를 가지고 있다. 머리와 목을 돌려보면 무슨 뜻인지 알 것이다. 돌려보고, 앞과 뒤로, 좌우로 기울여 보면 목이 여러 방향으로 움직일 수 있다는 것을 알 수 있다. 눈이 머리의 옆쪽에 달린 몇몇 동물들과 달리, 우리의 눈은 한 방향에만 달려 있다. 이로 인해 우리의 눈은 훌륭한 입체감을 갖게 되었지만, 시야는 좁아질 수 밖에 없었다. 목을 돌려서 우리의 몸 주위를 270°까지 볼 수 있는 능력은 사냥과 정찰뿐만 아니라 적과 포식자들로부터 우리의 조상들을 보호하는데 도움을 주었다. 이러한 유연성은 우리의 시야에 큰 이점을 주었지만, 한편으로는 선천적으로 약한 부분이 될 수 밖에 없었는데, 이로 인해 목 부위에 관절염, 근육의 긴장, 그리고 골절 등으로 손상이 많을 수 밖에 없는 것이다. 이 척추뼈들은 아래쪽에 있는 다른 척추뼈들에 비해 작은데 이는 척추뼈의 "몸통", 또는 앞부분에서 확연하게 드러난다. 척추뼈 앞쪽의 둥근 부분으로써 척추 위에 있는 모든 무게를 지탱한다. 척주의 거의 꼭대기에 있기 때문에 아래 있는 부위들에 비해 하중을 많이 받지는 않는다. 또 뼈가 서로 맞닿아 움직이고 근육이 붙는 뒤쪽 부위인 관절면에서는 더 작고 섬세한 척추뼈들을 볼 수 있다. 그들의 모양과 크기 덕분에 척추의 목 부위가 가장 많이 움직일 수 있는 것이다.

흉추(등뼈, Thoracic Spine)

흉추의 척추뼈들은 윗등(upper back)을 구성한다. 척추뼈는 척추의 아래로 내려가면서 모양이 변하게 된다. 뼈의 앞부분(몸통)이 더 많은 무게를 지탱해야 하므로 점점 더 커지게 된다. 극돌기가(뒤쪽으로 삐죽 튀어나온 부위) 지면과 평행하지 않고 아래방향을 향해 각도가 변하기 시작한다. 이것과 관절(만나는) 면의 방향이 결합되어 앞으로 구부리고 양옆으로 움직이기 가능하나 뒤쪽으로는 움직임이 제한되게 되는데, 기억해야 할 중요한 것은 이로 인해 상당한 정도의 회전이 가능하게 된다는 것이다. 사실, 우리 몸통의 회전은 요추부위(허리)가 아니라 대부분 흉추에서 일어나고 있다.

요추(허리뼈, Lumbar Spine)

척추를 따라 더 내려가면, 우리는 요추 부위에 도달하게 된다. 허리는 신체에서 가장 자주 다치는 부위 중 하나이기 때문에 우리는 이 부위를 아주 자세히 다룰 것이다.

요추는 척추에서 가장 큰 척추뼈가 들어 있는데, 이는 가장 많은 무게를 실어 나르며 전신의 힘과 안정에 크게 기여하기 때문에 당연한 일이다. 이 부위에서는 안정성이 엄청나게 중요하다. 요추는 굴곡, 신전, 좌우 이동이 큰 반면, 회전은 많이 되지 않는다. 사실, 요추의 각 분절은 1~2°만 회전한다. 그래서 당신의 허리는 기껏해야 5°에서 10° 정도 밖에 회전하지 않는다. 그다지 많지 않다. 몸통 회전의 대부분을 차지하는 핵심은 흉추이다. 고관절 회전과 흉추의 회전으로 당신이 허리를 돌리는 것처럼 보이지만, 실제 움직임은 요추의 위와 아래에서 일어나고 있는 것이다. 그래서, 당신이 골프클럽이나 테니스라켓 스윙을 할 때, 허리가 아니라 고관절부터 어깨까지의 회전에 집중해야 하는 것이다. 허리에 너무 과도한 회전을 주려고 하면 결국 손상을 주게 되고 아프게 되는 것이다.

[허리통증: 알고 있었나?]

허리통증에 관한 몇 가지 사실들:

- 요통은 전 세계적으로 장애를 유발하는 주된 원인이다.[1]
- 요통은 매년 2억6천4백만 일을 결근하게 만드는 원인이다.[2]
- 전세계 인구의 약 80%의 사람들은 일생동안 요통으로 고생할 가능성이 있을 것으로 추정된다.[3]
- 요통으로 인한 건강보험 비용은 매년 500억 달러가 넘는다. 결근과 급여 손실을 감안하면 그 비용은 1,000억 달러가 넘어간다.[4]

천골(엉치뼈, Sacrum)

천골(엉치뼈)은 허리뼈 아래 있으며 5개의 척추체가 융합되어 만들어졌다. 자연적으로 등쪽으로 볼록하게 휘어진 형태(후만, kyphosis)를 가지고 있어서 척추와 골반을 연결시켜주는 역할을 한다. 천골과 골반이 만나는 지점을 천장관절(엉치엉덩관절 sacroiliac joint, SI joint)이라 하며 자주 문제가 생기는 부위이다.

천골은 두 개의 골반뼈 사이에 위치하며 아취형 통로의 쐐기돌 같은 모습인데, 가끔 맞물림이 필요한 만큼 딱 맞지 않기도 한다. 사용하거나 남용함으로써 천장관절(SI)을 늘릴 수가 있고 이것은 바라는 것보다 더 큰 움직임을 일으킨다. 이것은, 너무 적거나 너무 많은 움직임, 천장관절의 불안정성을 유발하고 이로 인해 기능이상과 통증이 나타난다. 이것은 그 자체로 좌골신경 통증 양상 즉, 감각둔화, 찌릿찌릿함, 다리 아래쪽으로 타고 내려가는 통증이 단순히 불편한 수준에서부터 완전 심각한 수준까지 나타날 수 있다. 이것은 근육 하나가 너무 긴장되어 있으면서 이에 상응하는 근육들은 너무 느슨하다거나, 하나의 근육이 너무 강한데 이에 상응하는 파트너들이 너무 약한 근육의 불균형 상태를 의미한다. 두 시나리오 모두 관절이 정렬 상태를 벗어나거나(지속되어) 잘못된 움직임 패턴으로 이어질 수 있으며, 이를 해결하지 않으면 지속적인 문제를 일으킬 수 있다. 예를 들어, 이상근(piriformis muscle)은 고관절에서부터 천골까지 붙어있다. 이때 한쪽이 너무 긴장되면 다른 쪽은 정상 범위를 넘어서 늘어나게 되고, 천골 자체가 한쪽 방향으로 기울어지게 된다. 우리가 하나의 연결사슬로 전체 척추를 바라본다면, 천골에서의 이 움직임은 척추뼈 전체의 움직임을 유발할 수 있다.

미골(꼬리뼈, Coccyx)

미골은 척추의 가장 아랫부분에 3~5개의 척추뼈로 구성되어 있다. 우리가 다쳐보기 전까지는 거의 언급되지 않는 부위이다. 손상은 보통 낙상이나 어딘가에 부딪힘으로 인해 발생하는 외상에 의해 일어난다. 불행히도 미골 골절은 오랜 통증을 일으키는 경우가 많고 이는 병원이나 물리치료에서 치료를 받아야 한다.

추간판(디스크, Intervertebral Disc)

척주의 아주 중요한 구조물인 추간판(디스크)을 빼놓고 이야기 할 수 없다. 디스크는 통증의 원인이 되는 놀라운 구조물이다.

추간판은 두 부분으로 구성되어 있다(그림 1.2). 겉은 패스트리로 속은 젤리로 만든 젤리도넛처럼 당신의 디스크도 바깥부분과 속부분이 있다. 바깥 부분은 섬유륜(섬유테, annulus fibrosis)이라고 부르며 섬유연골로 이루어져 있는데, 이 부위는 억세고 질긴 결합조직이다. 이것은 그래야만 한다; 매일매일 우리가 얼마나 척추를 움직이는지, 그리고 거기에 나이를 곱해서 생각해보라. 당신이 참여하는 모든 스포츠와 당연하게 여기는 움직이고 비틀고 구부리는 등의 모든 움직임들을 생각해보라. 억세고 질긴 섬유륜은 압축력(compressive force)을 처리하는데, 즉, 충격흡수 역할을 한다. 이것은 자기일을

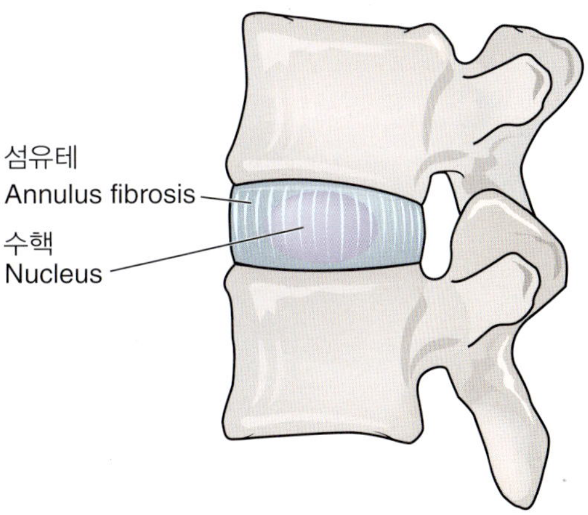

그림 1.2 추간판(디스크).

정말 잘 해낸다—손상되기 전까지는 말이다. 섬유륜은 7~8개의 섬유연골 층이 엇갈리게 배열되어 있다: 한 층이 수평이라면, 다음 층은 대각선으로 그 다음 층은 수직으로 엇갈리는 패턴으로 반복된다. 이로 인해 디스크는 강도와 회복력을 얻게 된다. 만약 모든 층이 한 방향이라면 디스크는 특정한 힘에 대해서는 강하게 대처할 수 있지만, 다른 방향들에 대해서는 약하게 된다. 자동차의 타어어처럼, 타이어 속에 숨겨져 있는 강철벨트의 각층이 바퀴가 굴러감에 따라 움직이고 구부러지게 만들어 주면서도 동시에 아주 강하게 유지될 수 있는 것과 같다. 비슷하게 디스크도 압축력을 버틸 수 있을 뿐 아니라, 설계되어 있는 대로 굴곡과 회전에 저항하고, 지지하고, 제한하는 역할을 한다. 섬유륜 층들은 척추뼈에 전해지는 무게(힘)를 분산시키고 디스크에 영양을 공급하는 척추뼈의 종판을 보호한다.

디스크의 중심은 수핵(nucleus)이라고 부르는데—즉, 젤리도넛의 젤리 부분이다. 젤 같은 구조물로 주성분은 물로 만들어져 있고 충격을 흡수한다. 디스크(도넛)에 힘이 가해지면, 수핵이 그 힘의 성격과 방향에 따라 움직인다. 압축력이 디스크에 전해지면, 젤리도넛이 납작해지고, 수핵은 고르게 360°로 뻗어나가게 된다. 힘이 디스크의 뒤쪽에만 전해지면(허리를 뒤로 젖히는 동작처럼), 수핵은 앞으로 움직이고, 힘이 디스크의 앞쪽에만 전해지면(몸을 앞으로 구부리는 자세처럼) 수핵은 뒤로 밀린다. 이것은 수핵이 섬유륜을 뚫고 넘어가서 문제를 만들기 때문에 우리가 디스크의 탈출과 팽윤에 대해 이야기할 때 매우 중요하다.

근육(Muscles)

지금까지 우리는 척추의 틀이 되는 뼈에 대해서 이야기를 해보았다. 그리고 이제 우리는 척추를 조절하는 근육에 대해 이야기해 보아야 한다. 이것들이 척추를 가지런히 하고 안전하게 움직이게 하고 원래의 적절한 위치로 되돌려 놓는 지지 구조라고 생각해라. 당신의 몸은 두 개의 근육 그룹으로 구성되어 있다: 운동근(mobilizers)과 안정근(stabilizers)이다. 운동근은 "거울 근육" —당신이 근육을 뽐낼 때 거울에 비추어 볼 수 있는 근육들이다.

이 근육들은 큰 회전력을 만들어 낼 수 있고 그것이 당신의 힘을 만들어 내는 근육이라는 의미이다. 주로 2형 근섬유(type II)가 많으며, 재빨리 긴장도를 올리고 지구력보다는 근력을 위해 설계되어 있으나, 쉽게 피로해지고 더 큰 저항에 대해서 일을 더 잘하는 경향이 있다. 반면에, 안정근은 몸의 더 깊은 층에 위치해 있으며 보통 겉에서 보이지 않는다. 각각에 대해서 좀 더 자세히 알아보자.

척추의 안정근(Stabilizers of the Spine)

안정근은 안정화시키려는 관절 근처에 위치하는 작은 근육들이다. 이 근육들은 기본적으로 지근섬유로(몇몇을 제외하면) 이루어져 있으며 큰 힘을 제공하지 않는 대신 지구력을 위해 만들어졌다. 자세에 주로 관여하여 "자세유지근"이라고 자주 불리는데, 말 그대로 관절이 적절한 정렬에 있게 유지시키거나 의도한 대로 관절을 움직일 수 있게 한다. 이 근육들은 낮은 저항에서 가장 잘 활성화된다. 너무 강한 저항이 사용되면, 더 큰 이동근들이 더 작은 안정근들을 힘으로 압도하려 할 것이고, 너무나도 중요한, 종종 잊혀지는 이 근육들을 훈련하는 것을 건너뛰게 된다.[6,7,8]

속근 대 지근(Fast-Twitch vs. Slow-Twitch Muscles)

속근은 빨리 발화되어 많은 힘을 만들어 내지만, 이렇게 많은 힘을 만들어내기 때문에 쉽게 지친다. 이 근육들은 에너지(산소)가 빨리 소모되기 때문에 지구력 보다는 근력을 내기에 적합하다. 이 근육들이 거울에 비춰 볼 수 있는 더 큰 근육들이다. 예를 들어, 단거리 선수인 우사인 볼트는 아주 큰 하체근육을 가지고 있고; "살아있는 가장 빠른 인간"이 되는 것을 예상할 수 있지만, 그가 마라톤을 뛰는 것을 기대할 수는 없다. 그의 근육은 스피드와 파워를 빠르게 폭발시키도록 만들어졌다.

지근은 지구력 섬유이다. 이 근육들은 근력과 힘은 거의 만들어 내지 않지만 더 오랜시간 동안 더 많은 횟수의 반복이 가능하다. 자세와 안정근들이 이 범주에 속한다. 중립적인 근육들도 존재하는데, 이 근육들은 당신이 지구력 또는 근력 중에서 주로 하는 훈련에 따라 속근이나 지근 섬유의 특성을 갖게 된다.

허리에 대해서 이야기할 때, 대부분의 사람들은 척추의 양쪽에서 볼 수 있는 근육들을 떠올린다. 요추의 양 옆에 손을 올려보라. 양쪽에서 당신은 첫 번째로 작은 골짜기를 느낄 것이고 이어서 큰 근육을, 실제로는 척추기립근이라고 불리는 근육다발인, 척추 운동근을 느낄 수 있다. 당신이 마사지를 받을 때 기분이 좋아지는 곳이 바로 이 근육들이다. 이 근육들은 자주 뭉치고 가동범위를 줄이기도 한다.

하지만, 지금은 이 근육들에 대해서 이야기 하려는 것이 *아니다.*

당신의 손가락 끝을 척추와 척추기립근 사이의 골짜기 부분으로 움직여보라(그림 1.3a 참조). 이제 당신은 척추 안정근에 위치해 있다. 자리에서 일어서서 다시 한번 그 부위를 찾아보라(그림 1.3b 참조). 당신의 손가락에 닿는 부위가 볼록 솟아오르는 것을 느낄 때까지 몸을 약간 앞으로 숙여보라(그림 1.3c 참조). 이 느낌이 바로 척추 안정근이 발화된 것이다. 양쪽이 동시에 발화가 되었는가? 만약 그렇지 않다면, 이것은 당신이 척추기립근에 이상이 있다는 것을 나타낸다. 앞으로 숙이는 동작은 운동 챕터에서 다시 다루도록 하고, 다시 이 근육들이 같이 발화되게 하는 방법에 대해 설명하도록 하겠다.

척추 안정근은 척추에서 가장 중요한 근육들이다. 이 근육들은 척추뼈에 가장 가깝게 붙어있고; 실제로 움직임에 따라 척추뼈 위에 놓여져 있거나 붙어있다. 이 근육들은 움직임을 허용하며 동시에 제한하는 다양한 역할이 있다. 이 근육들은 척추가 허용하는 많은 움직임을 통제하며, 동시에, 특정 가동 범위 수행 시에는 더 큰 근육들을 도와준다.

척추는 주어진 구조와 생체역학에 기초하여 제한된 범위의 움직임을 가지고 있다. 예를 들어, 디스크는 자체에 손상을 주기 전까지만 움직일 수 있다. 이와 비슷하게 척추뼈도 너무 넓은 가동범위는 손상을 줄 수 있기 때문에 움직임이 제한되어 있다. 척추 안정근은 이러한 움직임을 제한하는 책임이 있다. 이들은 또한 뼈가 제자리로 돌아오도록 하는 책임도 있다. 문에 달린 스프링이 열렸던 문을 쾅 닫아버리는 것처럼, 이 근육들도 척추가 적절한 위치로

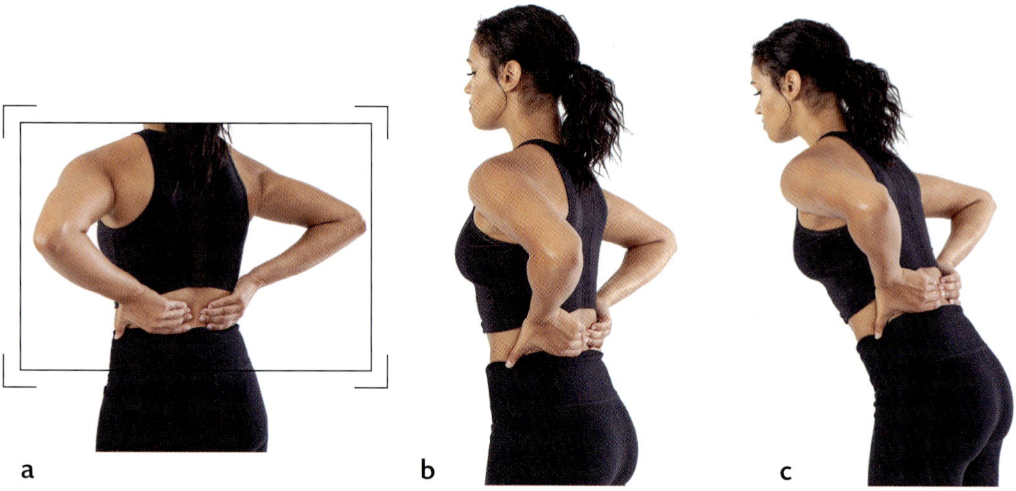

그림 1.3 당신의 척추 안정근 찾기와 평가하기.

회복되도록 한다.

척추 안정근은 네 개의 다른 근육들로 이루어져 있다: 극간근(가시사이근), 횡간근(가로돌기사이근), 회전근(돌림근), 다열근(뭇갈래근)(그림 1.4 참조). 이 근육들은 같이 움직여서 서로 연결된 거미줄 같은 구조를 만들고, 약간의 움직임을 허용하면서 하나의 척추뼈를 다른 척추뼈와 연결한다.

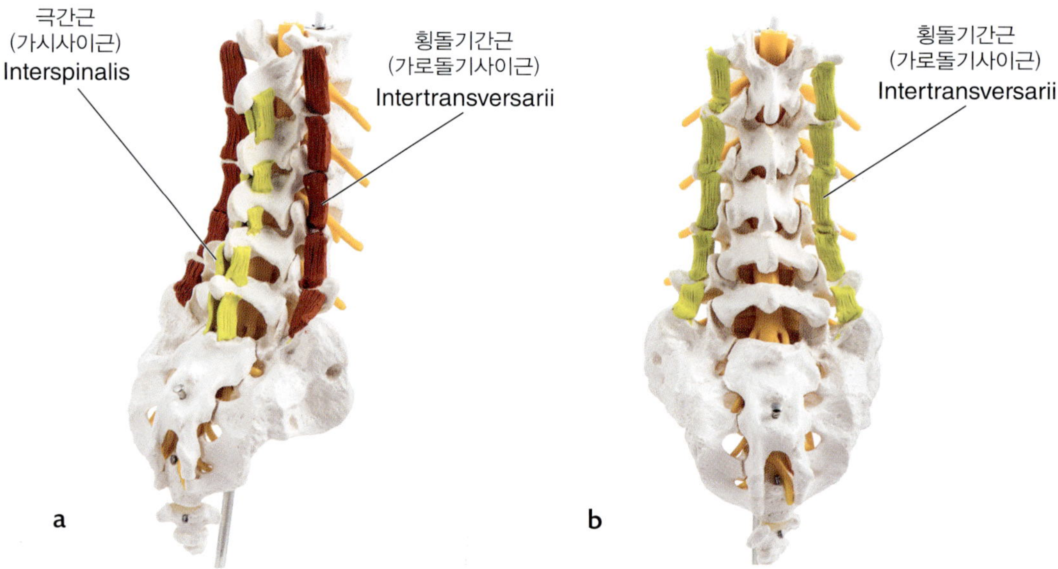

그림 1.4 척추 안정근: (a) 극간근(가시사이근, interspinalis) (b) 횡돌기간근(가로돌기사이근, intertransversarii).

Images @ Balanced Body Inc. Used with kind permission.

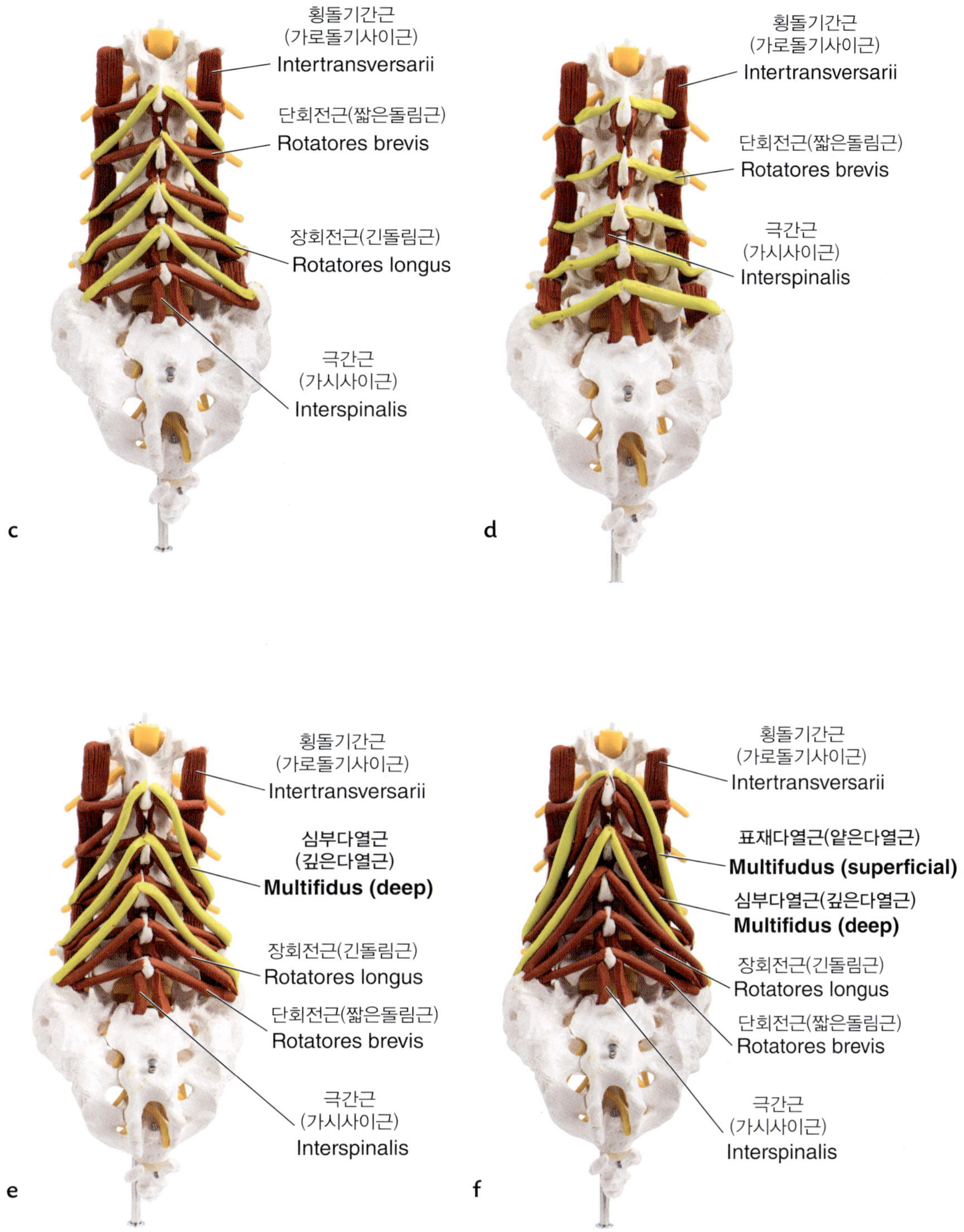

그림 1.4 척추 안정근: (c) 장회전근(긴돌림근, rotatores longus) (d) 단회전근(짧은돌림근, rotatores brevis) (e) 심부다열근(깊은다열근, deep multifidus) (f) 표재다열근(얕은다열근, superficial multifidus).

Images @ Balanced Body Inc. Used with kind permission.

극간근(가시사이근, interspinalis)

척추안정근의 가장 깊은 층이 극간근이다(그림 1.4a 참조). 이 근육은 상부 극돌기에서부터 인접한 아래쪽 극돌기로 연결되어 있으며 주로 척추의 목과 허리 부위에서 보인다.
극돌기근이 발화하면, 척추를 뒤로 젖히고 안정화하는 것을 돕는다.

횡돌기간근(가로돌기사이근, intertransversarii)

횡돌기간근은 위쪽 횡돌기에서 하나 아래 부위로 양쪽이 한쌍으로 주행하며 주로 목과 허리 부위의 척추에서 발견된다(그림 1.4b 참조). 양쪽이 수축하면, 척추를 안정화시키고 젖히도록 도와준다. 한쪽만 발화되면, 한쪽으로 구부리는 자세를 도와준다(lateral flexion).

회전근(돌림근, rotators)

회전근은 장근(longus)과 단근(brevis), 긴 근육과 짧은 근육이라는 뜻이라고 불리는 두 부분으로 만들어져있다(그림 1.4c 와 d 참조). 이 근육들은 위 척추뼈의 가시돌기에서부터(예: 제1번 요추) 다음 두 개의 척추뼈의 가로돌기에 연결되어 있어 마치 대문자 A처럼 생겼다. 이 근육은 몇몇 문헌에서는 요추에서도 보인다고 하지만, 등뼈에서 가장 두드러지게 보인다. 이 근육은 척추를 지지하고 허리를 젖히고 돌리는 것을 돕는다.

다열근(뭇갈래근, multifidus)

다열근은 가장 주목을 받는 근육이다. 사람들이 모든 척추 안정근을 언급할 때 이 근육을 자주 말한다. 이유는 쉽게 알 수 있다. 이 근육이 척추 안정근에서 가장 넓은 표면적을 차지하고 있고, 이는 곧 이 근육이 눈에 가장 잘 띄고 학자들이 연구하기 가장 쉬운 부위라는 뜻이다. 이 근육은 회전근(돌림근)처럼 제1번 요추의 가시돌기에서 시작해서 2, 3, 4번째 뼈까지 내려간다. 이 근육은 제2번 경추부터 아래쪽의 모든 척추뼈에 걸쳐 나타난다. 이 근육은 기본적으로 안정근이지만 척추의 펴기, 옆으로 구부리기, 회전을 돕기도 한다.

모든 척추 안정근들은, 특히 다열근, 당신의 자세를 지지하고 많은 수의 지근섬유들을 가지고 있다. 하지만 다열근은 꽤 많은 수의 속근 섬유로 구성되어 있다는 것이 또 다른 차이점이다.[5] 그림 1.4e는 심부다열근이 두 개의 척추에 걸쳐 펼쳐져 있는 것을 보여주는데 이는 이 근육이 더 많은 지근섬유를 가지고 있으며 속근섬유는 더 적게 가지고 있다는 것으로 추정하게 한다. 그림 1.4f에서는 세 개의 척추뼈에 걸쳐 펼쳐져 있는데 이는 더 얕은 부위에 위치하면서 더 많은 속근 섬유를 가지고 있을 것으로 추정된다. 더 느리게 발화되는 근육들은 오랜 시간 동안 자세를 유지하는데 도움을 주는데 일상적인 활동 전반에 걸쳐 자세를 유지하고 다시 척추를 정확한 자리로 돌려놓을 수 있게 한다. 이 근육들이 없다면, 척추는 부서지기 쉽고 더 쉽게 다칠 것이다. 속근은 우리가 생각하지 않아도 자세를 만들었다가 다시 제자리로 돌려놓을 책임이 있는 자동섬유(automatic fiber)이다. 자동차의 핸들과 비슷하게, 척추의 정렬을 유지하는 안전 메커니즘이라고 생각해보라; 당신이 핸들을 돌리고 난 후

내버려 두면 기본적으로 시작위치로 돌아갈 것이다. 이제 눈깜짝할 사이에 일어나는 일을 상상해보라. 뇌에서 근육으로의 신호는 거의 즉각적으로 전달된다. 이 일은, 속도에 상관없이, 어떤 동작을 할 때 발생하는데 이때 척추는 적절하게 지지하면서 정렬을 맞춘다. 이 기전에 문제가 있을 때 기능장애가 발생하는데 발화가 되지 않거나 발화가 너무 늦게 나타나게 된다.

이 기전에서 나타나는 기능장애와 관련된 예로 나의 아버지에게 있었던 일이 있다. 아버지께서 주차장으로 걸어가시다가 무심코 자동차의 사이드미러에 어깨를 부딪쳤다. 이로 인해 몸이 갑자기 틀어지면서 허리에 경련이 일어났다. 만약 아버지의 척추가 완전히 건강한 상태였다면 아무런 통증 없이 척추가 회전했다가 제자리로 돌아왔을 것이다. 하지만 이러한 빠른연축 근육들은 종종 그들이 해야 할 일을 잊는데, 그들의 반응 속도가 늦어지고 느린연축 근육을 닮아가기까지 한다. 즉시 발화해서 갑작스러운 회전으로부터 척추를 지켜내는 대신, 늦게 발화해서 그 근육들이 수축했을 때는 척추가 이미 제자리에서 벗어나 있게 되고, 이로 인해 경련을 일으키게 된다. 아버지께서는 수년 동안 진단되지 않았던 척추문제가 있으신 상태였는데, 이것이 속담에서 나오는 낙타의 등을 부러뜨린 지푸라기가 되었다(의도된 말장난은 아니다).

나이가 들고 손상이 생기면서, 다열근의 속근들이 느려지게 된다. 사실, 척추의 특정 부위에 손상을 입었을 때, 그 부위는 제대로 기능을 하지 못하게 된다. 이 척추 안정근들은 분절별로 신경지배를 받고 있는데, 이 뜻은 이 근육들을 지배하는 신경들이 척주관에서 나와서 바로 근육으로 연결된다는 것이다. 예를 들어, 요추 3번에서 4번의 부위를 지지하고 보호하는 근육들은 다른 척추부위가 괜찮더라도 기능을 못할 수도 있게 된다. 우리는 종종 모든 부분들이 서로 다른 것과 연결되고 소통하기에 우리 몸을 운동 사슬이라고 부른다. 따라서 기능이 저하된 특정 부위가 우리 몸의 사슬연결의 약한 연결고리가 되고, 한번 기능이 저하되면, 그 부위를 다시 활성화시키는 것이, 이 근육들을 깨우는 것이 말하자면 근육들이 해야 할 일을 상기시키는 일이, 도전이 될 수 있다.

왜 이 근육들이 그렇게 중요한 걸까? 자, 텐트를 떠올려보라. 텐트는 땅에 말뚝을 박은 밧줄에 붙여있는 텐트 기둥에 의해 받쳐져 있다. 만약 모든 로프가 팽팽하게 텐트기둥을 균등하게 당기고 있다면, 텐트는 바람과 비 같은 외부의 힘을 버틸 수 있을 것이다. 이 로프가 텐트를 안정되게 한다. 만약 한두 개의 로프를 끊어본다면, 텐트는 아마 서있기는 할 테지만, 구조적인 건전성이 약해져 있을 것이고, 세찬 바람 한 번이면 그걸 무너뜨릴 것이다. 당신 몸의 기능이 텐트와 같다. 텐트기둥은 구조적 지지를 제공하는 척추이고, 로프는 텐트기둥을 제자리에 유지시키며 높은 힘과 안정성을 제공하는 척추 안정근이다. 그래서 척추와 코어 안정성을 이야기할 때 중점적으로 이야기하는 근육이 바로 이 척추 안정근이다.

척추의 운동근(Mobilizers of the Spine)

안쪽 깊은 근육들이 척추의 안정성에 중요하다면, 좀 더 표면의 얕은 근육들은 운동근이다. 이 근육들은 당신이 자유롭게 움직이면서 척추의 최고 가동범위에 도달하게 만들어준다. 피트니스 산업에 25년 넘게 몸담으면서, 아직도 많은 사람들이 더 크고 더 강한 근육이 덜 유연하다고 생각하는 것에 놀랐다. 대부분의 사람들은 큰 바디빌더 체형의 남자를 떠올리고 그가 너무 "근육이 많이 붙어 있어서" 움직이는데 불편할 것이라고 생각한다. 보통은 그 반대가 사실이다. 내가 아는 가장 유연한 사람들 중 일부는 근육이 많은 운동 선수들이다.

하지만 안타깝게도, 이러한 근육들도 기능저하를 일으키는 경향이 있는데, 이는 약해지거나(weakening) 경직될 수(tightening) 있다는 뜻이다. 허리에 영향을 주고 통증과 손상에 기여하는 운동근들은 고관절 굴곡근, 햄스트링(Hamstrings), 기립근, 요방형근, 대둔근이다(그림 1.5 참조).

고관절 굴곡근(엉덩관절 굽힘근, Hip flexors)

고관절 굴곡근은 다른 부위에서 시작되는 두 개의 근육으로 이루어져 있으며 허벅지의 부착부위에서 하나로 합쳐진다(그림 1.5a 참조). 첫 번째 근육은 요근(psoas)이다. 이 근육은 당신의 요추에서 시작해서, 척추뼈의 가로돌기와 척추몸통에 붙은 다음, 대각선으로 골반을 통과한다. 두 번째 근육인 장근(iliacus)은 장골(ilium)의 앞쪽에서 시작해서 골반을 통과한 다음 요근과 만나 대퇴골에 붙는다. 이 근육들은 당신의 고관절을 굽혀주고 당신의 골반이 전방경사(anterior tilt) 되도록 엉덩관절을 앞으로 기울일 수 있게 한다. 이 역동적인 고관절 굴곡근 2인조는 쉽게 뭉치는 것으로 유명하다. 이 근육이 뭉치면 흔히 골반 앞으로 기울이고, 전만을 증가시키고, 요추의 곡선이 증가하게 되고 척추뼈와 디스크에 압박을 증가시키게 된다.

햄스트링(Hamstrings)

대부분의 사람들은 햄스트링에 익숙하다. 이 근육들은 허벅지 뒤쪽에 위치해 있고, 무릎 아래의 다리와 고관절을 연결시켜 준다(그림 1.5b 참조). 햄스트링은 무릎과 엉덩관절의 두 관절에 걸쳐 있는 근육군이다. 이 근육들은 무릎을 굽힐 수 있게 하면서 고관절을 펼 수 있게 한다. 이 기능은 우리가 걷는데 매우 중요하다. 한 걸음씩 뗄 때마다 햄스트링(그리고 둔근)이 수축해서 다리를 몸의 뒤로 보내고 당신이 앞으로 나아갈 수 있게 한다. 이 근육들도 뭉치거나 약해질 수 있다. 이 근육이 긴장되게 되면 골반을 앞으로 기울이는, 골반 전방경사, 원인이 되는 것을 볼 수 있고, 이는 다시 요추 전만 및 디스크에 작용하는 압력을 증가시킨다.

기립근(척추세움근, Erector Spinae)

기립근은 당신이 허리와 허리통증을 생각했을 때 떠오르는 근육이다. 이 근육들은 척추의 양쪽에 위치한 근육들이다(그림 1.5c 참조). 이 근육들은 세 종류로 이루어져 있으며 아취를 만들고 양옆으로 구부리게 해준다. 안타깝게도, 이 근육들은 다친 이후에 과도하게 긴장되는 경향이 있어서 허리의 곡선(전만)을 과도하게 만들어 디스크의 압박을 증가시킨다. 이 근육들은 부드럽고 유연해야 하지만, 허리를 다친 이후에는 기능이 멈출 수 있고, 아주 뻣뻣하고 경직되게 된다.

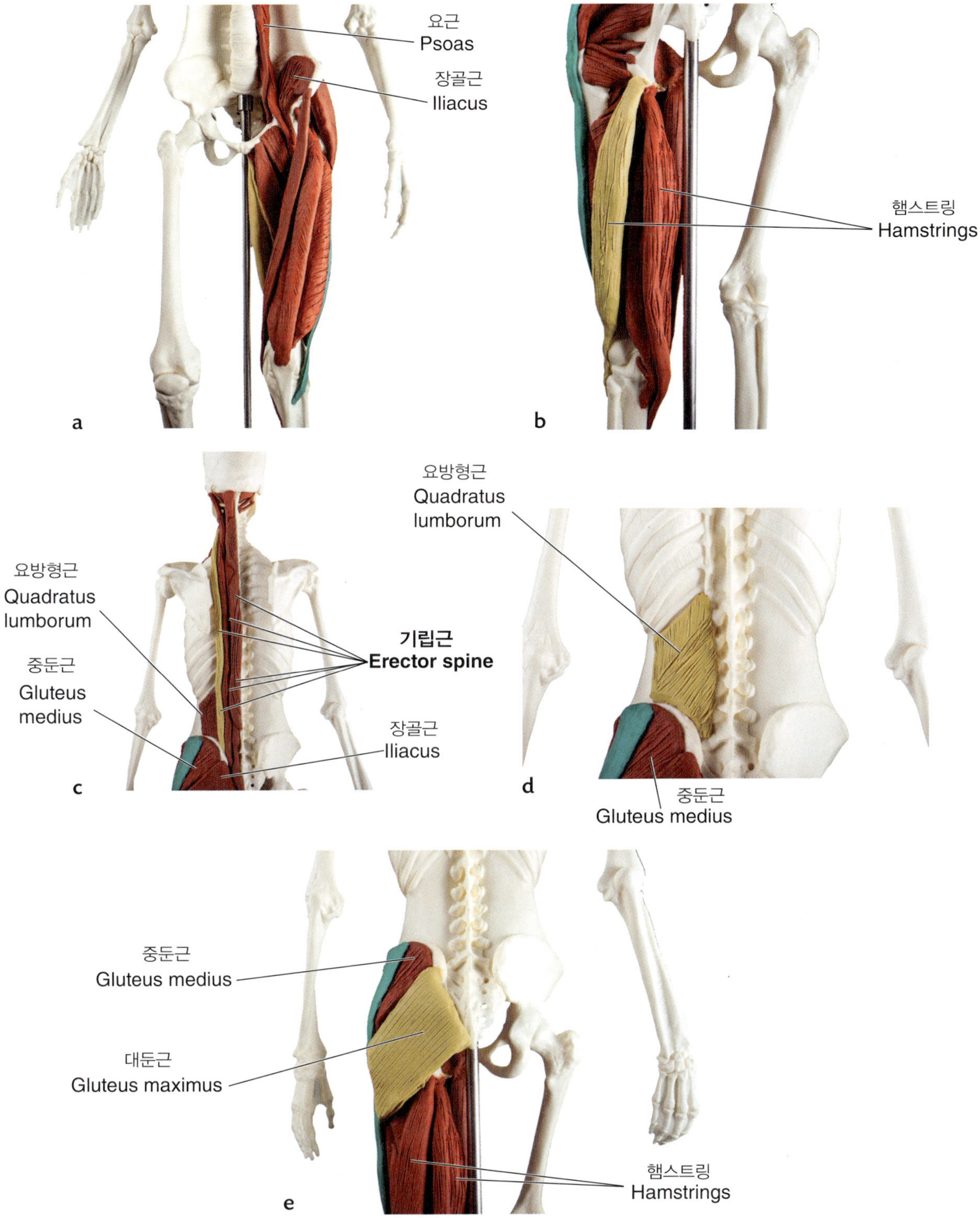

그림 1.5 척추 운동근: (a) 고관절 굴곡근 (b) 햄스트링 (c) 기립근 (d) 요방형근 (e) 대둔근.
Images @ Balanced Body Inc. Used with kind permission.

요방형근(QL)(허리네모근, Quadratus Lumborum)

이 근육은 요추부위에서 가장 일을 많이 하는 부분이다. 이 근육은 가장 아래쪽의 갈비뼈에서부터 엉덩뼈까지 넓게 여러 층으로 이루어져 주행하며 요추의 가로돌기에 가지를 내어 부착된다(그림 1.5d 참조). 이 근육은 허리가 움직이는 모든 동작에서 활성화 된다. 당신이 앉을 때, 서있을 때, 걸을 때 언제든 이 근육은 수축하여 척추를 움직여 준다. 또 이 근육은 통증을 유발하기도 한다. 이 근육이 너무 뻣뻣해지면, 골반을 잡아당겨서 척추의 가장 아래쪽에 위치하는 천골이 골반의 장골에 붙는 위치인 천장관절에 문제를 일으킨다. 흔히 천장관절(SI joint)이라고 불리는데, 이 부위가 허리통증의 원인이 될 수 있다. 이 통증은 천장관절의 불안정성에 의해 자주 발생하는데, 감각이 둔해지거나, 찌릿찌릿하거나 다리 아래쪽으로 뻗치는 통증으로 나타날 수 있다. 이것이 종종 사람들이 엉덩뼈신경통(좌골신경통)이라고 진단 받는 요소 중 하나이기도 한다.

상황에 따른 조언 Straight Talk

주로 좌골신경통(Sciatica)이라고 불리는 좌골신경의 통증은 저림, 찌릿함, 다리 아래쪽으로 퍼지는 통증을 주로 말한다. 하지만 좌골신경통은 진단이라기 보다는 증상에 더 가깝다. 디스크 문제(탈출 또는 팽윤), 천장관절의 기능저하, 척추전방전이, 아탈구, 이상근증후근 또는 협착증 등 좌골신경의 통증을 유발할 수 있는 다양한 문제들이 있다. 당신의 상태를 적절하게 관리하기 위해서는 실제 의학적 진단을 정확히 이해하는 것이 매우 중요하다. 진단을 추측하지 말기 바란다. 척추의 운동은 당신의 상태에 맞게 수행되어야 하고, 어떤 운동들은 당신이 절대로 해서는 안 되기도 한다. 이 책의 후반부에 기술된 운동들을 하기 전에 진료를 보고 당신의 상태를 진단받기를 바란다.

대둔근(큰볼기근, Gluteus Maximus)

다음으로 우리는 엉덩이, 볼기, 뒷태 등등으로 불리는 대둔근에 대해 알아보겠다(그림 1.5e 참조). 그 부위를 뭐라고 부르든, 당신의 엉덩이는 현재 상태보다 훨씬 더 강해질 필요가 있다. 나이가 들면서 엉덩이 근육은 감소하는 경향이 있는데 그 힘과 크기가 줄어드는 것이다. 노인들을 떠올려보라: 크고 모양이 잘 잡힌 엉덩이 근육을 가진 사람을 몇 명이나 아는가? 높은 수준의 운동선수를 제외하고 나면 나는 딱히 생각나는 사람이 없다. 우리는 어떤 댓가를 치르고서라도 이 근육들을 보존해야 한다.

우리가 그 근육들을 단련해야 하는 또 다른 이유가 있다. 허리통증이 있을 때 자주 이 근육들이 심하게 기능을 상실한 것을 보게 되는데, 누가 이런 용어를 만들었는지는 모르겠지만 휴면 엉덩근 증후군 또는 엉덩근 기억상실증을 볼 수 있다. 엉덩이 근육이 차단되거나 발화가 지연되게 되는데, 이런 형태는 기립근이 과긴장하거나 과활성화되게 하는데 이것은 이 근육들이 항상 발화되는 심지어 그들이 발화되지 않아야 할 상황에서도 발화되는 상황을 의미한다. 당신이 느끼는 허리 경련은 척추기립근이나 요방형근이 과활성화되면서 발생한 부산

물일 것이다. 이 경우, 엉덩이 근육은 기능을 멈추게 된다.

나는 엉덩이에 특화된 운동을 하던 회원의 엉덩이 근육이 발화되지 않고 있던 기억을 떠올렸다. 그 회원에게 본인의 손을 엉덩이에 가져다 댔을 때 근수축이 느껴지는지 말해달라고 했을 때, 그 분은 당황하면서 전혀 수축이 느껴지지 않는다고 했다. 실제로 그 근육들이 다시 돌아오는 데까지 몇 주가 걸렸다. 개인적으로 예전에 내가 허리를 다쳤을 때 이 근육들을 깨우는 것이 정말 힘들었다. 이 근육들을 깨우고 다시 발화하기 시작할 때까지 여러 번의 운동 세션이 필요했다.

척추 단위
The Spinal Unit

대부분의 사람들이 척추가 하나의 구조물이라고 생각한다. 우리는 이것을 척추 또는 척주라고 부른다. 그렇지 않은가? 하지만 척추는 실제로 꼭대기에서 제일 아래까지(미골 제외) 척추와 척추 사이 연결부위만 세었을 때 25개의 개별 관절로 이루어져 있다. 가슴 부위는 갈비뼈랑 붙는 부위도 있지만 이것은 다른 책에서 다음 기회에 다루어 보도록 하겠다. 이 각각의 관절들은 각각 가장 꼭대기와 가장 아랫부분의 척추뼈와 그 사이에 있는 디스크로 이루어져 있으며 이것을 척추 단위라고 부른다.

척추 단위를 이해하는 것은 중요한데, 특히 요통과 각각의 척추 질환에 대해 이야기 하기 시작하면 더욱 중요해진다. 척추 단위를 살펴보면, 각각의 척추가 부위에 따라 회전하거나 앞으로 또는 뒤로 구부리거나 양 옆으로 구부릴 수 있는 관절을 가지고 있는 것을 볼 수 있다. 또한 압축력(같이 미는), 긴장(다른 방향으로 당기는) 그리고 전단력(미끄러지는) 힘을 흡수한다. 이러한 척추 단위를 한데 모아놓으면 척추는 강하고 회복력이 있지만 여전히 손상에 취약하게 된다.

"척추 중립(neutral spine)"과 척추의 "편향(bias)"에 대해 이야기해 보아야 한다. 나는 지난 15년이 넘는 기간 동안 수천 명의 피트니스 전문가들을 교육해왔다. 내가 하는 질문 중에 학생들을 난처하게 하는 게 하나 있었는데 바로 "척추 중립이 무엇입니까?" 이다. 이 질문이 사람들을 당황시키는 이유는 그 학생들이 속해 있는 피트니스 산업의 분야에 따라 척추 중립이 다른 정의를 가질 수 있다는 것이다. 필라테스, 요가, 바디빌딩 그리고 일반적인 피트니스 전문가들 모두 이 개념을 설명하는데 조금씩 다른 방법을 가지고 있었다.

내가 수년 전에 배웠던 전통적인 정의에 따르면, 척추 중립은 전상장골극(ASIS)과 후상장골극(PSIS)이 같은 레벨에 위치하는 골반의 자세이다. 대부분의 사람들이 무슨 말인지 모르는 것처럼 당신도 바로 이해가 되지 않을 것이다. 해부학을 배운 몇몇 사람들은 이해할 수도 있겠지만, 일반 사람들에게는 아무 의미도 없는 말일 뿐이다.

척추 중립을 이해하기 위해서 직접 해봅시다. 바닥에 드러누워 보라. 그리고 바닥에서 당신의 허리가 어떤 느낌인지 기록해 본다. 당신의 허리가 치와와가 그 아래로 지나갈 정도의 높은 아치를 가지고 있는가? 좋다, 조금 더 중립상태로, 당신의 요추를 살짝 편평하게 만들어

본다. 당신의 허리척추가 만드는 아취가 골든게이트보다는 작은 다리라고 생각해보라. 정반대로, 당신의 허리가 바닥을 완전히 납작하게 누르고 있다면, 이것은 너무 편평하다. 당신의 척추에 약간의 아취를 만들어 줄 필요가 있다. 그래서, 누울 때의 경험적 법칙은 불편함이나 고통을 유발하지 않는 한 허리에 작은 아취를 가져야 한다는 것이다. 이것이 바로 척추 중립이다. 만약 허리가 아파진다면, 불편함 없이 유지할 수 있는 자세를 찾아야 한다. 이것이 당신에게 맞는 척추 중립이 된다. 비록 이것이 척추 중립의 진정한 정의는 아닐지라도, 당신의 몸에게 있어서는 중립이다. 시간이 지남에 따라, 점차 전통적인 의미에 가까워 질 수도 있는데 이것이 바로 당신의 편향(bias)이라고 한다.

당신이 선호하는 방향성은 즉, 골반의 편향, 더 이상 통증이 생기거나 없어지지 않는 허리척추에 대한 상대적인 골반의 위치를 말한다. 어떤 사람들은 허리를 편평하게 하는 자세에서 더 편하다고 느끼는데; 우리는 이것을 척추의 굴곡 또는 후방골반경사(posterior pelvic tilt)라고 한다(그림 1.6a 참조). 다른 사람들은 척추에 더 큰 아취를 만드는 더욱 젖힌 자세를 선호한다; 이것을 척추 신전 또는 전방골반경사라고 한다(그림 1.6b 참조). 어떤 자세든 당신의 몸이 편하다고 느끼면 이것이 바로 당신의 선호이며 편향이다. 사실, 당신의 건강상태에 따라서 통증을 피하기 위해 당신이 선호하는 편향에서 운동해야 할 수도 있다. 이러한 선호되는 편향이 당신의 척추 중립이다.

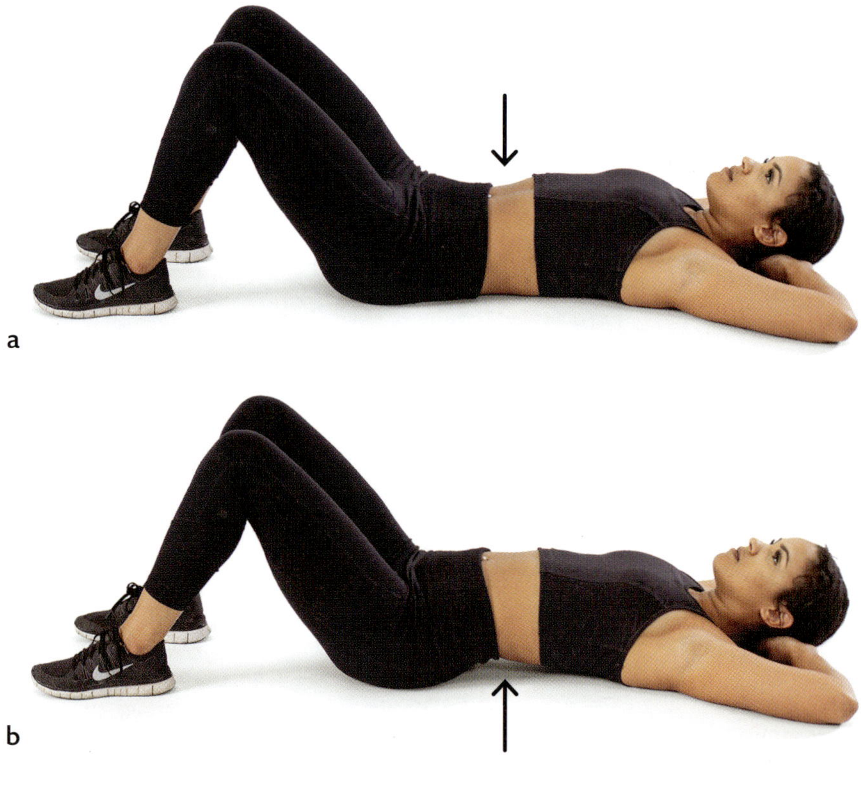

그림 1.6 골반의 편향: (a) 척추 굴곡(편평한 허리) 또는 (b) 척추 신전(허리 아취)

척추 중립은 당신의 척추에 가장 안전하고 특히 가장 편한 자세이기 때문에 이를 찾을 수 있는 것이 매우 중요하다. 이는 당신의 척추가 최소한의 스트레스와 긴장감을 버티고, 중력과 근육의 긴장을 최소한으로 경험하는 자세이다. 불행히도 우리들 중 대다수는 오랜 시간에 걸쳐 척추를 변형시키는 나쁜 자세습관을 만들어왔고, 우리의 자세는 물음표 모양을 닮아가기 시작했다.

중력은 상체를 앞으로 당겨서 둥근 자세를 만들고, 근육의 불균형과 과긴장된 근육은 이를 악화시키고 이 나쁜 자세가 곧 굳어버리게 되는 것이다. 이것이 척추의 한 부위에서만 일어나는 것이 아니다; 보통 척추 전체에 영향을 주게 된다.

어느 한 부위(예: 요추)에서 척추 중립을 잃게 되면, 그 효과는 척추 전체를 타고 옮겨지게 된다. 마치 연쇄반응처럼, 한 부위가 척추중립에서 벗어났을 때, 척추의 나머지 다른 부분들에서도 자세 변형을 일으킨다. "머리가 가는 곳에는 몸이 따른다."라는 말을 들어 본 적이 있는가? 자세를 이야기할 때 이 말은 진실이다. 머리를 앞으로 내밀면 어깨와 마찬가지로, 흉추(등)가 앞으로 둥글게 말리기 시작한다. 이로 인해 요추의 곡선, 즉 전만,도 증가하고 이때 디스크에 미치는 압력이 증가하게 된다. 운동하는 동안 척추 중립을 유지하는 것이 디스크에 가해지는 스트레스를 줄이고 천천히 자세를 바르게 만드는데 도움을 줄 것이다. 그림 1.7을 보면 적절한 자세와 나쁜 자세가 예시로 나와있다.

중력의 영향을 줄이고 일상에서의 나쁜 자세를 바로잡기를 시작하는 방법 중 한 가지는 하루종일 척추 중립을 찾고 이를 유지하는 것이다. 일하는 동안 한번 시도해 보라. 매시간 알람을 설정하고, 알람이 울리면 자세를 바로 잡고 60초 동안 유지해 본다. 무언가 변하기에는 너무 짧은 시간처럼 보일 수 있지만 이건 단지 시작일 뿐이라는 걸 잊지 마라. 어떤 사람들에게는 바른 자세를 유지하는 것이 너무 어색해서 1분을 유지하는 것조차 어려울 수 있다. 알람시간과 자세 유지시간을 조절하면서 천천히 시작해 보라. 75초 동안 자세를 유지하고 나면 그 다음은 90초 그리고 조금씩 더 늘려본다. 다음에는 알람을 한 시간이 아닌 50분마다 울리도록 설정한다. 그리고 할 수 있다면 10분씩 이 시간을 줄여갈 수 있다. 이 연습에는 두 가지 중요한 목표가 있다. 첫 번째는 당신이 자신의 자세를 의식하게 하는 것이다. 대부분의 사람들은 자세에 대해서 신경쓰지 않는다. 따로 생각해 보지 않는 것이다. 그래서 당신이 자세에 대해서 인지하는 것이 좋은 출발점이 된다. 두 번째 목표는 적절한 자세를 되찾기 위해 이 근육들에 기억시키고 훈련 시키는 것의 중요성이다. 연습을 통해 당신의 근육들은 점점 더 강해지기 시작할 것이고 더 오랜시간 동안 좋은 자세를 유지할 수 있도록 지구력도 기를 수 있을 것이다.

자, 이제 척추의 구조에 대해 알아야 할 모든 것을 알았으니, 거침없이 운동의 바다에 빠질 준비가 되었다, 그렇지 않은가? 너무 서두르지 마라. 이건 척추 해부학의 소개일 뿐이라는 것을 기억해라. 이제 당신은 척추 안정화의 중요성에 대해서 다루기 시작할 다음 단원으로 넘어갈 수 있는 기초를 알게 되었다. 우리는 이것이 무엇인지 그리고 어떻게 당신의 척추가 다치기 전에 가지고 있던 자연적인 안정력을 어떻게 회복할 수 있는지에 초점을 맞출 것이다. 척추를 재건하고 일상생활에 필요한 지지대를 만드는 데 도움이 되는 것이 바로 이러한 척추 안정화 기술과 운동이다.

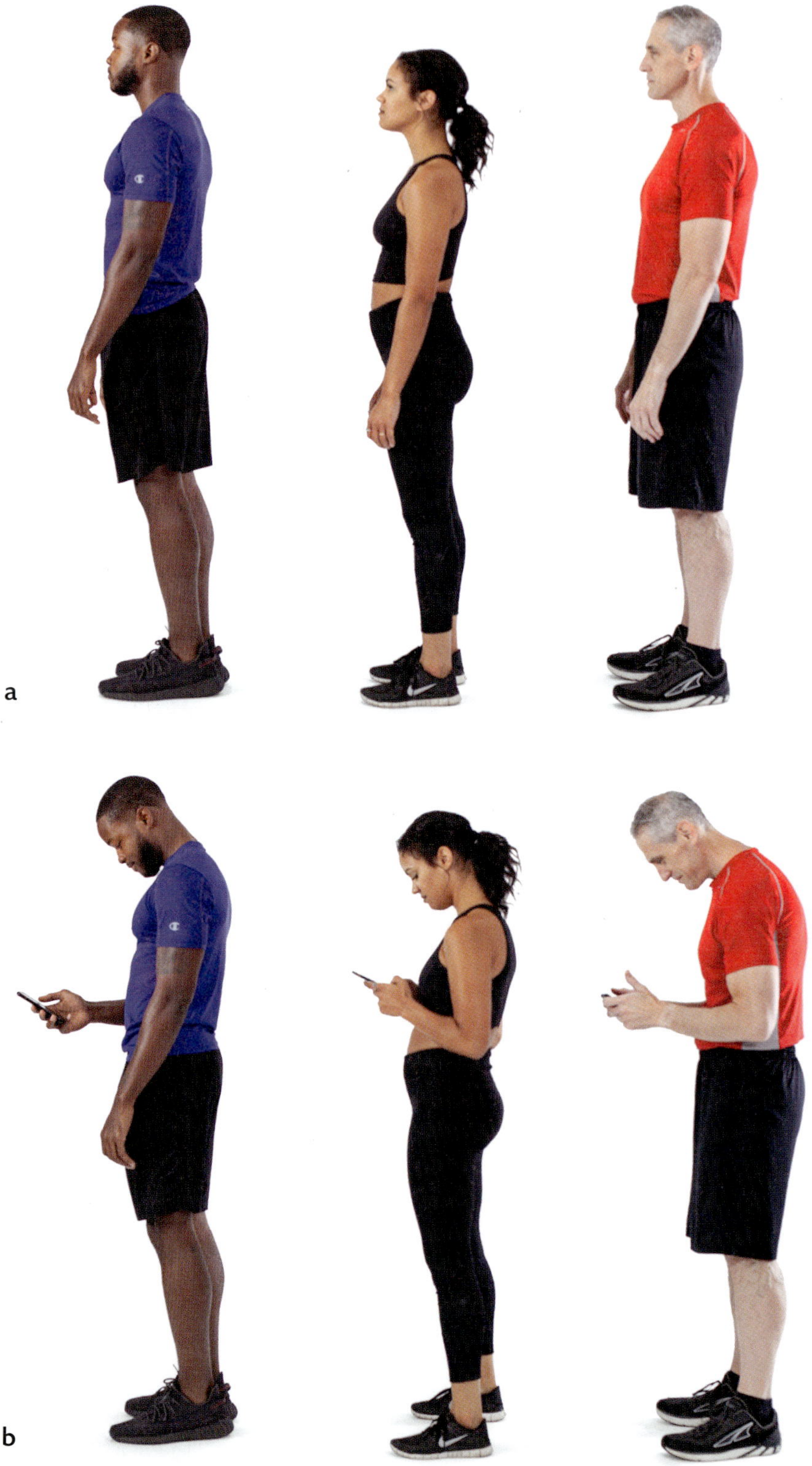

그림 1.7 (a) 다양한 평균적인 자세들 (b) 다양한 나쁜 자세들

CHAPTER 2

제 2 장

척추 안정화 운동
Spinal Stability Training

이제 척추의 근육들을 훈련하고 강하게 유지하는 것이 왜 중요한 지 알았으니, 어떻게 해야 하면 좋을까? 대부분의 운동들은 움직이는 것에 초점을 맞추지만, 이 훈련에서는 적어도 시작단계에서는 움직이지 *않는* 것들에 대해 이야기해보겠다. 이 책의 후반부에서, 내가 몇몇 운동들을 소개하면 당신은 본능적으로 움직이는 부위에 초점을 맞출 것이다. 당신이 그 반대로 하시기를 권한다.

척추와 코어가 움직이지 않고 가만히 있도록 집중해 보라. 고관절도 돌리지 말고, 허리를 펴거나 휘지도 않도록 말이다. 운동을 하는 내내 척추와 코어에 움직임이 없도록 하는 것은 아주아주 중요하다. 그렇지만, 나는 당신이 근육을 사용하여 단단히 힘을 주는 "브레이스(brace)"를 하는 것을 원하지 않는다. 이것은 당신의 코어를 단단하게 하고 척추를 안정시키는 방법으로 재활 과정의 초기에 자주 가르쳐지는 기술이다. 재활 치료의 초기 몸이 무엇을 해야 할지 모르고 척추가 불안정하고 비효율적이거나 더 나쁜 방식으로 움직이거나 문제가 될 때 이 기술을 사용하는 것은 매우 적절하다. 다시 척추 안정근을 재훈련해서 이 근육들이 해야할 일을 다시 기억해내서 이를 효과적으로 움직일 수 있도록 하는 것이 필요하다. 하지만, 항상 단단히 힘을 주는 상태로 있게 되면, 궁극적으로 비효율적인 움직임 패턴을 만들어 내게 되고, 나쁜 습관을 만들게 된다. 나는 당신이 일상생활을 위해 훈련하기를 바란다. 당신이 있는 힘껏 배에 힘을 주고 걸으려 하고 그 자세를 지속한다고 생각해 보라. 당신은 정상적으로 걸을 수 있는가? 나는 못하겠다. 그건 단지 걷기일 뿐이지만, 그런 자세로 일상생활을 한다고 생각해 보라. 적어도 오랜 시간 동안 유지하는 것은 그리 쉽지 않을 것 같다. 그 근육들이 모두 지쳐 나가떨어질 것이다!

대신, 당신은 이 근육들을 필요할 때 자동적으로 발화되고, 필요치 않을 때 놓아주도록 훈련하기를 원하고 있다. 이를 통해 이 근육들이 더 효율적으로 자기 일을 잘 할 수 있게 만들 것이다. 사람들은 다치고 나면 통증을 피하기 위해 종종 과도하게 근육을 보호한다. 이 방법은 아주 초반, 손상의 급성기에는 도움이 될 수 있지만 이를 너무 많이 하면 수년에서 수십 년간 지속될 수 있는 나쁜 습관을 만들 수도 있다. 나는 당신이 이러한 습관을 만들고 있지 않다는 것을 확실히 하고 싶다. 당신은 안정을 유지할 필요가 있지만, 필사적으로 근육을 움켜쥐고 있을 필요는 없다. 골퍼들은 그들의 골프채를 잡는 것에 대해 말할 때 훌륭한 비유를 가지고 있다. 당신이 아기 새를 쥐고 있다고 생각하라는 것이다. 새가 날아가지 않을 정도로 단단히 쥐지만, 새를 다치게 하지 않을 정도의 세기로 잡는 것이다. 이를 척추 안정근에서도 똑같이 생각하면 된다.

모든 근육들은 원래 하도록 만들어진 특정한 일이 있다는 것을 기억해라. 안타깝게도, 우리가 다치게 되면, 많은 다른 근육들은 원래 해야 할 일이거나 그렇지 않거나 모두 도와주기 위해 사용되게 된다. 우리는 이 근육들이 본래 해야 할 일들을 기억하고, 그 일에 집중할 수 있도록 만들어 주어야 한다. 당신의 근육들을 신입사원이라고 생각해 보라: 그들이 할 수 있는 곳은 어디든 무엇이든 도움이 필요하다면 도와주기 위해 안절부절할 것이다. 보기에는 좋은 생각 같지만, 그 사람은 곧 방해가 될 것이다. 나는 당신이 근육을 노조 근무자들처럼 훈련시키기를 바란다. 자기가 잘 하는 일이 하나 있고 다른 사람의 일에는 전혀 관심이 없듯이 말이다.

척추 안정근 만들기
Building Spinal Stability

내가 처음 척추 안정근을 알게된 것은 약 20년 전 미국 건강증진 및 재활전문가협회(American Academy of Health Fitness and Rehab Professionals)의 물리치료사인 마이클

[척추 안정화에 대한 흔한 질문들]

나는 '코어(core)'가 단순히 복근 이상의 것이라는 개념을 대학교 때 잰 프린스(Jan Prins) 교수님으로부터 처음 들었다. 교수님은 "당신들 중에 복근을 단련하고 있는 분은 얼마나 되나요?"라고 질문하셨고 모두 손을 들었다. 그리고는 "당신 중 몇 명이나 허리근육을 단련하고 있나요?"라고 물으셨고 학생들의 반 정도가 손을 들고 있었다. 그리고 "당신들 중에 복근만큼의 횟수와 세트를 반복하며 운동을 하는 사람이 몇 명이나 있나요?"라고 물으셨고 손을 들고 있는 사람은 아무도 없었다. 이것이 코어 운동이라는 개념이 생기기 전인 90년대였다. 이 운동은 보통 복근 운동이라 불리고 윗몸일으키기를 하는 정도였다.

지난 수십 년간 코어를 보는 관점과 훈련방법들이 많이 변했다. 아직도 많은 사람들이 코어운동으로 많은 윗몸일으키기와 약간의 플랭크를 하고 있는데, 이것은 너무 복근에만 한정되어 있다. 척추 안정근은 당신의 척추를 지지하기 위해 더 강해져야 하기 때문에 나는 당신들이 이에 대해 더 깊이 있게 생각하기를 바란다. 척추 안정근에 대해 궁금증이 생겼기를 바라면서 이번 장에 대해 알아보겠다. 시작하기에 앞서 척추와 코어 안정 운동에 대해서 내가 가장 많이 받는 질문을 이야기해 보겠다.

왜 척추를 안정화 시키는 데 초점을 맞춰야 하나?

간단히 말하자면 척추가 안정되어 있지 않으면, 잘 움직일 수가 없다. 척추는 사실 25개의 관절로 연결되어 있는 복합체라는 것을 기억해라. 효율적이고 힘들이지 않는 움직임을 만들어 내기 위해서는 각자가 안정된 상태에서 자기 할일을 제대로 수행해야 한다. 척추가 불안정 하다면 문제를 일으킬 부적절한 움직임들이 생겨날 것이다.

얼마나 오래 걸릴까?

내 대답은 항상 똑같이 "상황에 따라 다르다."이다. 모든 사람들의 신체가 다르고 상태가 다르다. 때때로 우리는 많이 진행하기 전까지 그 답을 알지 못하고, 각 단계가 결과를 바꿀 수 있다. 다른 고려사항

존스 박사를 통해서였다. 존스 박사는 세 가지 단계로 척추 안정근을 가르쳤다: 완전히 지지되는 단계, 부분적으로 지지되는 단계, 지지되지 않는 단계이다. 우리는 비슷한 순서를 따르겠지만 아주 중요한 재활단계에서 실생활로 발전시키는 동적 안정화라고 불리는 네 번째 단계를 추가하겠다. 이 체계적인 진행은 당신의 몸이 안전하고 당신이 운동하는 구조에 의해 지탱되는 것을 느끼는 곳에서 도움을 받지 않고 일상생활의 활동을 수행하는 데까지 당신을 이끌어 줄 것이다. 그래서 당신이 허리에 불편감이 거의 없이 일상생활을 할 수 있도록 하는 것이 우리의 첫 번째이자 최선의 목표이다. 4장부터 7장에서 우리는 특정 운동들을 알아보고 이것이 척추 안정화 범주의 어디에 속하는지 알아볼 것이다. 이후에는 특정한 척추의 상태와 진단에 어떤 운동이 가장 적합한지 알아보고, 당신이 완전 지지상태에서 역동적 상태로 발전하기 위해 시행할 6개월 운동 계획을 만들어보겠다.

완전 지지 단계(Fully Supported)

훈련의 첫 단계는 완전히 지지된 상태이다(그림 2.1 참조). 이것은 당신 몸 전체 또는 많은 부분이 바닥, 테이블 또는 침대(물렁해서 몇몇 운동들이 제한될 수 있기에 가장 좋은 선택은 아니지만)에 의해 지지되어 있는 것을 말한다. 몸이 균형을 잡거나 추가적으로 안정화될 필요가 없도록 누워서 표면 접촉을 많이 하는 것이 목표다. 이 지지는 당신이 몸을 안정

은 "나아지기 위해 얼마나 일관되게 노력하고 있는가?"이다. 나는 "당신 하라는 대로 운동하고 있어요."라는 말을 항상 듣는다. 하지만 내가 조금 더 자세히 즉, 치과의사가 당신에게 마지막 치실을 한게 언제냐고 묻듯이 알아보면 어떤 사람들은 그들이 원하는 만큼 빠른 호전을 바라기에는 충분한 운동을 하고 있지 않았다.

얼마나 자주 운동을 해야 하는가?

일관성이 발전의 핵심이다. 나는 운동을 매일 하라고 권하고 있다. 그렇다, 나도 이것이 비현실적으로 보인다는 것을 알고 있지만, 내 얘기를 잘 들어보라. 내가 사람들에게 매일이라고 말할 때, 하루 이틀 정도는 시간이 없을 것이라는 것을 알고 있다. 일이 생길 수 있다는 것을 나도 알고 있다. 하지만 만약 당신이 매일 노력한다면, 나는 당신이 아마 일주일에 3~4번은 운동을 할 수 있을 것이라는 것을 알고 있다. "달을 향해서 쏘아라. 못 맞추더라도 별들 사이에 착륙할 수 있을 것이다."라는 노먼 빈센트 필의 말처럼 말이다. 적어도 일주일에 3~4일은 운동하기 위해 열심히 일한다면 조금 더 빨리 발전하는 모습을 볼 수 있을 것이다. 일주일에 7일 내내 할 수 있다면 더 좋다.

이 운동을 언제 멈출 수 있나요?

통증이 돌아오기를 바라자마자 멈추면 된다. 그렇다, 잘난척 하는 거 같지만, 사실이다. 결국 그렇게 될 것이다. 나는 어깨를 다쳐서 6개월을 쉬고 다시 체육관으로 돌아온 친구와 이야기를 했었다. 우리는 그의 재활과 매일 해야 했던 운동들에 대해서 이야기를 나누었다. 그가 "이 운동을 해서 다시 그때처럼 아프지 않을 수 있다면, 난 계속 할거야"라고 이야기를 했다. 내가 당신에게 가르치려는 운동도 마찬가지다. 이것들은 일관되게 그리고 아마도 당신의 남은 인생 동안 계속되어야 할 필요가 있다. 압도적으로 들리겠지만, 대안을 생각해 보라. 일주일에 세 번 15분~30분 정도의 운동을 함으로써 통증을 막을 수 있다면, 그럴만한 가치가 있지 않은가?

시키거나 균형을 맞추기 위해 일하지 않을 수 있기 때문에 당신이 운동을 훨씬 더 쉽게 수행할 수 있게 해준다.

대부분의 사람들은 이 단계에서 가장 안전하고 편안하다고 느낀다. 그들의 몸이 지지되고 있다고 느끼고 운동을 할 때 더 자신감을 가진다. 또한, 이 운동을 하는 동안 비교적 통증이 없이 할 수 있다고 확신하게 된다. 이 운동들이 당신의 기초 운동이긴 하지만, 쉬울 필요는 없다. 이 단계에서는 당신의 척추가 움직이지 않도록 유지하는 데 집중하는 것이 매우 중요하다. 운동을 하는 동안 허리를 휘게 하거나 편평하게 하거나 뒤틀리게 하지 않아야 한다. 움직이는 것에 집중하지 말고 움직이지 않는 것에 집중해야 한다. 4장에서 완전히 지지된 척추 안정화의 세부적인 운동에 대해서 좀 더 자세히 알아보도록 하겠다.

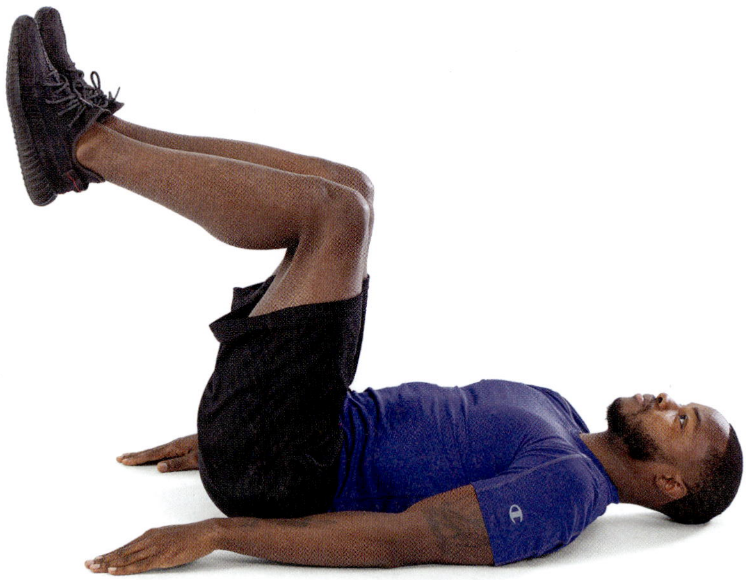

그림 2.1 완전히 지지된 자세의 한 예시인 테이블탑(Tabletop) 자세

두 번째 훈련은 부분적 지지 단계이다(그림 2.2 참조). 손이나 무릎을 바닥에 댈 수도 있고 등받이가 있는 의자에 앉을 수도 있다. 이렇게 하면, 당신의 몸이 아직 바닥이나 의자와 많은 접촉 부위를 갖고 있기는 하지만, 적절한 모양과 자세를 유지하기 위해서는 약간의 추가적인 안정성이 필요하게 된다.

바닥이나 지지면에서 접촉을 줄이게 되면 운동은 조금 더 어려워지게 된다. 우리는 이것을 접촉점의 수라고 이야기 한다. 당신이 네 부위(양 손과 발)를 모두 지지하고 있다면, 지면과 네 개의 작은 접점을 가지고 있게 되는 것이다. 물론 이것은 등을 대고 눕는 것 즉, 하나의 넓은 접촉 면적(당신의 등쪽 전체)을 갖는 것과는 다르다. 네 개의 타이어로 주행하는 차를 생각해 보라. 지면과 접촉하는 부위는 타이어의 아주 작은 부분이지만, 자동차는 코너를 돌 때도 안정감 있게 달릴 수 있는데, 이것은 모든 네개의 코너가 균형을 이루고 있기 때문이다.

만약 하나의 접촉점을 없애버리면 어떻게 될까? 네 부위를 모두 지지한 자세에서 한손을 바닥에 떼어보면 더 불안정해지게 되고 원래의 자세를 유지하기 위해서 몸은 더 많은 근육의 지지가 필요하게 된다. 척추의 근육은 그 일을 수행하기 위해 더 크게 관여하게 된다. 5장에서는 부분지지에 해당하는 운동들에 대해서 알아보도록 하겠다.

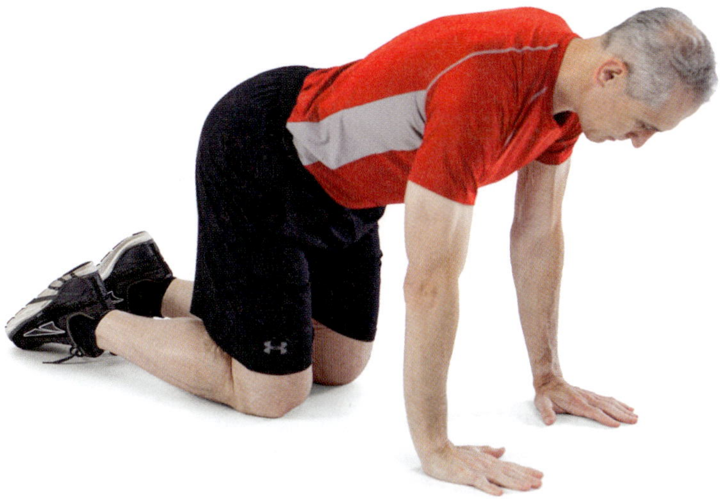

그림 2.2 부분 지지 자세의 한 예시인 네발(Quadruped) 자세

지지가 없는 단계(Unsupported)

훈련의 세 번째는 지지가 없는 단계이다(그림 2.3 참조). 이 운동은 등받이가 없는 의자, 스테빌리티볼 또는 서있는 상태 등 운동을 하는 동안 신체의 안정성이 더 많이 필요해지는 어떤 자세에서든 할 수 있다. 이 레벨에서는, 바닥이나 접촉면과의 접점이 더 줄어들게 된다. 게다가, 몸을 반듯하게 세우고 있는 자세라면 중력과 지면반발력, 그리고 일상생활에서 당신이 앞으로 나아가게 하는 힘과 함께 신체를 조정해야 한다. 하루 종일 누워있거나 무릎과 손으로 지지한 자세로만 있는 경우는 매우 드물다. 결국에는 바닥에서 몸을 일으키고 몸을 반듯하게 세운 상태에서 안정시키는 방법을 배워야 한다. 또한 다양한 자세에서 척추 중립 자세를 유지한 채 두 발로 서는 능력도 필요하다. 예로, 슈퍼마켓에서 냉장고 문을 당겨서 열 때 그 문의 자력이 1톤은 되는 것처럼 느껴본 적이 있는가? 물론, 냉장고 안에서 진공상태가 만들어졌기 때문이기는 하지만, 냉동실 문을 열기 위해 당신의 발에서 손까지 안정시키도록 당신의 몸에 영향을 주게 된다. 당신을 바닥에 강하게 고정시키고 당신의 몸을 안정화시키는 능력이 바로 이 세 번째 단계이다. 5장에서는 지지가 없는 상태에서의 척추 안정화를 위한 운동들을 알아보겠다.

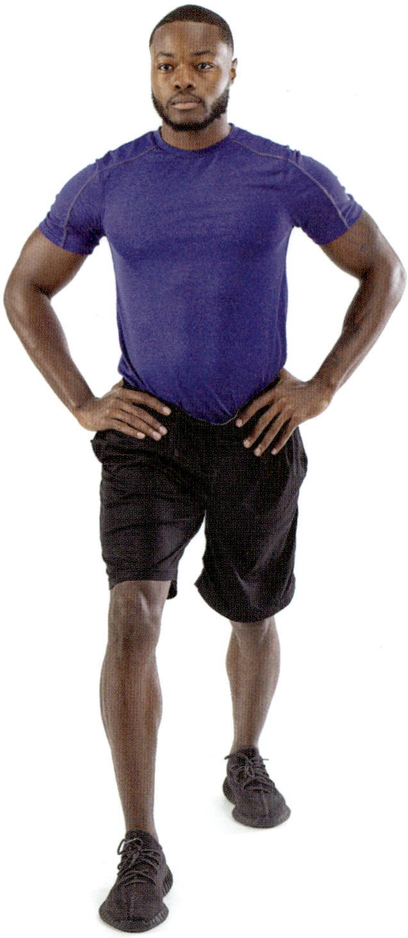

그림 2.3 지지되지 않는 자세의 한 예인 서있는 자세

이것은 또한 지면 반발력이 작용하는 곳이기도 하다. 당신이 코어를 안정화 시키고 특정한 움직임을 수행하기 위해 당신을 지면에 단단히 고정시키게 된다.

스포츠에서 가장 좋은 예로는 야구의 투수를 들 수 있다. 투수를 보면, 상체보다 더 잘 발달된 다리와 엉덩이를 볼 수 있다. 이는 이 투수들이 지면에서 시작해서 위쪽으로 전달된 힘이 몸 전체를 통과하면서 던지는 힘을 만들어 내기 때문이다. 거의 모든 힘이 이 하체에서 오는 것이다. 그들의 팔은 단지 움직임의 마지막에서 공에 회전력과 방향을 만들어주는 데 더 많이 사용되게 된다. 이 힘은 그들이 지면에 가하는 힘으로부터 온다. 이제 이 비유를 슈퍼마켓의 냉장고 문을 여는 것에 적용해 보면, 당신이 다리를 지면에 고정하지 않고서 힘을 만들어 낼 수 없다는 것이다.

동적인 단계(Dynamic)

운동의 마지막은 동적인 단계이다. 이는 최대로 움직이는 상태를 말한다. 움직이는 척추를 안정화시키는 능력을 당신이 일상생활에서 하는 모든 운동에 적용하는 것이다. 내 고객 중에 층계를 하나 올라가는 데도 항상 허리를 다치는 분들이 있다. 이분들은 층계에서 층계로 이동하는 동안 또는 길거리를 걷는 동안 또는 계단에서 내려오는 동안에도 척추를 안정화시키고 이 안정상태를 유지하는 방법을 배워야 한다. 이런 모든 움직임은 동적이다; 당신은 몸을 이동시키면서 이를 덜 불편하고 덜 아프게 수행하기 위해 몸이 안정될 필요가 있다.

상황에 따른 조언 Straight Talk

나는 종종 앉아서, 서서 또는 누워서 운동을 하는 것들의 차이를 구별해 달라는 요청을 받곤 한다. 당신의 자세를 유지하기 위해 어떤 것이 당신을 지지하고 있는지를 생각해보라. 누워있는 동안에는, 정확한 자세를 유지하기 위해서 추가적으로 필요한 지지가 매우 적다. 앉아있는 동안에는, 엉덩이, 척추, 코어, 어깨뼈와 어깨관절, 그리고 목의 근육이 필요하다. 서있는 자세에서는 당신의 엉덩이, 대퇴사두근, 햄스트링, 종아리, 발을 안정화 시켜야 한다. 지지면에서 떨어질수록, 적절한 자세를 유지하기 위해서 더 많은 근육들이 필요하게 된다. 마지막으로, 우리는 더 많은 척추의 안정성을 요구하는 실제 생활을 닮은 동적인 운동들로 점차 늘려가야 한다. 각각의 몸의 위치에서 움직임과 점차적으로 충분한 안정성과 힘을 만들어 내지 못하면 결국에서는 부상을 초래할 가능성이 높다.

척추 안정성 향상시키기
Increasing Spinal Stability

일단 이 근육들이 더 튼튼해지면, 당신은 조직 내성이라고 불리는 지구력 훈련을 해야 한다. 근육이 피로해져서 "난 여기서 나갈 거야! 제발, 누가 내 일 좀 하게 도와줘"라고 말할 때까지 안정성을 유지하면서 일정시간 동안 일정횟수를 반복해서 수행할 수 있다. 그때가 바로 원래 그 일을 하도록 설계되지 않은 다른 근육들을 사용해서 보상하기 시작할 때이다.
이 주변 근육들은 완전히 멈추기 전까지만 버틸 수 있다.

당신이 산책을 할 때, 얼마나 오래 얼마나 멀리 걸으면 아프기 시작하는가? 아마도 처음 20분 또는 처음 1마일 정도는 괜찮다고 느낄 것이다. 그러나 30분 이후 또는 1.5마일 이후부터는 당신의 허리가 아프기 시작한다. 척추안정근과 엉덩이 근육들이 피로해진다. 엉덩근은 걷는 동작에서 주요 동작근이고, 척추 안정근은 매 걸음걸음마다 척추가 지지되도록 지켜주어야 한다. 당신의 척추기립근과 요방형근은 이제 다른 그룹의 일을 하도록 강요받게 되고, 이는 허리 통증의 주된 원인이 된다. 즉, 당신이 걸을 때 몸을 앞으로 밀어주는 것은 그들의 일이 아니다. 그것이 이 활동을 하도록 설계되지 않은 근육들이 손상으로 떠밀리지 않도록 이 근육들이 지정된 일을 하도록 훈련 시키고 더 높은 조직내성을 개발해야하는 이유이다.

목표는 당신의 힘을 증가시켜서 더 긴 시간 동안 더 높은 수준의 활동을 수행할 수 있게 하는 것이다. 당신은 매일 낮 한시 즈음이면 허리가 아프기 시작한다고 느낄 수 있다. 허리 근육이 이미 충분히 할 일을 했고 이제 할만큼 했다는 신호를 보내는 것이다. 이것이 그들 내부에 가진 지구력의 전부이다. 목표는 바로 이 시간을 늘리는 것이다. 지속적으로 몇 주간 운동을 하고 나면, 오후 세시까지도 그 다음 다섯시까지도 그리고 퇴근할 때까지도 허리가 아프지 않다는 것을 알게 될 것이다. 결국 당신은 아프지 않고 온전한 하루를 지낼 만큼의 충분한 지구력을 원하는 것이다. 하지만, 이 과정은 시간과 노력이 든다. 그러니까 참을성 있고 성실하게 해야 한다.

운동량, 반복횟수, 세트수 등에 대해서 이야기 해보겠다. 한두 가지 운동을 한 세트하는 것으로는 아마도 효과를 볼 수 없을 것이다. 미안한 말이지만, 원하는 게 있으면 그만큼 노력해야 한다. 당신의 몸이 근력과 지구력의 증가를 보이고 바라건데 불편감과 통증의 감소를 보이기 위해서는 각각의 운동을 여러 세트 해내야 한다. 나의 물리치료사 친구가 자기는 항상 모든 사람들에게 효과적인 하나의 완벽한 운동을 찾고 있다고 말해준 적이 있다. 하지만 문제는, 그런 것이 존재하지 않는다는 것이다. 당신은 다양한 자세와 각도에서 근육운동을 하고, 많은 반복횟수와 세트수를 해내야 한다.

당신이 운동하고 있는 근육은 '자세근육'이라 불리고 다양한 용어의 정의가 있다. 그렇다. 이 근육들은 당신이 일어서고 더 나은 자세를 유지하는데 부분적으로 책임이 있다; 하지만 내가 사용하는 정의는 그들의 구조를 말한다. 자주 재활의 아버지로 불리우는 블라디미르 얀다 박사는 근육을 두 개의 시스템으로 나누었다. 위상근(phasic)과 자세유지근(postural) 또는 긴장근(tonic)이다. 위상근은 움직임을 위해 만들어졌다. 이 근육들은 흔히(전적인 것은 아니지만) 속근으로 손상되었을 때 약해지는 경향이 있다. 자세유지근 또는 긴장근은 일반적으로 더 느린 지근 성향을 가지고 있으며 지구력을 위해 만들어졌다.[1] 하지만 완전히 독립적으로 움직이는 근육은 존재하지 않는다; 두 그룹은 종종 동시 수축하여 움직이는 동안 관절에 영향을 주는 근육이 균형을 잡음으로써 관절을 안정화시킴으로써 적절하게 움직일 수 있게 한다.

자세유지근은 중력에 저항하며 오랜시간 동안 우리 몸을 곧게 세운 상태로 유지할 수 있게 만들어졌다. 이 근육들은 초-지구력의 근육들로 이에 맞는 방법들로 훈련되어야 한다. 그들은 더 많은 종류의 운동, 세트, 반복이 필요하다; 이 근육들에는 더 많을수록 더 좋다. 서너 가지의 운동으로 2~3세트 정도로 시작한다. 당신이 이 운동 수행에 더 익숙해지면, 새로운 운동을 추가해서 한 세션에 15에서 20세트 정도 수행 가능할 때까지 시행한다. 나는 반복을 매우 중요하게 생각하는 사람이다. 운동당 10회로 시작해서 30회 반복까지 시행한다. 이 근지구력은 저강도로 많은 운동량을 했을 때 최고로 반응한다는 것을 기억해야 한다. 등장성 수축 상태로 5에서 10초간 멈춘상태로 유지하는 운동도 있는데, 이 운동들은 지속적인 근수축을 만들어내어 변화가 오랫동안 지속되는 효과를 준다.

자세유지근 또는 안정화근을 위한 운동들은 상대적으로 낮은 속도에서 수행되어야 한다. 당신이 팔다리 또는 근육이 부르르 떨리거나 흔들리는 "잔떨림(chattering)"을 느낄 때 그 운동을 정확하게 수행하고 있다는 것을 알게 될 것이다. 이것은 종종 이런 안정화 근육들이 특정한 운동에서 약하고 익숙해지지 않은 것을 의미한다. 대부분의 사람들은 운동 속도를 올리는 경향이 있다. 이렇게 하면, 더 작은 안정화 근육들을 건너뛰게 될 수 있고 이로 인해 더 큰 근육군들이 더 작은 근육들을 장악하고 제압하게 된다. 더 작은 근육들이 가장 많이 운동이 되도록 해야 하므로, 천천히 조절된 상태에서 수행해야 한다. 근육에서 잔떨림(chattering)을 느꼈다면 제대로 하고 있는 것이다.

척추 안정화 운동을 하는 동안 약간의 불편감을 느낄 수도 있다는 것을 알아두는 것이 중요하다. 대부분의 사람들은 느끼지 않지만, 당신은 그럴 수도 있으며 어느 쪽이든 괜찮을 수도 그렇지 않을 수도 있다. 오늘 당신의 몸이 어떤 상태인지 집중해야 한다. 일반적인 경험 법칙상 모든 운동에 있어서 통증이 없는 관절가동 상태를 유지하는 것이다. 하지만, 당신이 약간의 불편감, 아마도 통증척도(통증이 없는 상태를 1로 두고 가장 극심한 고통을 10으로 두었을 때)가 2에서 3 정도라면 2회 내지 4회의 반복은 괜찮지만, 그 이상은 하지 않는 게 좋다. 각각의 운동을 시작 초기에 적은 횟수의 반복만 할 수 있어도 괜찮다. 그건 시작점일 뿐이다. 그 다음 주에는, 조금 더 할 수 있을 것이고, 그 다음에는 조금 더 할 수 있을 것이다. 이것이 당신이 더 강해지고 근지구력을 만들어가는 방법이다. 다른 무엇보다도, 몸의 소리에 귀기울여야 한다. 몸이 당신에게 멈추라는 신호를 보내면, 그렇게 해야 한다. 아플 때까지 몰아세울 이유가 전혀 없다. 나의 멘토 중 한 분이신 마이클 존스(Michael Jones) 박사님은 우리에게 "갑자기 운동을 안 한다고 죽는 사람은 없다."라고 자주 말씀하셨다. 의심되면 멈추라. 이것은 모든 운동에 해당한다.

척추안정화 훈련 종류 이해하기
Understanding Spinal Stability Training Types

앞서 척추 안정화 훈련에 대해 설명했다. 이제부터는 당신이 해야 하는 다른 종류의 훈련 방법에 대한 이야기를 해보겠다. 이 운동들은 당신이 더 좋다는 느낌을 받기 시작하면, 더 나은 기능을 가지기 시작하면, 통증 없이 더 많이 할 수 있다고 느끼기 시작하면 특히 중요하다.

코어운동(Core work)

많은 사람들이 척추 안정화 운동을 단지 코어 운동이라고 생각한다. 실제로는 그 둘이 아주 다르다는 것이 매우 중요하다. 이 두 운동은 허리통증을 다루는데 각각의 역할이 있다. 척추 안정화 운동은 움직이지 않는 것을 포함한다. 몸의 다른 부분들이 움직이는 동안에 척추를 가만히 유지하는 것에 초점을 맞추어야 한다. 코어운동은 주로 몸통의 움직임을 포함한다. 하지만 이 또한 이후에 이야기할 몇몇의 척추 안정화 운동과, 플랭크 같은, 연관되어 있다. 이 카테고리에 맞는 고전적인 운동은 크런치와 자전거 타기이다.

동적인 또는 그 상위 수준의 척추 안정화 운동을 할 때, 당신의 훈련을 보다 일반적인 피트니스 루틴으로 주류화하기 시작할 때는 코어 운동을 포함하는 것이 중요하다. 이 코어 운동은 기능적 활동과 일상생활에서의 동작으로 연결해 주는 다리역할을 하게 된다. 당신의 남은 일생 동안 척추를 완전히 고정한 상태로 유지해야 한다는 것은 바보같은 생각이다. 척추의 움직임이 전혀없이 뻣뻣한 상태로 있으려고 노력한다는 것을 상상할 수 있는가? 아니다. 특정한 척추 안정화 운동을 통해 이러한 안정근들을 강화하는 것이 목적이다. 그리고 전통적인 코어운동들을 더 추가하는 것이다. 이것은 일상생활 동안 척추를 지지하면서 모든 가동범위를 사용할 수 있는 강한 코어를 만드는 것이다.

당신이 하루종일 무엇을 하는지 생각해 보라: 차를 타거나 내릴 때, 앉거나 일어설 때, 어떤 것을 줍기 위해 허리를 구부리는 모든 순간들 말이다. 일상생활에서 우리는 몸을 여러 번 구부리고, 뻗고, 숙이고, 뒤틀고, 늘어뜨리고, 편다. 척추는 이러한 움직임들을 다루도록 되어 있다. 이러한 근육들을 다시 세우고 이로 인해 주저하거나 걱정하지 않고 움직일 수 있게 하는 것이 당신의 일이다. 허리를 다친 이후에 나는 종종 "브레이스 상태로(braced)" 걸어다니는 사람들을 보는데, 몸을 압박하는 보조기를 말하는 것이 아니다. 나는 모든 움직임을 제한한 채로 모든 것을 단단히 움켜쥐고 있는 것을 말하는 것이다. 이것이 처음에는 척추를 안전하게 지켜주겠지만, 계속 할 수는 없다. 나는 당신이 자유롭게 움직일 수 있기를 적어도 지금 할 수 있는 것보다는 더 자유로울 수 있기를 바란다. 코어 운동은 5~6개월차에 적절한 움직임 패턴을 시작할 때 추가될 것이다. 당신은 척추를 안정화시킬 수 있는 새로운 방법으로 더 많이 움직이고 조절가능한 범위가 증가할 것이다. 그래서 더 자유롭게 움직이는 동안 당신을 안전하게 지킬 수 있다.

움직임에 있어서 유일한 주의사항은 최근 당신이 진단받은 의학적 상태에 기초한다는 것이다. 당신의 안전을 위해서 특정 방향으로의 움직임을 제한해야 할 수도 있다.(책의 후반부에서 다시 이야기하겠다). 많은 사람들이 더 강해지면서 통증이 미약하거나 없는 상태로 심지어 다른 건강 상태에서도 더 큰 움직임의 범위를 수행할 수 있다. 하지만, 나는 운동할 때는 될 수 있는 한 안전하게 하기를 다시 한번 권한다.

하체 훈련(Lower-Extremity Training)

강한 척추와 강한 하체 사이에는 높은 상관관계가 있다. 당신의 다리도 척추처럼 강해질 필요가 있다. 불행히도, 다리는 많은 사람들이, 특히 남자들이, 운동을 하지는 않는 듯 보인다. 당신은 상체의 큰근육을 가지고 상대적으로 작은 하체근육을 가진 남자들을 얼마나 자주 보았나? 나는 항상 그런 모습을 보았다. 왜일까? 하체운동은 멋져보이지도 않고 다른 운동들처럼 재밌지도 않다. 또한, 하체운동은 타이트한 티셔츠를 통해 밖으로 보여지지도 않고 힘든데 반해서 바지에 가려져 있는 경우가 많다.

하체를 단련시키는 아주 많은 운동들이 있지만, 나는 당신에게 가장 좋은 것을 알려주고자 한다. 이 운동들은 종종 특정한 엉덩이 근육 운동이면서도 복합운동일 것이다. 즉, 다리를 기능적으로 사용하면서 모든 다리 근육을 동시에 사용하는 것을 포함한다. 레그 익스텐션과 스쿼트를 비교해서 생각해 보라. 레그 익스텐션은 주로 대퇴사두근(허벅지 앞쪽)을 운동시키는 반면, 스쿼트는 사두근, 햄스트링, 엉덩근, 허벅지 안쪽, 종아리, 그리고 심지어 발까지 작동시킨다. 당신의 몸통을 안정시키는 데 도움이 되는 모든 근육은 말할 것도 없다. 이 운동은 그냥 할 수도 있고 중량을 높여서 할 수도 있다. 어깨 위에 엄청난 중량이 걸린 긴 바를 얹을 필요가 없다. 한번 해보기 바란다. 그냥 일어섰다가 다시 앉으면 된다. 잘했다. 바로 이것이 스쿼트이다. 당신은 내가 언급한 그 근육들 모두를 운동했다.

내가 체육관에서 운동할 때 당신에게 경고할 하체 운동이 하나 있다. 이것은 45° 레그 프레스이다. 이 기구는 아주아주 오래되었다. 기구에 무게를 올리고, 바닥 가까이 앉고, 45°로 하늘로 향해 있는 발판에 발을 얹고 다리를 위치시킨다. 걸려있는 중량을 몸 가까이로 내리고 다시 하늘로 들어 올린다. 이 기구는 많은 디스크 탈출과 파열의 범인이다. 대부분의 사람들은 너무 많은 체중을 사용하고, 운동의 맨 아래에서, 그들은 체중을 다시 올리는 것을 돕기 위해 등을 둥글게 만다. 나는 이 기구는 피할 것이다. 몇몇 안전한 레그 프레스 기구들도 있지만, 기구를 사용하는 대신 당신의 몸을 사용하는 것을 고려해 보기 바란다. 스쿼트, 스텝업, 런지와 같은 체중 운동은 종종 당신의 몸에 가장 좋고 일상생활에 훨씬 더 효과적이다. 책의 운동 부분에 하체를 위한 가장 유용한 운동 몇 가지를 포함시키겠다. 그러나 이것들은 당신이 수행할 수 있는 연습의 예시에 불과하다는 것을 기억해라. 당신이 선택할 수 있는 운동에는 수만 가지가 있다. 내가 이것들을 나열하지 않는다고 해서 당신이 알고 좋아하는 다른 운동을 할 수 없다는 것을 의미하지는 않는다. 내가 알려드린 목록에 당신의 것들을 꼭 추가하시기 바란다.

심혈관 컨디셔닝(Cardiovascular Conditioning)

내가 잠재 고객들에게 묻는 질문 중 하나는 "의사가 당신에게 운동을 하지 말라고 말한 적이 있습니까?"이다. 거의 모든 사람들이 웃으며 "그 반대죠." 아니면 "나도 그랬으면 좋겠어요"이다. 나는 고객에게 운동에 금기사항이 있는지 알아보기 위해 이 질문을 한다. 하지만 현실적으로 우리는 모두 운동이 필요하다. 특히 심혈관 운동이나 유산소 운동이 필요하다. 주된 이유는 심장 건강을 위해서이다. 규칙적인 심혈관 활동은 폐활량을 증가시키고, 순환계를 개선하며, 심장(그 자체로 근육)을 강하고 건강하게 유지시킨다. 사실, 미국 심장 협회는 일주일에 150분 즉, 30분씩 일주일에 5회를 권장하고 있다.[2]

당신의 심혈관 건강을 증가시키는 또 다른 이유는 세포생물학과 관련이 있다. 골격근은 운동에 반응해서 미토콘드리아의 수와 크기를 늘린다.[3] 미토콘드리아는 음식으로부터의 에너지를 세포 에너지로 바꾸는 세포의 발전소이다. 세포 안에 더 크고 더 풍부한 미토콘드리아가 있을수록, 에너지를 더 잘 만들고 더 효율적으로 만들 수 있다. 이렇게 효율이 높아지면 산소 사용률이 향상되고 치유과정에 도움이 될 수 있다. 규칙적인 심혈관 활동은 근육의 경직성을 감소시켜 요추의 이동성을 증가시키고 국소 순환을 증가시켜 치유를 촉진할 수 있다. 모션은 로션이다(Motion is lotion): 당신이 더 많이 움직일수록 당신의 근육, 결합조직, 그리고 관절은 더 매끄럽게 움직일 것이다.

당신이 선택한 심혈관 활동의 유형은 개인의 선호도, 조직 내성 또는 통증, 장비에 대한 접근성에 따라 달라진다. 우리 모두는 각자 좋아하는 형태의 유산소 운동이 있거나, 적어도 선택해야 하는 상황이라면 가장 잘 견딜 수 있는 운동이 있다. 그것이 야외 걷기이든 체육관에서의 실내자전거 타기이든 당신이 가장 편안하고 오랜 시간 동안 할 수 있는 유형을 찾을 필요가 있다. 나는 대부분의 사람들에게 그들이 견딜 수 있다면 걷기를 추천한다. 걷기는 대부분의 사람들이 할 수 있는 것이다: 비용은 좋은 신발과 운동복 한 벌이다. 헬스클럽 회원권도 없고 비싼 장비도 없다; 약 100달러면 시작할 수 있다.

걷기를 할 수 없다면, 실내자전거 타기나 일립티컬머쉰이 최고의 선택사항이 될 수 있다. 브랜드마다 다르게 만들어지기 때문에 여러 브랜드의 장비를 사용해보는 것을 강력히 추천한다. 평균 키, 5피트 4인치(162.56 cm)에서 6피트 2인치(187.96 cm)의 범주에 들지 않는 사람들에게, 특정 브랜드는 불편하거나 허리를 괴롭게 할 수 있다. 포기하기 전에 몇 가지 다른 브랜드를 사용해 보기 바란다. 아마도 당신에게 맞는 장비가 있을 것이지만, 검색이 좀 더 필요할 수 있다. 만약 집에 놓을 기구를 구입하려 한다면, 가격도 중요하다. 나는 품질이 괜찮은 중고 카디오(심혈관운동) 기구를 권한다. 대부분의 판매자들은 그 기구를 쓰지 않고 공간이 필요하기 때문에 그것을 없애려고 한다고 할 것이다. 당신은 고급 장비를 헐값에 구입할 수 있을 것이다.

우선 일주일에 4번 20분씩 운동을 하거나 일주일에 3번 30분씩 운동을 하는 현실적인 목표를 갖고 시작할 것을 제안한다. 이것은 사람들이 일반적으로 논쟁하지 않을 정도의 운동량이다. 적당하고 달성하기 꽤 쉬운 수준이기 때문이다. 이후 몇 개월 동안 회당 운동시간이나 빈도를 천천히 늘릴 수 있다. 이상적 목표는 미국심장협회가 권장하는 주당 150분이다.

유연성 및 가동성 훈련(Flexibility and Mobility Trainig)

앞선 부분에서 우리는 척추 운동 범위, 더 구체적으로 각 영역의 다양한 운동 범위에 대해 논의했다. 당신의 요추는 굴곡과 신전(앞과 뒤로 굽힘)과 측면 굴곡(옆으로 굽힘)에서 가장 큰 운동 정도를 가지고 있지만, 회전은 많지 않다.

허리통증이 있으면, 이 부위의 근육이 점점 뻣뻣해지고 덜 움직이는 경향이 생기는 것이 일반적이다. 한 가지 이유는 허리에 경련이 있을 때 잘못된 방향으로 움직이면 경련이 일어나 아예 움직이지 않게 되기 때문이다. 이로 인해 안타깝게도 점점 덜 움직이게 되고 그 부분이 굳어져 버리게 된다. 허리의 결합조직은 믿을 수 없을 정도로 뻣뻣해져서 굽히거나 신발 끈을 묶는 것은 더욱 어려워진다.

상황에 따른 조언 Straight Talk

당신의 허리에 있는 결합조직은 고무줄과 같다. 새로운 고무줄은 매우 유연하고 부드럽다; 쉽게 움직이고 원래의 모양으로 쉽게 돌아온다. 극도의 온도나 과도한 운동 범위와 같은 부정적인 스트레스를 받지 않는 한, 계속 그런 움직임이 가능할 것이다. 하지만 때때로 고무줄이 수년 간 사용되지 않기도 한다. 아마도 옷장 안에 있는 종이 몇 장에 감겨진 채 건조해지고 뻣뻣해졌을 것이다. 제거하려고 하면 어떻게 되겠는가? 잘해야, 고무줄은 얼마 남지 않은 탄성으로 갈라지고, 모양이 많이 변형된 채로 벗겨질 것이다. 최악의 경우, 떼어내자마자 부서진다. 당신의 결합조직은 이 고무줄과 매우 비슷하다. 그것은 유연하고 움직이기를 원하지만, 우리 모두는 오랜 시간 동안 정적 자세를 유지하는 경향이 있고 시간이 지남에 따라 허리가 긴장되게 된다. 기억해라, 모션은 로션이다. 당신은 근육, 관절, 그리고 결합조직에 윤활을 하기 위해 계속 움직일 필요가 있다.

안정성 훈련과 함께 유연성을 높이는 데 집중해야 한다. 허리 근육은 고관절 굴곡근, 햄스트링, 고관절 회전근과 밀접한 관련이 있다. 이 모든 근육들은 허리에 부상을 입었을 때 짧아지고 약해지는 경향이 있다.[4] 제6장에서는 시간이 지남에 따라 유연성을 높일 수 있는 안전한 스트레칭 운동을 알아 볼 수 있을 것이다. 시간이 걸리긴 하지만 당신처럼 뻣뻣해지기까지 몇 년이 걸렸다. 인내심을 가져야 한다. 왜냐하면 더 유연해지는 것은 하루아침에 가능한 것이 아니기 때문이다.

요추의 유연성과 가동성을 유지하는 것 외에도, 흉추의 움직임을 촉진해야 한다. 흉부(등) 영역은 회전하는 몸통의 영역이다. 덜 움직이고 허리를 긴장시키면 흉부 부위에도 그에 상응하는 긴장이 나타난다. 흉추에 가동성이 부족하다는 것은 종종 척추후만증, 어깨와 등허리를 둥글게 마는 형태로 나타나며, 이는 신전 운동(일어서서 쭉 편 자세를 유지하는 힘)과 회전 운동의 범위를 감소시킨다.

상황에 따른 조언 Straight Talk

당신은 지난 몇 년 동안 당신이 더 젊었을 때 하던 것처럼 고개를 돌려 차의 뒷편을 내다볼 수 없다는 것을 알아차린 적이 있는가? 종종 그러한 제한은 목 뿐만 아니라 흉추에도 해당한다. 어깨를 돌리는 능력은 나이가 들고 덜 움직일수록 영향을 받을 수 있다. 하지만 운전할 때 도움이 될 빠르고 쉬운 해결책이 있다: 그저 몸을 앞으로 약간 숙이고 등을 좌석 등받이에서 떼고 나서 어깨와 머리를 돌려보라. 당신은 가동범위를 크게 늘릴 수 있어야 한다. 이것이 등허리의 타이트함의 모든 문제를 해결하지는 못하지만, 당신의 몸을 최대한의 가능범위까지 돌릴 수 있을 것이다. 이 부위에서 유연성을 높이면 더 많이 회전할 수 있을 것이다.

그러나 최근의 치료방법은 척추안정 훈련과 동시에 흉부강화 및 가동성 훈련을 실시하면 척추근육의 강도가 크게 증가하고[5] 회복시간이 개선되는 것으로 나타났다.

흉추와 고관절은 요추보다 훨씬 더 회전하도록 설계되어 있다. 그렇다면 왜 그렇게 많은 사람들이 요추로 돌아서고 싶어할까? 한 가지 이유는, 세월이 흐르면서, 흉추와 고관절에 유연성이 없어져서 요추 부위가 도움을 주고 싶어하기 때문이다. 이것은 요추가 다른 파트의 일을 하고 싶어하는 또 다른 예이다. 당신의 루틴에 한두 가지 운동을 더해서 당신의 흉추가 설계된 방식으로 움직이도록 훈련하기 시작해라. 특히 신장 및 회전을 증가시키는 동시에 척추와 고관절의 움직임을 안정시키는 데 힘써야 한다. 고관절을 제대로 움직이게 하는 것은 척추 안정성을 높이는 비결 중 하나이다. 이것은 책의 뒷부분에서 운동과 함께 소개하도록 하겠다.

지난 두 챕터에서 당신은 척추 해부학과 당신이 수행할 운동의 종류에 대해 배웠다. 연습에 들어가기 전에 당신이 정확히 어디에 있는지 파악해야 한다: 당신의 출발점은 무엇인가? 이를 위해 다음 챕터에서는 자가 평가를 제공한다. 이것은 당신이 강해지는지 비교할 수 있게 해주는 기준점을 제공할 것이고, 당신이 계속할 준비가 되지 않았거나 계속하기 전에 의사나 물리치료사에게 확인하고 싶을 수 있는 위험 신호를 알 수 있게 해줄 것이다.

CHAPTER 3

제 3 장

스스로 평가하기
Assess Yourself

나는 몇 년 전에 저명한 강사의 세미나에 참석한 적이 있다. 그는 우리에게 질문을 했고, 그의 대답은 나를 재차 확인하게 만들었다. 그는 "모든 고객이 평가가 필요합니까?"라고 물었고 나는 "아니요, 그렇지 않습니다."라고 그가 말할 때 이미 긍정적으로 고개를 끄덕이고 있었기에 내 귀를 의심했다. 이어서 그는 어떤 운동이든 모든 고객에게 적합하기 때문에 평가가 얼마나 시간 낭비인지 참석자들에게 계속해서 이야기했다. 그는 "할머니도 종합격투기 선수들과 같은 운동을 할 수 있어야 한다"고 주장했다. 솔직히, 첫 번째 든 생각은 "그 할머니가 경기의 우승자셨구나"였고, 다음 생각은 "미친거 아닌가?"였다. 말할 필요도 없이, 나는 즉시 이 세미나에서 나왔다.

의심할 여지 없이, 나에게 오는 모든 고객들은 평가를 받는다. 왜냐하면 평가를 통해 그들 자신에 대해 많은 것을 배우고 그들이 시작하는 지점을 결정할 수 있는 기회를 제공하기 때문이다. 출발점이 없다면, 어떻게 진행 상황을 추적하고 얼마나 발전했는지 알 수 있을까? 많은 사람들이 나와의 첫 번째 세션에서 바로 운동에 들어가기를 기대하고, 일부 전문가들은 고객의 상태나 다른 요인에 따라 그렇게 할 수도 있다. 내 생각에 그것은 배임행위와 같다. 내가 당신에 대해 알 수 있는 모든 것을 알기 전까지, 어떻게 당신이 목표를 이루도록 도울 수 있을까? 어두운 방에서 전등 스위치를 찾아 헤매는 것과 비슷하다. 만약 당신이 충분히 오랫동안 헤매면 찾을 수 있을 것이다. 하지만 처음부터 당신이 어디로 가고 있는지 아는 것이 훨씬 더 쉬울 것 같지 않은가? 이것이 바로 우리가 평가와 함께 시작할 곳이다.

통증 Pain

"고통은 필연이지만 괴로움은 선택이다." 통증으로 괴로워하는 고객들과 함께 일하면서 이 힌두교의 영적인 인용구가 생각난다. 나이가 들면서 우리 몸은 무너지고 통증은 이런저런 방식으로 우리 삶의 일부가 된다. 우리를 정의하는 것은 통증을 받아들이고 이에 대처하는 방법이다. 어떤 사람들은 그 속에서 뒹굴고 싶어하는 반면, 다른 사람들은 이것을 뒤로하고 앞으로 나아가기로 한다. 우리는 모두 아프지 않았기를 바라지만, 통증을 관리하는 방법을 배우는 것이 이것을 뒤로 하고 앞으로 나가는 첫걸음이다.

나는 지난 수년간 통증에 시달리는 많은 고객들과 함께 해오면서 통증이 매우 주관적이고, 인내심은 사람마다 다를 수 있다는 것을 이해하게 되었다. 치과 치료할 때 마취제가 필요 없을 정도로 통증에 내성이 높은 고객들도 있었고, 깨어있는 모든 시간을 손거스러미에 소비하며 쉼없이 괴로워하는 고객도 있었다. 나는 이 시나리오와 고객들을 모두 존중한다. 우리는 모두 각자의 방식으로 통증을 인식하고 경험한다. 우리가 신체를 강화하는 운동에 들어가기 전에 우선 통증에 대해 이야기하고 몇 가지 공통된 어휘를 확립해야 한다. 너무 많은 사람들이 그들의 통증에만 초점을 맞추고 있는데, 이것은 성공이 흑백으로 결정되기 때문에 제한적이다. 우리는 그런 세상에 살지 않는다; 세상에는 많은 회색이 바라건대, 다양한 색깔들도 있다. 통증에 관해서라면 대부분의 사람들은 아프거나 아프지 않다고 말하지만, 우리는 고통의 정도에 대해 이야기할 필요가 있다.

상황에 따른 조언 Straight Talk

어느 날 내 고객인 존의 부인이 내게 충격적인 말을 했다. 지난 10년 동안, 그녀와 존이 친구들을 만날 때마다, 그들의 첫 번째 질문은 "허리는 어때?"였다고 한다. 그의 요통은 그의 정체성의 일부가 되었고 그가 자신을 생각하기 시작하는 방식이며 다른 사람들에게 자신을 보여주는 방식이 되었다. 그는 허리가 아픈 사람이었고, 그의 가능성보다는 자신의 한계에 끊임없이 초점을 두었다.

통증을 관리하는 것은, 특히 당신이 고통을 겪고 있을 때, 너무나 엄청난 일처럼 보일 수 있다. 무엇을 해야 할지 모르고 나아지는 길이 없을 때 그것은 훨씬 더 압도적일 수 있다. 많은 사람들이 의사, 카이로프랙터, 물리치료사, 침술사 또는 다른 자연치유사를 만나보았을 거라 확신한다. 그리고 이 모든 것을 경험하고도 당신은 여전히 통증을 겪고 있다.

통증을 다스리는 데 무엇보다 한 가지가 필요하다. 그것은 바로 믿음이다. 좋아질 것이라는 믿음을 유지해야 한다. 나는 생각이 자기실현적인 예언이 될 수 있다고 믿는다. 만약 당신이 나아지지 않을 것이라고 믿는다면, 어떻게 될까? 당신이 옳았다는 것을 증명하게 될 것이다. 반면에, 만약 당신이 더 나아질 것이라고 믿고 (이것이 중요한 부분이다.) 더 나아지기 위해 당신이 할 수 있는 모든 것을 한다면, 당신은 목표를 달성할 가능성이 훨씬 더 높다. 다음으로 필요한 것은 계획이다. 아마도 의사 또는 물리치료사로부터 한번씩은 받아 보았을 텐데, 자신에게 솔직히 물어보자—계획대로 잘 따라했는가? 더 나아지고 싶다면 성공에 전념할 필요가 있다.

당신은 오랜시간 동안 그들을 주전에서 내몰고 더 안좋을 때는 그들의 커리어를 끝내버리기도하는 손상이나 수술 이후 눈부시게 컴백한 운동선수들이 돌아와서 마치 아무 일도 일어나지

의학적으로, 통증은 흔히 1에서 10까지의 단계로 나타낸다. 1은 통증이 거의 없는 수준에서 10은 극심한 통증이다. 1단계는 거의 아무것도 못 느끼는 것을 의미한다. 10단계는 누가 당신을 칼로 찌르는 것처럼 느끼는 것이다. 이것은 모든 사람이 이해할 수 있는 공통 언어를 확립한다.

내가 물리치료사인 친구와 함께 보고 있는 고객인 짐에 대해 이야기할 때가 있었다. 짐은 자신이 8단계의 통증에 있다고 말했다. 내 친구와 나는 이 통증 수치에 대해 이야기를 했는데, 그 이유는 그가 계속해서 그의 주말에 대해서, 그가 무엇을 했고, 누구를 만났는지 등등에 대해서 아무렇지도 않게 말했기 때문이다. 하지만 그의 행동과 표정은 그가 말한 통증 수준과 맞지 않았다. 우리는 만약 누군가가 8단계의 통증을 느낀다면, 그들은 숨을 거칠게 쉬고, 편안해질 수 없을 것이고, 통증을 제외한 어떤 것에도 집중할 수 없을 것이라는 것에 동의했다. 짐은 약간의 불편함을 느꼈을 뿐, 이것은 8단계의 통증은 아니었다.

나는 통증을 경험하는 내 예비 고객들에게 몇 가지 질문을 한다. 첫 번째 질문은 "당신은 일상생활에서 어느 정도의 통증을 느낍니까?"이다. 예를 들어, 만약 그들이 6이라고 말한다면, 나는 이것이 1이나 2로 떨어지면 그들이 행복할 것인지 묻다. 그들은 모두 "네"라고 말한다. 적절한 근육강화를 통해, 통증 수준은 대개 개선될 것이다. 두 번째로, "당신은 아픈 채로 약하고 제 기능을 못한다고 느끼는 게 나은가, 아니면 아프지만 건강하고 제 기능을 하고 있다고 느끼는 게 나은가?"라고 질문한다. 답은 항상 후자다. 삶의 기능성을 높이면 더 많은 것을 할 수 있는 자유를 얻을 수 있다. 인생은 그렇게 제한적이지 않을 것이고, 통증은 당신

않은 것처럼 훨씬 더 힘차게 경기하는 것에 대한 이야기를 얼마나 많이 들어보았는가? 그들은 단순히 유전적으로 당신보다 우월한 것일까? 그럴지도 모른다. 하지만 그들은 더 나아지려는 욕심과 모든 반복된 훈련이 필드에 한걸음 더 가까워지는 반복이라는 생각에 집중하는 투지도 가지고 있었다. 당신이 이것을 원해야 하고, 더 강해지고 조직 지구력을 키우는 데 걸리는 시간을 이해해야 한다; 당신은 모든 운동 세션이 당신의 목표에 한 걸음 더 가까이 다가가는 것이라는 것을 믿어야 한다.

아무도 대신해 줄 수 없다. 당신이 시간과 에너지를 쏟아야 한다.

이 책에는 다 읽고 나면 100% 통증이 없어지게 된다고 보장하는 기적같은 것은 없다. 성공하기 위해서는 남은 인생 동안 운동을 지속하며 통증을 관리해야 할 수도 있다. 하지만 당신은 할 수 있다. 일주일에 4~5번 30분씩 운동을 해서 통증이 줄어들거나 악화시키지 않는다면 그만한 가치가 있지 않을까?

존에게는 부지런히 운동해야 하는 기간이 필요했지만, 그는 적절한 운동을 통해서 그를 거의 불편하지 않게 할 정도의 수준으로 관리할 수 있었다. 그가 나에게 "내가 방금 깨달은 게 뭔지 알아? 거의 일주일 동안 요통이 없었어."라고 말했을 때 내가 얼마나 기뻤는지 모른다. 그 순간 나는 그가 회복의 고비를 넘겼다는 것을 알았다. 그는 더 이상 매일 매순간 고통에 크게 집착하지 않았고, 그가 할 수 없는 일보다는 그가 할 수 있는 일에 집중할 수 있었다. 그는 자신의 한계보다는 자신의 가능성에 주의를 기울일 수 있었다. 그 순간이 내가 누군가가 통증을 관리하고 있다는 것을 알게 될 때이다.

이 좋아하는 일에 참여하는 것과 집에 있으면서 아무것도 하지 않는 것 사이에서 결정적 요소가 되지 않을 것이다. 나는 많은 사람들이 더 많이 아프게 될까 걱정되어 가족여행을 포기하거나 행사에 참여하지 않는 것을 보았다. 일반적으로 힘과 기능이 증가하면 통증이 감소한다.

하지만 당신이 통증의 어느 범위에 있든 간에, 나는 당신이 요통의 심한 정도에 대해 당신자신에게 정직하기를 바란다. 당신은 가벼운 불편함을 느끼는가 아니면 극심한 고통을 느끼는가? 지속적인가, 간헐적인가? 앉아있거나 잠을 잘 때 편안한 위치를 찾을 수 있는가, 아니면 불가능한가? 이것들이 당신이 대답해 줬으면 하는 질문들이다.

나는 종종 "언제쯤이면 고통에서 완전히 벗어날 수 있을까요?"라는 질문을 받는다. 나는 항상 같은 식으로 대답한다. "저도 모르겠어요." 우선, 나는 당신이 100퍼센트 통증에서 벗어날 수 있을지 모르겠다. 이것이 당신의 목표라면, 나는 이것을 존중하고 이것이 실현 되기를 바란다. 하지만 당신이 이 길을 따라 여행하기 전까지는, 당신이 무엇을 마주칠지, 얼마나 오래 걸릴지 알 수 없다.

병력 Medical History

내가 이전에 언급했듯이, 내 시설을 방문하는 모든 신규 고객은 평가를 받는다. 나는 고객에 대한 명확한 그림을 얻기 위해 가능한 한 많은 정보를 모으고 싶다. 이 정보를 통해 이 고객을 위한 적절한 운동 프로그램 설계를 시작할 수 있다.

나는 할 수 있는 한 그들의 병력에 대해 많이 알고 싶다. 나에게는 얼마나 오래 전에 일어났던 일인지에 상관 없이 모든 정형외과적 문제들이 중요하다. 믿기 힘들겠지만, 수년 전에 발목이나 무릎을 다친 사람은 부분적으로 그 오래된 부상 때문에 허리문제를 가지고 있을 수도 있다.

어떻게 병력이 운동 선택에 정보를 줄 수 있는지에 대한 좋은 예는 심각한 무릎 통증으로 고생했고 이중 무릎 관절치환수술을 계획했던 고객인 앨리이다. 그녀는 수년간 무릎 통증으로 고통받아 왔고, 가능한 한 오랫동안 관절치환술을 미루었다. 안타깝게도 그녀는 허리로 무릎 통증을 보상하고 있었다. 그녀는 무릎을 관절치환술을 받은 지 얼마되지 않아 요통이 상당히 증가했다. 여러 해 동안, 무릎 통증을 피할 수 있는 어떤 방법이든 사용해서 걷고 계단을 올랐고, 이것이 그녀의 허리에 더 많은 압력을 가하고 다리 근육 대신 허리 근육을 사용하게 만들었다. 계단을 오르는 것은 최악이었다; 이를 위해 그녀는 무릎을 굽히는 대신 고관절을 들어올렸다. 이것은 그녀의 무릎에 가해지는 압력을 줄이는 데 도움을 주었지만, 그녀의 척추에 가해지는 스트레스는 엄청났고, 이러한 자세 변경으로 인해 앞서 말한 허리통증도 생겼다. 우리는 아플 때 흔히 불편함을 피하기 위해 우리의 정상적인 움직임 패턴을 바꾼다; 불행하게도, 이것 때문에 바람직하지 않은 영향이 있을 수 있다. 앨리의 경험이 이에 대한 적절한 예이다.

무엇이 현재 통증에 이르게 했는지 아는 것은 항상 도움이 된다. 앨리의 허리통증은 무릎 때문이었다. 무릎이 좋아졌을 때 그녀는 남은 요통을 해결해야 했다. 좋은 소식은 그녀의 무릎이 다시 허리를 아프게 하지는 않을 것이라는 것이었다. 이제 그녀는 허리에만 집중할 수 있었고 계단을 오르는 좋은 역학(즉, 허리가 아닌 무릎을 사용)을 가지도록 확실히 할 수 있었다. 하지만, 만약 무릎이 나아지지 않았다면, 무릎의 통증을 증가시키지 않기 위해 허리에 무리를 줄 것이기 때문에, 계속해서 요통을 일으켰을 것이다. 그녀의 무릎과 요통 병력을 알게 됨으로써, 나는 그녀의 현재 상태를 관리하는 데 도움이 되도록 그녀의 운동 처방을 적절하게 계획할 수 있었다.

내 아버지의 무릎은 환자의 병력을 이해하는 것이 회복 계획에 어떤 영향을 미칠 수 있는지를 보여주는 또 다른 예이다. 아버지는 크리스마스 트리를 세우시다가 반월상 연골이 찢어졌다. 아버지의 바쁜 업무 스케줄로 인해 수술은 6월까지 연기되었고, 그 사이에 수술 후에도 오랫동안 남아 있는 뚜렷한 절뚝거림이 생겼다. 사실, 종아리 뭉침은 그 절뚝거림 때문에 큰 문제가 되었다. 모든 문제들은 연결되어 있었다: 종아리 뭉침과 절뚝거림으로 나에게 고객으로 오시게 되었지만, 당신의 초기 부상과 수술 사이의 간격을 밝히지 않았다면, 나는 통증의 근본 원인이 아닌 구성 요소들로 작업하려 노력했을 것이고, 아버지의 회복을 더 지연시켰을지도 모른다.

부상(Injuries)

고객들과 그들의 병력에 대해 이야기하는 동안 나는 모든 부상에 대한 완전한 설명을 원한다. 여기에는 무엇이 부상을 입혔는지, 그 이후 어떤 일을 했는지에 대한 뒷이야기가 포함되어 있다. 우리가 흔히 듣는 말은 "허리를 굽혔다가 갑자기 일어날 수 없게 되었다" 같은 말들인데, 물론 이것은 말하자면 낙타의 등을 부러뜨린 지푸라기 같은 것이다. 대부분의 허리 부상은 일정 기간 동안의 부상이 누적되어 발생한다. 그러나, 교통사고와 추락 또는 다른 중요한 사건과 같은 급성 외상이 부상으로 이어지는 경우가 있다. 이것을 알아두는 것은 중요하다. 부상 이력은 다음과 같은 것들을 포함하지만 이에 제한되어 있는 것은 아니다: 적절한 의학적 진단, 진단 받은 방법(예: MRI, 엑스레이, 근육 테스트), 이에 대하여 시행된 의학적 처치 및 치료(즉, 수술, 주사, 치료), 이러한 치료를 통해 부상이나 통증이 호전되거나 변화가 있었는지, 얼마나 변화가 있었는지, 부상의 발단이 된 사건.

진단(Diagnoses)

많은 사람들이 그들의 의학적 진단명을 모른다는 것을 알게 되면 놀랄지도 모른다. 나는 종종 "요통이 있어요" 또는 "좌골신경통이 있어요"라는 말을 듣는다. 내가 그들에게 진정한 진단에 대해 강조하여 물어볼 때 비로소 진실을 밝혀내기 시작한다. 그들은 어떤 것을 숨기려는 게 아니라 많은 사람들은 단순히 모르거나, 무엇이 문제인지 이해하지 못할 뿐이다. 당신이 의료분야 종사자가 아닌 이상, 이러한 진단들 중 많은 것들이 외국어로 들릴 수 있다. 내 고객중 한 명이 요통이 있고, 협착증이라고 들었다고 했다. 어떻게 진단을 받았냐고 물었더니 MRI를 찍었다고 했다. 잘됐다. 나는 MRI 결과 사본을 보여달라고 요청했다. 그녀는 가지고 있지 않았지만 내게 가져다 주기로 했다. 나는 MRI에서 다른 이상은 없었는지 물었고 그녀는 없다고 했다. 이 여성은 60대 중후반의 여성으로 체중 감량을 원했고, 척추협착증만 문제일까 싶은 의문이 들게 하는 자세의 문제들이 있었지만 나는 MRI 결과를 기다렸다. 그녀는 협착증을 관리하기 위한 운동을 시작했지만, 매주 점점 더 악화되었다. 3주 후에 그녀가 마침내 MRI 결과를 가져왔다. 협착증과 함께 *전방전위*라는 단어가 씌여져 있었다. 그녀에게 이것은 단지 그녀가 알아보지 못하거나 주의를 기울이지 않는 단어들 중 하나였을 뿐이지만, 나에게, 이것은 결정적 단서였다. 이 새로운 정보로, 우리는 그녀의 운동을 바꾸었고 그녀는 즉시 나아지는 것을 느끼기 시작했고 호전되기 시작했다. 몇 주 만에, 그녀는 훨씬 덜 고통스러워졌고 다시 골프를 칠 수 있었다. 따라서 올바른 운동을 처방하고 수행하기 위해서는 올바른 진단을 알고 전달하는 것이 매우 중요하다.

아직 진단을 받지 않았을 수도 있을 텐데, 그렇다면 진단을 받기를 강력히 권유한다. 이것은 보통 MRI나 X-ray를 필요로 할 것이고, 아마도 둘 다일 것이다. 이것은 당신이 당신의 몸을 위해 올바른 운동을 하고 있는지 확인하는 데 매우 중요할 수 있다. 정형외과 의사를 보러 가는 것이 반드시 수술을 받아야 한다는 것을 의미하지 않는다는 것을 명심하시기 바란다. 수술은 여러 가지 조건에 대한 선택중 하나이다. 좋은 의사는 물리치료를 시도하거나 운동을 통해 상태를 관리하려는 당신의 선택을 존중할 것이다.

이전의 수술(Previous Surgeries)

수술에 대해 간단히 얘기해보겠다. "그들이 원하는 건 수술 뿐."이기 때문에 정형외과에 가고 싶지 않다고 하는 고객들이 많았다. 그러나 보통은 그렇지 않다; 그러나, 수술은 외과의사들이 잘 하는 것이고 이것은 그들의 도구상자에서 가장 큰 도구라는 것을 기억해라. 그들은 수술로써 도울 수 있다는 것을 알고 있다. 하지만 또한 그들은 상태의 심각성에 따라 먼저 시도해 볼 수 있는 다른 선택사항이 있을 수 있다는 것을 알고 있다. 좋은 의사는 수술을 하기 전에 다른 모든 선택지를 모두 시도해 볼 것이다.

수술을 받기 전에, 이것이 종종 영구적으로 그리고 구조적으로 몸을 변화시킨다는 것을 기억해라. 뼈를 제거하든, 척추뼈를 융합하든, 또는 똑같이 침습적인 어떤 것이든, 외과의사는 당신의 척추의 구조를 평생 변화시키게 된다. 이것이 유일한 선택일 수도 있지만, 나는 먼저 다른 모든 대안들을 시도할 것이다. 그리고 나서, 아무것도 효과가 없다면, 수술에 대한 생각을 해보기 시작할 것이다. 수술이 필요할 수도 있지만, 최후의 수단이기도 하다.

상황에 따른 조언 Straight Talk

나는 수년 전 골프를 치다가 왼쪽 어깨에 심한 통증이 생겼는데 이것이 지속되면서 왼팔 사용이 심하게 제한되었다. 나는 너무 절박해져서 의사가 수술이 선택 사항이라고 말했을 때, 나는 이것에 달려들었다. 그는 대안이 있다고 말했지만 나는 고집을 부렸고 수술이 완치법이 될 것이라고 생각했다. 즉각적인 치료 대신, 9개월이 넘는 시련을 겪게 되었다. 내가 알게 된 것은 수술을 받든 안 받든 재활치료를 해야 한다는 것이었다. 내가 물리치료사 친구와 이야기를 나누었을 때, 그녀는 내가 재활 치료를 받았더라면 더 짧은 시간 안에 같은 결과를 얻을 수 있었을 것이라고 (더욱 단호하게) 말했다.

내가 아는 대부분의 의사들은 수술 전에 모든 대안을 시도할 것이다. 첫째, 그들은 소염제를 제안할 수 있다. 염증은 즉시 관리가 필요하며, 특히 급성기(초기) 단계에서 소염과 휴식으로 문제를 해결할 수 있는 사람도 있다. 다음 제안은 흔히 물리치료이다. 정말 좋은 물리치료사들은 매우 유용한 가치가 있다. 그들은 어떤 운동이 당신에게 적합한지 알아낼 수 있고, 당신의 고통을 관리하는 데 도움을 주기 위해 손으로 하는 도수 치료, 초음파, 그리고 근육자극과 같은 다른 양식들을 사용할 수 있다. 이것들이 효과가 없다면, 당신의 의사는 경막외주사를 맞을 것을 제안할 수도 있다. 이것은 좀더 침습적인 치료의 시작이다. 이러한 모든 치료법을 다 쓴 후에만 수술을 고려해야 한다. 하지만, 치유 과정은 시간이 걸리고 당신의 몸이 치유되기 위해 이 시간을 보낼 수 있도록 해주어야 한다는 것을 기억해야 한다. 기적을 기대하거나 요통이 하루 아침에 나을 것이라고 기대하지 마라.

자기 평가 The Self-Assessment

아마도 당신이 여기 워싱턴 D.C.에 있는 내 스튜디오 문으로 들어오지 않을 것이기 때문에, 시작하기 전에 자신의 상태에 대한 기본 그림을 얻기 위해 자체 평가를 수행하게 될 것이다. 나는 종종 학생들에게 측정할 수 없다면, 이것은 의미가 없다고 말한다. 당신은 당신이 어디에서부터 시작할지, 얼마나 멀리 왔는지 알고 싶어한다.

자기 평가는 오히려 하기 쉽다. 필요한 것은 바닥, 벽, 카메라(스마트폰도 좋다.) 세 가지뿐이다. 당신은 자세의 편차(deviations)와 근육의 불균형을 찾고 있는데, 이것은 당신의 몸에서 "기준"에서 벗어나는 것으로 나타날 것이다. 우리 모두가 이루고 유지하고 싶은 이상적인 자세가 있다. 어떤 사람들에게는 완벽한 자세가 비현실적인 목표일 수도 있지만, 우리가 이상적인 자세에 더 가까이 갈 수 있도록 우리 자신을 향상시키는 것은 가치 있는 일이다. 가능하면 각 평가 중에 자신의 사진을 찍어라. 이것이 당신에게 실제 측정 가능한 좋은 비포-애프터를 보여 줄 것이다. 사진에서 차이를 확인할 수 있다.

자세 평가(Posture Assessment)

좋은 자세란 무엇일까? 클리블랜드 클리닉은 적절한 자세를 "서거나 앉거나 누울 때 중력에 맞서 몸을 똑바로 세운 자세라고 정의했다. 좋은 자세는 움직이거나 체중을 지탱하는 활동 중에 지지근육과 인대에 가장 부담이 적은 자세로 서고, 걷고, 앉고, 눕도록 몸을 단련하는 것을 포함한다"라고 했다.[1] 모든 관절이 제자리에 유지될 수 있도록 적절한 안정성을 제공하면서 몸의 움직임이 자유로울 수 있도록 당신의 몸이 적절히 정렬된 상태로 유지될 수 있어야 한다. 이것은 모두 효율성과 힘들이지 않는 움직임에 관한 것이다.

어릴 때 친구들과 놀던 것을 기억하는가? 당신의 몸은 그냥 움직였다; 당신은 이것에 대해 생각하지 않았다. 이것은 힘들지 않고 효율적이었다. 이것은 당신이 원하는 대로 움직였다, 그 이상도 그 이하도 아니었다. 이것은 당신이 원하는 모든 동작을 받쳐주었다.

몸을 뒤틀고, 돌리고, 뛰고, 걷고, 오르고, 점프하는 동안, 당신의 몸은 당신을 적절하게 받쳐주었다. 나이가 들면서, 불용과 남용을 통해, 우리의 몸은 굳어지는 경향이 생기고 우리는 적절한 자세의 척추 곡선을 잃는다. 우리가 너무 무거운 것을 들고 있거나 책상에 앉아 있거나 TV를 보는 동안 구부정하게 있을 수도 있다. 이것들은, 수년에 걸쳐 이루어진 수 많은 다른 나쁜 자세 선택들과 함께, 당신이 거울에서 보고 있는 자세들로 만들었다. 흔히, 당신의 환경이 원인이다. 책상 의자, 컴퓨터 모니터의 높이와 각도, 휴대폰의 지속적인 사용(고개를 숙여 내려다보는 것은 나쁜 자세의 큰 원인), 그리고 자동차 좌석의 위치와 같은 — 이 모든 것들은 당신의 자세에 영향을 미친다.

약 10년 전에 나는 물리치료사 친구와 이야기를 하고 있었고 그녀는 내 자세가 개선될 수 있다는 것을 알아챘다. 좋다, 솔직히, 정말 끔찍했다. 그녀는 나에게 사무실과 집에 등받이가 곧은 의자를 놓으라고 말했다. 나는 그녀가 제정신이 아니라고 생각했다. 나는 다시 편하게 지내수 없게 되는 것일까? 내 생각에 이것은 다소 과감한 처방이었고, 모두에게 이익이 될 수 있는 중도적인 접근이 있다고 생각한다.

나는 당신의 책상이나 컴퓨터에 한 시간에 한 번씩 작동하는 타이머를 사용하기를 제안한다. 알람이 울리면 자세를 조정하고 30초에서 1분 정도 유지해라. 강요하지 말고 부드럽게 수정해라; 턱을 살짝 밀어넣고, 머리를 뒤로 당기고, 가슴을 살짝 들어올리고, 양발을 바닥에 편평하게 대고 "좌골" (엉덩이에 있는 뼈)로 앉아서 앉은 키가 커지게 자리에 앉아라.

한 달 정도 후에, 타이머의 카운트다운을 40분으로 줄인 다음, 결국 30분으로 줄여라. 15분 정도까지 내려가면, 당신은 자세를 조절하는 것이 얼마나 더 쉬워졌는지 놀랄 것이다. 타이머의 카운트다운을 줄이는 동안 더 나은 자세를 유지하는 시간을 늘릴 수 있다. 30초부터 시작해서 2~3분까지 늘려가라. 시간이 흐르면서, 당신은 이러한 작은 자세 근육에서 지구력을 기르고 좋은 자세를 더 오래 유지하는 것이 더 쉬워질 것이라는 것을 알게 될 것이다.

당신은 올바른 자세를 개선하고 유지하는 또 다른 이유를 원하는가? 제1장에서 이야기했던 척추의 곡선을 기억하는가? 우리는 그 곡선이 과장되거나 급격하지 않고 완만하기를 원했다. 우리의 척추에 대한 어떠한 곡선의 과장도 척추와 주변 조직에 과도한 스트레스를 줄 것이다. 당신이 이러한 과장된 척추 곡선을 — 증가된 후만과(흉추) 전만(요추와 경추) — 가지고 있다면, 디스크가 겪게 되는 압축력의 양도 증가시키는 것이다. 현실을 직시해보자. 우리는 하루 중 대부분의 시간 동안 나쁜 자세를 취한다. 그래서 이 압축력은 꽤 일정하다. 우리가 오랫동안 한 자세로 있으면 이것이 더 악화된다. 나는 많은 고객들이 몇 시간 동안 계속해서 움직이지 않고 책상 앞에 있다는 이야기를 듣는다. 이러한 움직임 부족은 움직이도록 만들어진 당신의 척추에는 끔찍한 일이다. 당신의 디스크는 움직임으로부터 영양분을 섭취한다는 것을 기억해라. 적절한 자세, 또는 심지어 개선된 자세는 디스크로부터 약간의 압력을 덜어주기 시작할 것이고, 디스크가 적절하게 영양을 공급받고 최적으로 움직일 수 있게 할 것이다.

이 자기 평가는 다른 사람이 당신의 사진 두 장을 찍도록 해야 한다: 뒤에서 한 장, 옆에서 한 장. 셀카를 말하는 것이 아니다. 당신의 온몸이 사진에 나올 만큼 충분한 거리에서 찍기 바란다. 완벽한 자세를 유지하려고 하지 말고 편안하게 이완된 자세에서 찍기 바란다.

이것이 출발점에서 당신의 정확한 사진을 얻을 유일한 방법이기 때문에 자연스러운 자세에서 찍기를 바란다. 이것은 보통 현실 확인이다. 대부분의 사람들은 셀카나 사진을 찍을 때 자신의 긍정적인 면을 강조하고 부정적인 면을 줄이기 위해 최선을 다한다. 내 친구 중에 몸무게를 신경 쓰는 친구가 있는 데 찍은 사진을 보면 항상 다른 사람 뒤에 서 있어서 얼굴만 나온다. 이 자기 평가 사진에는 숨김이 없어야 한다. 이 사진은 다른 누구도 아닌 당신만을 위한 것이다. 당신은 당신의 몸을 보여줄 수 있는 옷을 입어야 한다. 여성들에게는 몸에 딱붙는 타이츠와 스포츠 브라를 추천한다. 남성의 경우, 상의 없이 반바지만 입는 것이 보통 가장 좋고, 적어도 형태에 딱 붙는 탱크 탑이나 속옷상의가 좋다.

찍은 사진을 보고, 자세의 문제점을 찾고 그림 3.1과 비교 및 대조한 다음 그림 3.2의 질문에 답해라. 주요 자세 편차는 다음과 같다:

- *스웨이 백(Sway back)*. 갈비뼈가 고관절 뒤에 위치하여 허리에 압박을 증가시킨다. 이는 흔히 라운드 숄더(rounded shoulders)와 거북목(Forward head carriage)으로 나타난다.(그림 3.1a 참조)
- *요추 전만(Lumbar lordosis)*. 허리에 있는 큰 아취가 요추디스크의 압축 증가, 골반의 전방경사(앞으로 기울어짐), 햄스트링과 고관절 굴곡근 긴장을 유발한다.(그림 3.1b 참조)
- *흉추 후만(Kyphosis of the thoracic spine)*. 이것은 주로 라운드 숄더, 거북목, 골반 후방경사(tucked-under pelvis)로 나타난다.(그림 3.1c 참조)
- *플랫백(Flat back)*. 이 자세는 척추가 필요 이상으로 곧게 펴졌을 때 나타난다. 감소된 척추의 커브가 경추, 흉추, 요추를 편평하게 만든다.(그림 3.1d 참조)

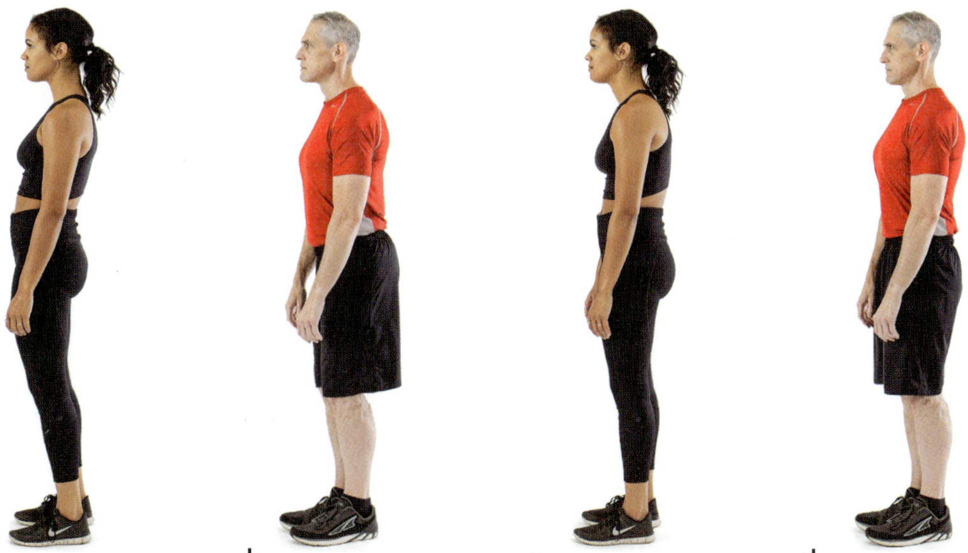

a b c d

그림 3.1 주된 자세의 편차들: (a) 스웨이 백 (b) 요추 전만 (c) 흉추 후만 (d) 편평등(플랫 백)

그림 3.2 자세 평가 체크 리스트

옆면

옆에서 찍은 사진을 보고, 머리에서 시작해서 아래로 가면서 질문에 답하시오:

머리를 앞으로 내밀고 있는가?	___네/___아니오
어깨가 둥글게 말려 있는가?	___네/___아니오
손이 뒤를 보고 있는가?	___네/___아니오
갈비뼈가 골반 뒤에 있는가?	___네/___아니오
허리의 곡선이 과장되어 있는가?	___네/___아니오
벨트라인이 앞쪽으로 기울어져 있는가?	___네/___아니오
무릎이 뒤로 빠져있는가?	___네/___아니오

뒤면

뒤에서 찍은 사진을 보고, 머리에서 시작해서 아래로 내려가면서 질문에 답하시오:

머리를 곧게 유지하고 있는가?	___네/___아니오
한쪽 어깨가 다른 쪽 보다 높은가?	___네/___아니오
어깨가 골반에 비해 옆으로 밀려 있는가?	___네/___아니오
한쪽 고관절이 다른 쪽에 비해 높은가?	___네/___아니오

From B. Richey, Back Exercise. (Champaign, IL: Human Kinetics, 2021).

걱정하지 마라, 모든 사람은 약간의 자세 편차를 가지고 있다. *모든 사람이 그렇다.* 당신은 작은 편차를 찾는 것이 아니라 큰 편차를 찾는 것이다. 작은 것들은 보통 일상생활의 활동들과 관련이 있는데, 당신이 지갑, 서류 가방, 배낭을 어떻게 가지고 다니는지, 또는 당신이 전화하는 동안 당신의 어깨와 귀 사이에 전화기를 들고 있는 것과 같은 행동들에 의해 야기된다. 이렇게 하면 전화기를 사용하지 않을 때에도 머리가 약간 기울어질 수 있다. 만약 당신이 무언가를 너무 열심히 찾다 보면, 당신은 반드시 이것을 발견하게 되거나, 더 정확히 말하면, 이것을 창조하게 될 것이다. 따라서, 작은 편차를 무시하고 명백한 편차에 초점을 맞추라. 이것을 시작점으로 사용한다는 것을 기억해라. 당신이 더 강해지고 허리통증이 줄어들면, 당신은 이 사진들을 다시 보게 될 것이고 당신은 당신의 전반적인 자세에 변화가 있었는지 볼 수 있을 것이다.

월 테스트(Wall Test)

이 자기 평가는 전만(lordosis)이라고 하는 허리 곡선을 평가할 것이다. 모든 척추에 약간의 곡선이 필요하지만, 너무 큰 곡선은 압박감을 증가시켜 척추에 과도한 스트레스를 주고 궁극적으로 통증을 유발할 수 있다.

이를 평가하려면 등과 발뒤꿈치를 벽에 기대고 선다. (뒤꿈치가 더 넉넉한 사람이라면 뒷꿈치를 벽에서 조금 띄워 두어도 좋다.) 손으로 벽과 허리 사이에 얼마나 많은 공간이 있는지 평가하고, 그 공간이 어디에 있는지 확인한다. 이상적으로는 허리 뒤로 손을 편평하게 놓을 수 있어야 한다(그림 3.3 참조). 벽과 손 사이의 공간은 비교적 작아야 한다: 2-3인치 정도. 만약 당신이 이 공간에 당신의 주먹을 넣을 수 있다면, 당신은 조금 많은 요추 전만을 가지고 있는 것이다. 내 동료인 수 히츠만은 이 주제에 대해 훌륭한 비유를 제시한다. 그녀는 당신의 허리가 금문교(Golden Gate Bridge)가 아니라 잉어를 키우는 연못 위의 작은 다리처럼 보여야 한다고 말한다. 당신은 허리에 작고 부드러운 곡선을 갖기를 원한다.

평가해야 할 또 다른 측면은 곡선의 위치이다. 어떤 사람들은 배꼽 바로 뒤에 낮은 곡선을 가지고 있는데, 이것이 이상적이다. 하지만, 어떤 사람들은 종종 등까지 뻗어나가는 훨씬 더 높은 곡선을 가지고 있다. 자기 평가를 할 때, 당신의 곡선이 배꼽 뒤에 있는지 아니면 훨씬 더 높은지 확인해 보라. 더 높은 등의 중앙까지 가는 곡선은 종종 늑골과 흉곽 부위의 근육이 타이트한 것과 관계가 있다. 다음 자체 평가에서는 이에 대해 더 자세히 논의할 것이다.

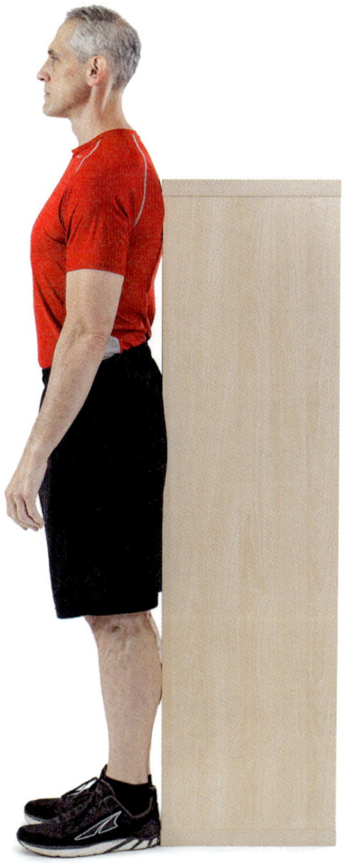

그림 3.3 월 테스트를 이용한 전만 평가

라잉 오버헤드 리치 테스트 (Lying Overhead Reach Test)

라잉 오버헤드 리치 테스트는 흉추와 갈비뼈의 가동성을 평가한다. 이상적으로는, 흉추는 회전뿐만 아니라 자유롭게 신전될 수 있어야 한다. 흉부 가동성의 제한은 요통을 유발하거나 원인이 될 수 있다. 흉추의 움직임이 제한적일 경우 요추에 능력 이상으로 움직이도록 요구되어 부상을 입을 수 있다. 이 평가는 바닥에서 수행해야 한다; 침대는 너무 부드러워서 정확한 결과를 얻을 수 없다. 이 테스트에는 두 부분이 있는데, 두 가지 모두 발을 바닥에 대고 누워 무릎을 90°로 구부린 상태에서 수행해야 한다.

테스트의 첫 번째 부분은 지난 테스트에서 그랬던 것처럼 허리 아래쪽에 손을 넣는다. 당신의 아취는 어디에 있고 얼마나 큰가? 배꼽 아래에 있는 작은 아취인가? 아니면 갈비뼈 아래쪽으로 아취가 올라가는 미드백 아취인가? 위치와 크기를 기록해 두어라.

테스트의 두 번째 부분은 손을 양옆에 놓는 것으로 시작한다. 팔을 쭉 펴고 손을 가슴 위로 올린 다음(그림 3.4a 참조), 팔이 귀 옆에 올 때까지 팔을 머리 위로 올린다(그림 3.4b 참조). 팔이 옆구리에서 귀까지 움직일 때 어떤 일이 일어나는지 느껴본다. 당신의 아취가 등까지 더 높이 올라가거나 기어오르는 것 같은 느낌이 들었는가, 아니면 낮게 유지되었는가?

팔이 머리 위로 올라가면서 갈비뼈가 들리고 머리를 향해 뒤로 젖혀지는 느낌이 들었는가, 아니면 갈비뼈가 안정적이고 정상으로 남아 있었는가? 만약 아취가 위로 올라가고 증가하는 것을 느꼈다면, 그리고 갈비뼈가 "벌어지는(flare)" 것을 느꼈다면, 이것은 늑골과 흉곽 부위가 극도로 긴장되어 있다는 것이고 이를 완화시켜 줄 필요가 있다는 것을 나타낸다.

누워있는 동안, 나는 당신이 머리가 어떻게 되고 있는 지도 신경 써보기 바란다. 당신의 머리는 베개 없이도 땅바닥에서 편안한가? 누울 때, 눈과 코는 어디를 가리키는가? 만약 눈과 코가 기울어져 있고, 똑바로 앞을 보지 않고 머리 너머로 뒤를 돌아본다면, 이것은 흉부가 긴장되어 있다는 또 다른 징후이다. 우리의 흉추가 긴장되거나 고정되어 있을 때, 요추에 더 많은 스트레스가 가해질 수 있다. 흉부의 가동성은 6장에서 다루도록 하겠다.

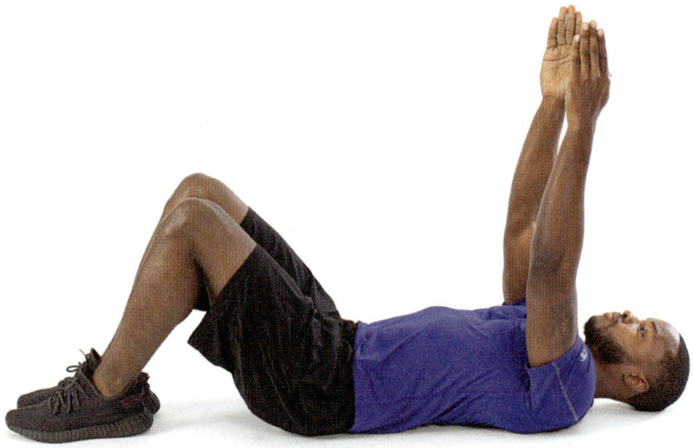
a

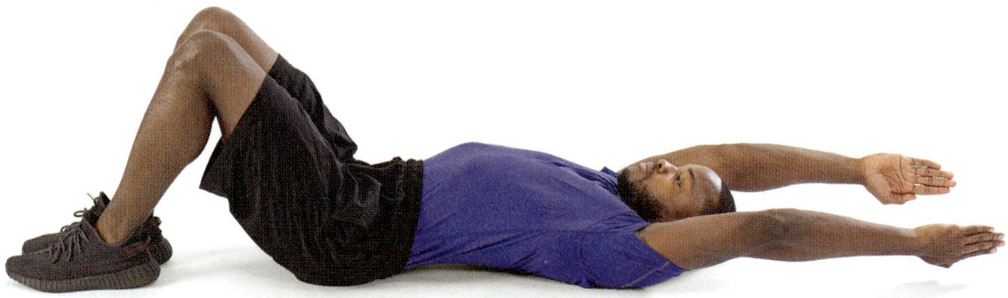
b

그림 3.4 라잉 오버헤드 리치 테스트를 이용한 흉추의 가동성 평가

토마스 테스트(Thomas test)

이 자기 평가는 당신의 고관절 굴곡근의 긴장(tightness)을 평가한다. 긴장된 고관절 굴곡근은 흔히 요통과 함께 나타난다. 토마스 테스트는 고관절 굴곡 구축을 평가하기 위해 이 테스트를 만들어낸 영국의 정형외과 의사 휴 오원 토마스(Dr. Hugh Owen Thomas)의 이름을 따서 명명되었다.[2] 지난 수년간, 고관절 굴곡근, 대퇴사두근, 장경인대의 긴장을 평가하는 데 일반적으로 사용되어왔다. 이것은 당신이 직접할 수 있는 수정된 버전의 테스트이다.

등을 바닥에 대고 누워 두 무릎을 90도 구부리고 양발을 바닥에 놓은 다음 한쪽 무릎을 가슴으로 끌어와 단단히 붙이고 다른 한쪽 무릎도 끌어 올려 양쪽 무릎이 가슴으로 당겨지도록 한다(그림 3.5a 참조). 이렇게 하면 허리는 편평해지고 골반이 안정되게 한다. 이 테스트 동안 허리에 아취가 전혀 생기지 않도록 하는 것이 중요하다; 바닥에 편평하게 유지하는 것이다. 이제 아래쪽 다리를 지면으로 똑바로 뻗어라(그림 3.5b 참조). (만약 이것 중 하나라도 요통을 유발한다면, 멈추어라. 허리가 편평해지면 불편함을 유발할 수 있는 질환들이 있다.)

당신은 아래 다리를 바닥에 편평하게 할 수 있는가? 만약 그렇다면, 고관절 굴곡근이 과도하게 긴장되지 않은 것이다. 그러나 무릎이 땅에 닿기에는 너무 멀거나 다리가 바닥에서 떠 있는 경우에는 고관절 굴곡근을 조절해 줄 필요가 있다. 고관절 굴곡근 스트레칭은 제8장에 포함되어 있다.

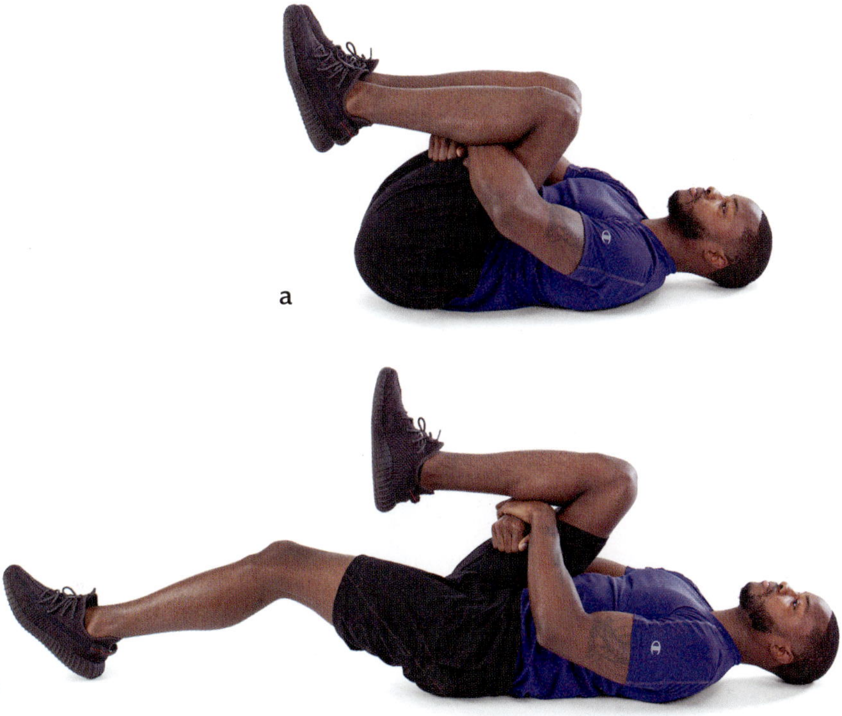

a

b

그림 3.5 토마스 테스트를 이용한 고관절 굴곡근 긴장도 평가

테이블탑 홀드 테스트(Tabletop Hold Test)

이 자기 평가는 정적 위치에서 복부 지구력을 평가한다. 복부나 코어 근력은 요통을 개선하는데 매우 중요하다.[3] 당신은 시작점을 측정하기 위해 이 복근의 현재 지구력 수준을 평가할 필요가 있다. 이 평가는 그 자체로도 훌륭한 운동이다.

이 자체 평가는 시간을 측정한다. 발을 바닥에 대고 반듯이 누워, 무릎을 90°로 구부리고, 한쪽 다리를 위로 올려 무릎이 고관절 바로 위에 오도록 하고 무릎은 90°로 구부린다. 그리고,

다른 쪽 다리를 그 옆에 올려준다. 정강이는 바닥과 평행하게 하여 "테이블탑(tabletop)" 자세를 만들어야 한다(그림 3.6 참조). 테스트를 하는 동안에는 머리를 내려놓는 것을 확실히 한다; 턱을 가슴으로 들어올리는 것은 부정행위이다. 이 자세를 최대한 오래, 편안하게 유지해라. 이것은 어떠한 긴장이나 고통을 유발하지 않아야 한다. 만약 그렇다면, 멈추어라. 당신은 누구와도 경쟁하고 있지 않다; 이것은 단지 시작점을 가늠하기 위한 것이다.

어떤 사람들에게는, 테이블탑 위치로 들어가는 것만으로도 통증을 유발할 수 있다. 나도 허리가 너무 안좋아서 자세를 만들기 위해 두 번째 다리를 들어 올리는 것만으로 허리가 불편했던 적이 있었고, 다리를 계속 들고 있기 위해 약간 긴장하고 있는 자신을 발견했다. 당신에게 이런 일이 일어나도 걱정하지 마라. 괜찮다. 다른 사람들은 이것을 30초 이상 유지할 수 있다는 것을 알게 될 것이고, 훌륭하다. 이것은 당신이 이미 코어 힘을 가지고 있다는 것을 나타낸다. 프로그램을 진행하면서, 당신은 코어 근력이 크게 증가하고 이 활동에 대한 지구력도 증가한다는 것을 알게 될 것이다.

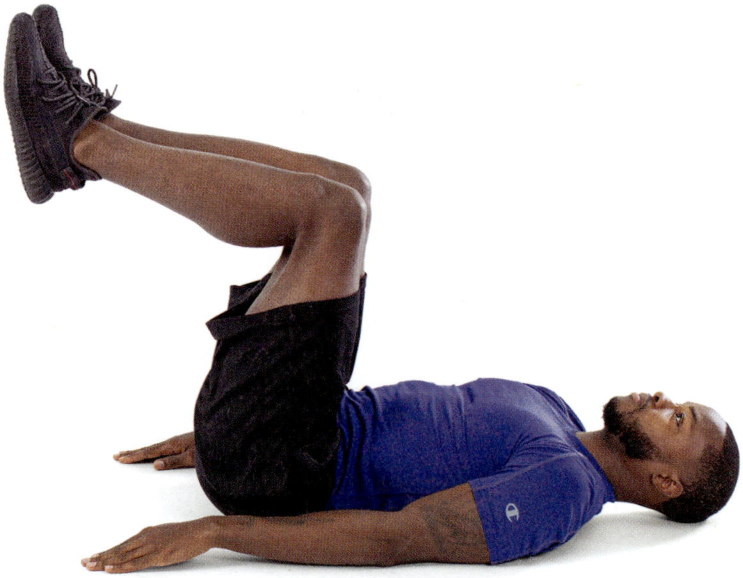

그림 3.6 테이블탑 홀드 테스트를 이용한 복부 지구력 평가

통증 인식 일기(Pain Awareness Journal)

다음으로, 나는 당신이 신체 인식 일기를 쓰길 바란다. 당신이 어떤 특별한 것을 사야 하는 것이 아니라, 그냥 일반 작문집, 공책, 또는 심지어 당신의 핸드폰에 있는 노트 필기 앱을 사용해도 된다. 나는 당신이 스스로에게 솔직하고 매일의 불편함 수준을 평가하길 바란다. 어떤 사람들은 그들의 고통에 매달려서 그들이 기꺼이 놓아주지 않거나 놓아줄 준비가 되지 않는 그들의 일부가 된다. 당신이 얼마나 불편해하고 있는지를 아는 것은 당신의 진정한

고통의 정도를 더 쉽게 확인할 수 있게 해줄 것이고, 이것이 얼마나 지속적인 지를 이해하기 시작할 것이다. 그렇게 하면 이것을 보내주는 것이 더 쉬워질 것이다.

일기를 시작할 때는 몇 가지 질문에 답해 주었으면 한다. 즉시 답을 바로 몰라도 괜찮다. 언제든지 생각나는 대로 추가하면 된다. 첫 번째 질문은 "오늘 당신의 통증 수준은 어느 정도인가?"이다. 당신은 미래의 비교대상이 되어줄 출발점을 원한다. 너무 많이 생각하지 말고, 머릿속에 떠오르는 첫 번째 숫자로 해라.

두 번째 질문: "무엇이 통증을 더 악화시키는가?" 통증을 증가시키는 특정한 움직임이 있는가? 나는 예전부터 팽윤 또는 탈출된 디스크가 여러 개 있어서 운동으로 지속적으로 관리하고 있다. 나는 또한 내가 앉은 상태에서 왼쪽 옆으로 완전히 구부리면 심해질 수 있다는 것을 알고 있기 때문에 이 동작을 피하는 경향이 있다. 당신의 통증은 이것을 일으키는 것이 단 하나의 움직임이 아닐 수도 있다. 아마도 이것은 복잡한 움직임이나 일련의 움직임일 것이다. 의자에서 일어나 침대에서 뒹굴거나 계단을 내려오거나 오래 걷는 것일 수도 있다. 이러한 각 활동은 다른 문제를 가리킨다. 만약 의자에서 나오는 것이 당신의 고통을 증가시킨다면, 이것은 당신의 고관절 굴곡근이 긴장되어 곧게 펴는데 어려움을 겪거나, 당신의 코어와 하체의 힘이 약해서 일어날 때 스스로를 지탱할 수 없다는 것을 나타낼 수 있다. 아니면 좀 더 돌아다녀야 한다고 말할 수도 있고, 너무 오래 앉아 있는 게 범인이라고 할 수도 있다. 그렇다면, 무엇이 통증을 더 악화시키는가? 계속 진행하면서 언제든지 이 목록에 추가할 수 있다. 만약 어떤 일이 일어나고 또 다른 움직임이 고통을 일으킨다는 것을 깨달으면, 이것도 적어라.

다음 질문은 "무엇이 통증을 더 좋아지게 만드는가?"이다. 통증을 완화시키는 것이 있는가? 나에게는 얕은 물에서 몸을 구부리고 쭈그려 앉고 몸을 비틀는 동안 허리를 심하게 다친 대학 친구가 있었다. 그녀는 이런 동작에 익숙하지 않았고, 이것은 실제로 그녀에게 통증을 일으켰다. 그녀가 편안함을 느끼고 약간의 안식을 얻을 수 있는 유일한 장소는 나의 낡은 리클라이너에 앉아 있는 것이었다. 어떤 이유에서인지, 이것은 그녀의 등으로부터 모든 부담을 덜어주어서 그녀는 편안해질 수 있었고 심지어 잠을 잘 수도 있었다. 더 나아진다고 느껴지는 게 있는가? 앉거나 눕거나 움직이거나 운동하는 것인가? 무엇이 당신을 좋아진다 느끼게 하고 통증을 덜어주는지 메모하고, 이것이 매번 도움이 되는지 확인해라. 이것이 자세에 대해서 많은 것을 알게 해줄 것이고, 당신에게 가장 좋을지도 모르는 자세를 밝혀 줄 것이다. 예를 들어, 당신이 대부분 서있을 때 불편함을 느끼는데, 앉자마자, 그것이 사라진다. 아마도 허리를 편평하게 하고 골반 후방경사 자세를 유지하는 것이 당신에게 더 좋을 수 있고, 적어도 시작하기에는 좋을 것이다. 다른 사람들에게는, 내 친구가 발견한 것처럼, 리클라이너나 편안한 의자에 앉음으로써 등에서 오는 압박감을 덜어주는 것만으로도 안도감을 준다. 무엇이 당신을 편안하게 하는지 찾아보라.

신체 인식 일지는 오직 당신만을 위한 것이다. 이것을 사용하는 방법은 여러 가지가 있는데, 당신에게 가장 잘 맞는 것이 무엇인지 발견하기를 바란다. 한 가지 접근법은 하루일과가 끝날 때 당신의 통증 수준을 기록하는 것이다. 하루의 모든 기억을 더듬어 당신의 고통을 솔직하게 평가해 보라. 이것이 저널을 사용하는 가장 쉽고 빠른 방법이다. 하지만 다른 방법도 있다.

더 자세하고 구체적으로 할 수 있다. 예를 들어, 당신이 일어났을 때 당신의 불편 수준은 2 또는 3이었다고 가정해 보라. 움직이면서 더 나아졌고, 아마 1이나 2로 줄어들었을 것이다. 그리고 나서 당신은 하루 종일 앉아서 일을 하고 허리가 긴장되게 된다. 오후 5시가 되면 4~5가 되었다. 당신은 집에 돌아왔고 잠자리에 들 때 통증은 오직 1수준이다. 이 방법의 특수성은 정직함을 유지할 뿐만 아니라 패턴을 식별하기 때문에 도움이 된다. 이 패턴이 말해주는 것은 움직임이 도움이 되는 것 같다는 것이다. 잠에서 깨어났을 때 뻣뻣했던 것이 움직였을 때 약간 누그러졌다. 앉아서 움직이지 않고 있자니 더 심해졌고 일이 끝난 후 그것은 훨씬 더 완화되었다. 적절한 인체공학이 중요하기 때문에 사무실 세팅을 평가하여 당신의 몸에 가장 좋은지 확인해라. 또한 매 시간마다 책상에서 일어나 당신의 몸을 지속적으로 움직이게 하는 몇몇 쉬운 동작들을 하루종일 하기를 권한다.

만약 당신이 월요일에 많은 불편함을 느꼈지만, 한 주가 지날수록 더 나아진다고 느꼈고, 금요일까지 괜찮았고, 그 다음 월요일에 다시 나빠졌다고 느끼는 것을 발견한다면 어떨까? 이것은 당신이 주말에 하고 있는 일이 상황을 더 악화시키고 있다는 것을 나타낸다. 주말에 많은 고객들이 정원 가꾸기를 몇 시간씩 했었는데, 굽히고 뒤트는 그 모든 시간들이 일을 더 악화시키고 있다는 것을 전혀 깨닫지 못했다. 지난번 운동 때문에 아파졌다고 나를 비난하는 고객이 있었을 때는 웃어넘겼지만, 조금만 파고들면 그들이 아주 긴 하이킹을 갔거나 정원 가꾸기를 했다는 것이 드러난다. 그들의 몸은 이러한 활동들에 준비가 되지 않았고, 염증을 유발하고 통증의 근원을 야기했다. 하지만 동시에, 그들이 이러한 활동을 할 수 있다고 느꼈다는 것이 정말 기쁘다. 그들은 시도하는 것을 두려워하지 않았다. 때때로 통증은 우리의 삶을 매우 제한적으로 만들 수 있다. 시간이 지남에 따라, 그들이 계속해서 더 강해질수록, 통증 없이 이러한 활동들을 수행할 수 있을 것이다.

일기를 쓰는 것은 당신이 진정으로 느끼는 것에 대해 스스로 깨닫고 솔직해지도록 하고, 동시에 당신의 통증 수준에 영향을 줄 수 있는 일상생활의 변화를 만드는 데 도움이 될 수 있는 몇 가지 패턴을 알게 해준다. 시간이 지남에 따라 통증이 더 이상 일상적으로 문제가 되지 않을 때까지 전반적인 통증 수준은 감소하기 시작해야 한다. 이 일기는 당신이 영원히 써야 하는 것이 아니라, 잠시동안 그리고 특히 시작할 때 쓰는 것이다. 내가 알아낸 것은 사람들이 더 나아졌다 느끼기 시작하고 더이상 필요하지 않게 되면서 사람들은 일기 사용을 멈춘다는 것이다.

평가는 매우 중요하다. 평가는 3개월~6개월 동안 얼마나 발전했는지를 보여주는 지표가 될 것이다. 지금부터 3개월 후에 자신을 다시 평가해 보고, 그리고 또 3개월 후에 다시 평가해보라. 향상된 것을 볼 수 있을 것이다. 통증이 항상 성공의 가장 좋은 지표는 아니라는 것을 기억해라. 당신이 강해질수록, 당신의 통증 수준은 줄어들 것이다. 하지만, 나는 당신이 할 수 있는 것에 집중하기를 바란다. 당신은 프로그램을 시작하기 전에 했던 것보다 더 잘 들어올리고, 운반하고, 걷고, 움직일 수 있는가? 이것이 내가 당신에게 바라는 성공의 수준이다.

제 2 부

운동
Exercises

Joseph Pilates가 말하길, "physical fitness는 희망적인 생각이나 돈으로 주고도 이루어낼 수 없다."라 하였고 이는 정확이 맞는 말이다. 당신은 이 책을 사면서 큰 발걸음을 내딛었다고 느꼈겠지만—이 책이 당신의 서랍장에 놓여져만 있다면 달라질 것은 없을 것이다. 단순히 다음 챕터의 운동에 대해서 읽고, 시행하지 않는다면 당신의 허리가 좋아지는데 어떤 도움도 되지 않는다. 자, 당신은 이미 이 책을 샀고 지금 읽고 있다면: 실행에 옮길 시간이다. 당신의 요통을 개선시키기 위한 첫 걸음의 시간이다. 움직일 시간이다.

첫 번째 section을 읽었다면 해부학의 기본적인 이해가 생겼을 것이고, 세 번째 section을 읽었다면 자신의 병에 대해 배웠을 것이다. 이젠 당신의 병(condition)을 관리하는데 도움이 되는 구체적인 운동을 배울 준비가 되었다.

당신의 병(condition)을 위한 스케쥴에 나열된 첫 달의 운동들을 보라. 거긴 8~12개의 운동이 있을 것이다. 이것들은 우리가 챕터 2에서 이야기한 척추 안정의 각각의 단계들로 나누어진다. 초기에는 바닥에서 하는 척추 안정화 운동에 대부분의 시간을 사용하게 되고 마지막에 약간의 유연성 운동을 추가하게 된다. 당신이 운동을 진행하다 보면, 당신은—눕거나, 앉거나, 서 있는—어떤 자세에서도 고통 없이 운동할 수 있는 능력을 얻는 것을 목표로 여러 자세와 관련된 더 다양한 운동을 하고 있다는 것을 알게 될 것이다.

이 운동들은 올바르게 수행하고 추가 부상의 위험이 없도록 자세와 운동 수행 방법에 대한 세부 사항을 자세하게 설명한다. 천천히 운동하고 그것들에 집중하라. 많은 사람들은 그저 행동을 따라할 뿐이지 이 운동에서 얻을 수 있는 모든 것을 얻지 못할 것이다. 만약 당신이 각 연습에 집중하고 모든 주의를 기울인다면, 마침내 성과를 거두게 될 것이다.

처음 운동을 시행할 때, 당신이 예상한 시간보다 더 오래 걸릴 수 있다. 걱정하지 마라. 점차 발전하고 효율적이 되면, 다음 단계로 진행하면서 점차 빨라질 거다, 그러나 서두르진 마라. 내 고객들 대부분은 어디서든 그들의 운동을 하는데 15분에서 30분 정도를 사용한다. 척추를 안정화 시키고 강화하는데 그렇게 많은 시간을 요구하진 않는다. 몇몇 기본적이고 어려운 운동들에 대한 추가적인 정보와 선별된 비디오에 대해서는 www.backexercisebook.com를 방문할 수 있다.

한 달 동안 실행을 했다면, 다음으로 넘어가라. 일단 몇 번 연습했다면 얼마나 쉬운지 놀랄 것이다. 다음 단계로 넘어가기 전에 반복하길 원한다고 느낀다면 그렇게 하라 — 정말 편안하게 느낄 때까지 한 달 동안 연습을 반복해도 아무런 해가 되지 않는다. 당신의 몸이 하는 말을 잘 들어라. 몇몇 고객들은 특정 운동들이 "성배" 운동이라고 믿는다. 가장 큰 차이를 만드는 그것(운동). 만약 이것이 사실이라면, 만약 이것이 아직 운동리스트에 없다면, 이것을 매달 추가하라. 모든 신체는 다르고, 당신은 각자의 신체의 말에 귀 기울여야 한다. 운동을 하면, 당신은 더 강해질 것이고, 가장 중요한 것은, 척추는 더 안정적일 것이다.
안정적인 척추는 튼튼한 몸을 만들고 고통을 줄이거나 없앨 수 있다는 것을 의미한다.
여기 당신을 올바른 길로 이끌 운동이 있다.

CHAPTER 4

제 4 장

앙와위(바로 누운)와 복와위(엎드린) 운동
Supine and Prone Exercises

“호기심 때문에, 우리가 언제 바닥을 떠나 진짜 운동을 할 수 있을까?” 당신은 내가 이런 질문을 얼마나 많이 받아왔는지 믿지 못할 것이다. 우리 시설을 들어오는 누구든, 우리는 “기초운동(foundation exercise)”으로 시작하며 이것은 단단한 기초를 만드는데 집중하는 것이며, 척추안정성 운동(spine stability workout)은 이러한 운동들의 초석이다.

당신은 새집을 지을 때, 시간과 에너지들을 마무리 작업(마감)에 쏟아붓고자 하는 강한 유혹이 있다. 눈에 보기 좋은 모든 것들은 가전제품에서부터 바닥칠까지, 집이 완성되었을 때 그 집이 어떻게 보일지 쉽게 알 수 있게 한다. 그러나, 대부분의 시간과 노력 및 예산이 필요한—기초(페인트와 마감제 뒤에 있는)는 — 지루하지만 중요한 요소이다. 당신이 약한 기반 위에 집을 지으면, 절대 오래 가지 못할 것이다. 당신의 몸도 마찬가지다.

우리는 당신의 몸을, 거울에 보이는 당신의 근육보다는 그 밑에 집중해서, 안쪽에서부터 만들 것이다. 척추 안정근들(spinal stabilizer)은 요추의 가장 깊은 근육 들이라는 것을 기억해야 한다. 이 기초운동은 우선 앙와위 자세(supine, 반듯이 누워)로 수행하게 될 것이고, 이는 *fully supported exercise*(*완전지지 운동*)라고 불린다. 당신이 바르게 누웠을 때 바닥으로부터 매우 많은 지지를 받기 때문이다. 이 운동은 초반에 많은 집중이 필요하다. 사실, 이 파트는 뇌를 위한 운동처럼 느껴진다는 말을 많이 들었다. 가능하다면 운동을 할 수 있는 산만하지 않은 장소를 찾아라. 당신이 운동에 더 많이 주의를 기울일 수 있을수록 이것들로부터 더 많이 얻게 될 것이다.

질문으로 돌아와서 “언제 바닥으로부터 벗어날까?”에 대한 내 대답은: 일단 당신이 이 운동을 섭렵하고 보다 안정적인 척추를 만들어 내기 시작했다면, 다음 챕터에서 이야기할, 부분지지 척추 안정 운동(partially supported spinal stability exercise), 이라는 다음 단계로 넘어갈 자격이 생긴 것이다.

앙와위 운동(바르게 누운 자세 운동)
Supine Exercises

여기에서 제시되는 운동은 앙와위에서 수행하게 된다. 우리는 등 전체가 바닥에 완전히 고정되어 있기 때문에 완전지지 자세(fully supported position)로 간주하게 된다. 이것은 운동 중에 당신이 가질 수 있는 가장 큰 외부의 지지량이다.

이 모든 운동을 위해, 케겔근육(Kegel muscle, 골반근육들)을 가볍게 참여시키고 척추의 중립을 유지하고, 움직이는 것보다 움직이지 않는 것 — 이름하여 당신의 척추와 골반 — 에 집중하라. 모든 연습은 10회부터 시작하여 최대 30회까지 진행하고, 두 세트로 시작해서 3세트까지 진행하라.

케겔 근육의 참여(Engaging your Kegel Muscles)

당신 중 일부는 이미 케겔 근육에 대해 알고 있을 것이다. 하지만 많은 사람들, 특히 남자들은 전혀 알지 못한다. 사실, 케겔 근육이 남성 해부학에서 가장 활용도가 낮은 근육이라고 여겨져 왔다.

우리가 케겔에 대해 이야기할 때, 실제로는 골반기저근(pelvic floor muscle)에 대해 이야기하는 것이다. 당신의 골반이 그릇이고, 골반기저근이 그릇의 안감을 만든다고 상상해 보라. 이 골반기저근들이 수축할 때, 그들은 골반을 함께 잡아당겨서, 내부장기들의 지지를 제공한다. 골반기저근이 없었다면, 당신의 내부장기들은 더 이상 안에 있지 않았을 것이다.

당신은 운동하는 동안 이 골반기저근이 활성화되어 있기를 원한다. 이것들(이상근[piriformis], 미골근[coccygeus], 항문거근[levator ani], 회음[perineum])은 마치 해먹처럼 골반(pelvis)과 천골(sacrum)과 미골(coccyx)에 붙어있고, 함께 당신의 골반 바닥을 들어올리는 역할을 한다. 우리는 이 근육이 너무 느슨해져서 처지는 것도 원하지 않으며, 너무 꽉 조이는 것(근육의 수축이 불편함을 유발하면 의사를 찾도록 하라)을 원하지 않는다. 이것들은 척추의 가장 낮은 부분에 부착되어 있어 운동하는 동안 어떻게 사용해야 하는지 배워야 할 중요한 근육이다.

케겔은 어떻게 참여(engage)할까? 케겔 근육의 위치를 찾는 방법을 설명하려면, 어느 정도 적나라할 필요가 있다. 여성들에게, 케겔을 느끼는 가장 쉬운 방법은 탐폰 주위에 질의 벽을 조이는 것을 상상하는 것이다. 남성의 경우, 이 근육들이 수축되는 것을 느끼는 가장 좋은 방법은 고환을 바닥에서 골반으로 끌어당기는 것을 상상하거나, 소변을 참는 것을 상상하는 것이다.

이제 이러한 근육의 위치를 확인했고, 근육을 너무 꽉 잡을 필요가 없다는 걸 숙지해야 한다. 최대로 조일 수 있는 힘(squeeze)의 약 30%의 힘으로 적용해야 한다. 다시 말해, 이것은 가벼운 쥠(hold)이어야 한다. 나는 '아기 새 비유'를 사용한다. 당신이 아기 새를 안고 있다고 상상해 보라. 날아가지 않도록 단단히 잡고 싶지만 너무 꽉 조여 다치지 않도록 해야 한다. 가벼운 쥠(hold)만 있으면 된다. 이것은 운동 내내 실시되어야 한다.

Bent-Knee Fallout 벤트-니 폴아웃(굽힌 무릎 떨어뜨리기)

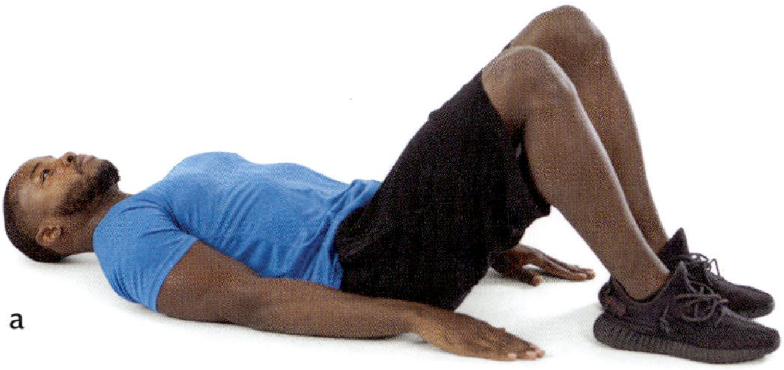

a

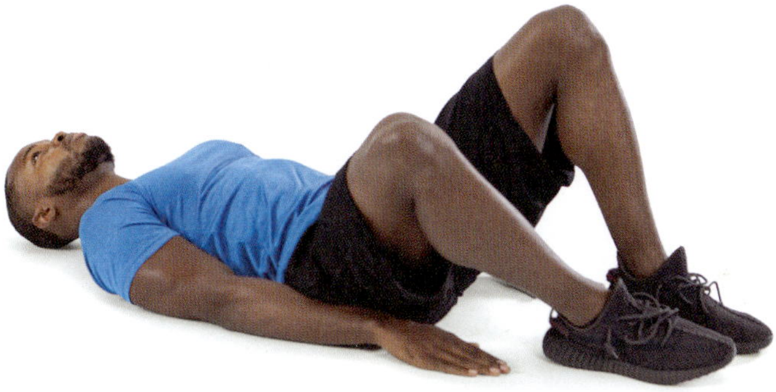

b

목적(Objective)

골반을 움직일 때 척추의 안정성을 형성하기 위해. 골반이 좌우로 뒤틀리지 않도록, 수평을 유지하고 안정성을 유지하라.

시작 자세(Starting Position)

무릎을 90°로 구부리고 발을 바닥에 편평하게 한 채 등받이에 눕는다*(a)*.
피드백 장치로서 손을 엉덩이 뼈(hip bone) 위에 놓을 수 있다.

동작(Movement)

당신이 생각하는 것보다 더 천천히 한쪽 무릎을 옆으로 그리고 바닥 쪽으로 천천히 떨어뜨린다 *(b)*. 발을 무릎과 함께 회전시킨다. 발을 바닥에 평행하게 유지할 필요가 없다. 대부분의 사람들은 골반이 움직이기 시작하기 전에 30°~45° 정도 밖에 되지 않는다. 그 때가 멈추어야 할 지점이다. 그리고 나서 천천히 무릎을 시작 위치로 올리고 반대쪽도 반복한다. 현재로선 무릎이 얼마나 많이 움직이냐는 중요하지 않다. 시간이 흐르면서, 척추를 움직이지 않게 하면서(still) 더 넓은 범위의 운동을 하게 될 것이다. 당신은 다리 근육들이 우리에게 신호(chattering)를 줄 때 충분히 느리게 가고 있다는 것을 알게 된다. 이것은 좋은 일이다. 이것은 골반의 작은 근육들이 발화(firing)한다는 것을 의미한다. 만약 당신이 너무 빨리 수행한다면, 더 작은 근육들(안정근, stabilizing)을 지나치게 될 것이고 더 큰 근육들(가동근, mobilizing)만을 사용하게 될 것이다.

Heel Slide 힐 슬라이드(뒤꿈치 미끄럼)

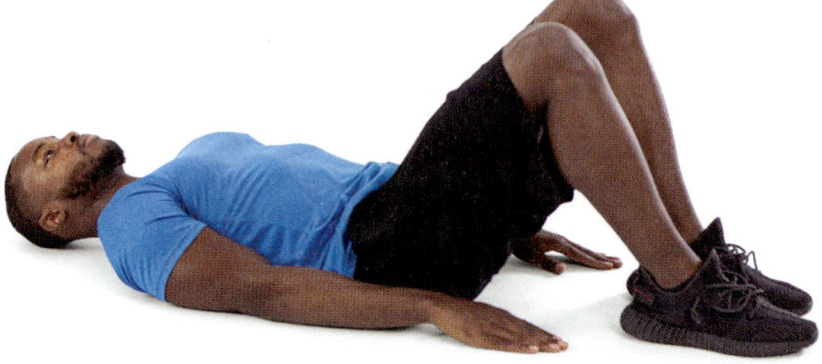

a

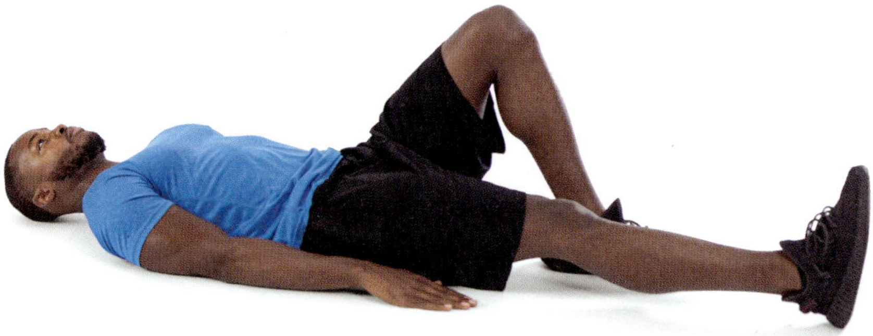

b

목적(Objective)

다리를 뻗는 동안(신전시) 척추의 안정성을 높이기 위해. 다리를 뻗는 동안 골반이 기울어지지 않도록 수평을 유지한다. 연습 중에는 허리를 구부리거나(arch) 편평하게 펴지 않는다. 척추를 중립으로 유지한다.

시작 자세(Starting Position)

무릎을 90°로 구부리고 발을 바닥에 편평하게 한 채 등받이에 눕는다*(a)*.
이 운동은 발이 미끄러질 수 있는 표면에서 하는 것이 가장 좋다.

동작(Movement)

척추 중립을 잃지 않고 가능한 한 표면을 따라 뒤꿈치를 미끄러뜨려 한 다리를 앞으로 천천히 뻗는다*(b)*. 발은 표면에서 편평하게 유지될 필요가 없고; 발뒤꿈치만 닿으면 된다. 다리의 움직이는 범위는 전체 든지 반 정도의 범위든지, 괜찮다. 척추 각도를 바꾸지 않고 가능한 한 멀리 갔으면, 시작 위치로 돌아오고 반대쪽 다리에서 반복한다.

Marching 마아칭

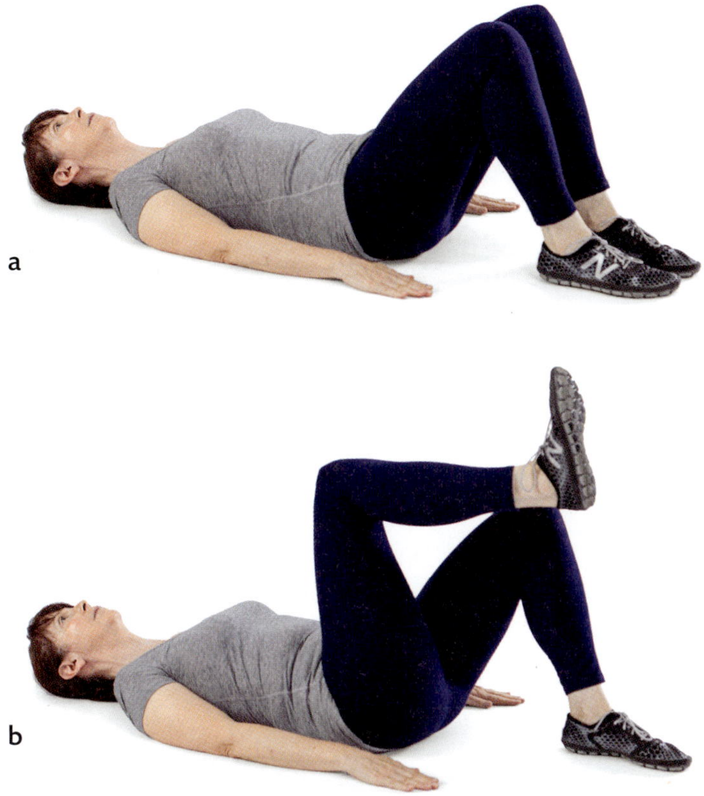

목적(Objective)

다리를 들어 올릴 때 척추의 안정성을 높이기 위해. 골반이 뒤틀리거나 앞뒤로 기울어지지 않도록 안정적인 척추를 유지한다. 골반이 당겨지거나(tuck) 기울어지거나 뒤틀리지 않게 유지한다.

시작 자세(Starting Position)

무릎을 90°로 구부리고 발을 바닥에 편평하게 한 채 등받이에 눕는다*(a)*.

동작(Movement)

대퇴부가 지면에 수직이 되도록 한쪽 무릎을 들어올린다*(b)*. 다리를 지면에 다시 놓고 반대쪽에서도 반복한다. 이것이 충분히 쉬운 것처럼 보이지만, 지금까지 나의 경험상 처음 이것을 제대로 한 사람은 몇 명밖에 없었다. 다음 번 반복할 때, 휴식하는 다리가 무엇을 하고 있는지 의식하라. 휴식을 취해야 하지만, 대부분의 사람들은 골반을 사용하기 보다는 골반과 척추를 안정시키고자 다리 근육을 사용해 그 다리로 바닥을 미는 경향이 있다. 당신이 휴식하는 다리를 편안하게 유지하는 데 집중하고, 운동하는 다리를 들어올릴 때 다리가 아래로 밀리지 않도록 하면 좋겠다. 만약 당신이 이것을 올바르게 한다면, 당신은 복부(중심) 근육의 추가적인 사용을 느낄 것이다. 두 다리를 번갈아 가며, 매번 한쪽 다리는 이완하고 다른 쪽 다리를 사용한다.

March-Up 마치-업(행군하듯 걷기)

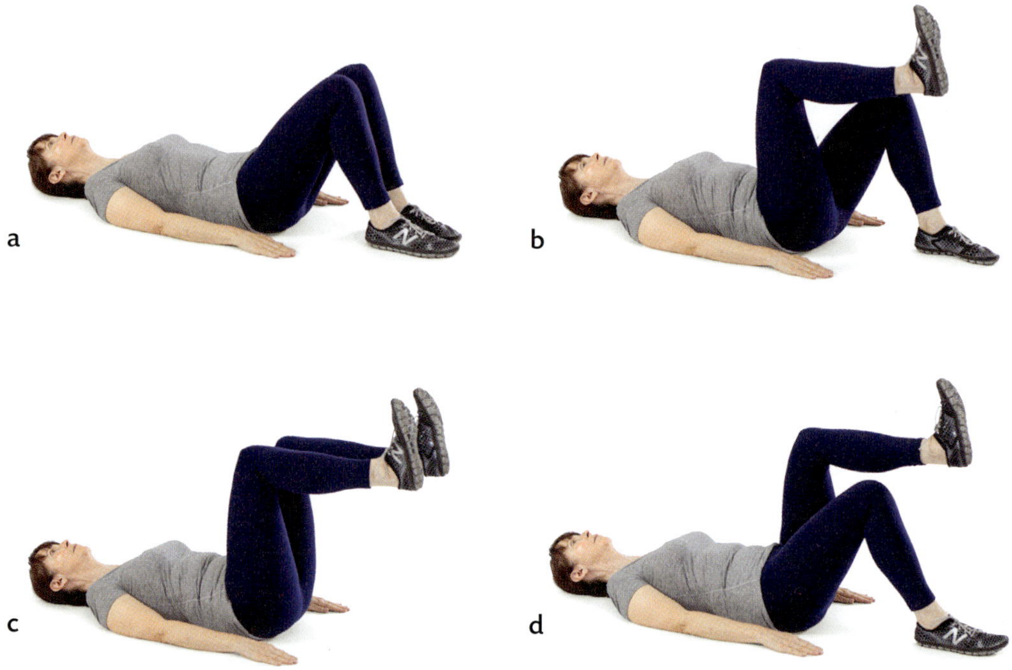

a b c d

목적(Objective)

다리를 의자에 앉는 자세(tabletop position)로 올렸다가 다시 내려올 때 척추를 안정적으로 유지하기 위해. 등을 구부리거나(arch) 편평하게 하지 말고, 운동 내내 척추 중립을 유지한다.

시작 자세(Starting Position)

무릎을 90°로 구부리고 발을 바닥에 편평하게 펴고 등을 대고 눕는다*(a)*.

동작(Movement)

오른쪽 다리가 의자에 앉은 자세(table top position)가 되도록 무릎을 위로 당긴다*(b)*.
골반을 안정시키고, 코어를 활성화하고, 왼쪽 다리를 들어 올려 이제 두 다리가 tabletop position에 오도록 한다*(c)*. 짧게 멈춘 다음, 오른쪽 다리를 내린 다음 왼쪽을 내린다*(d)*.
다음에는, 왼쪽 다리를 들어올리는 것부터 시작해서 오른쪽 다리를 올리고, 그 다음에 왼쪽 다리를 내리고, 그 다음에 오른쪽 다리를 내린다. 시작하는 다리를 지속적으로 번갈아 한다.

Leg Lowering 레그 로어링(다리 내리기)

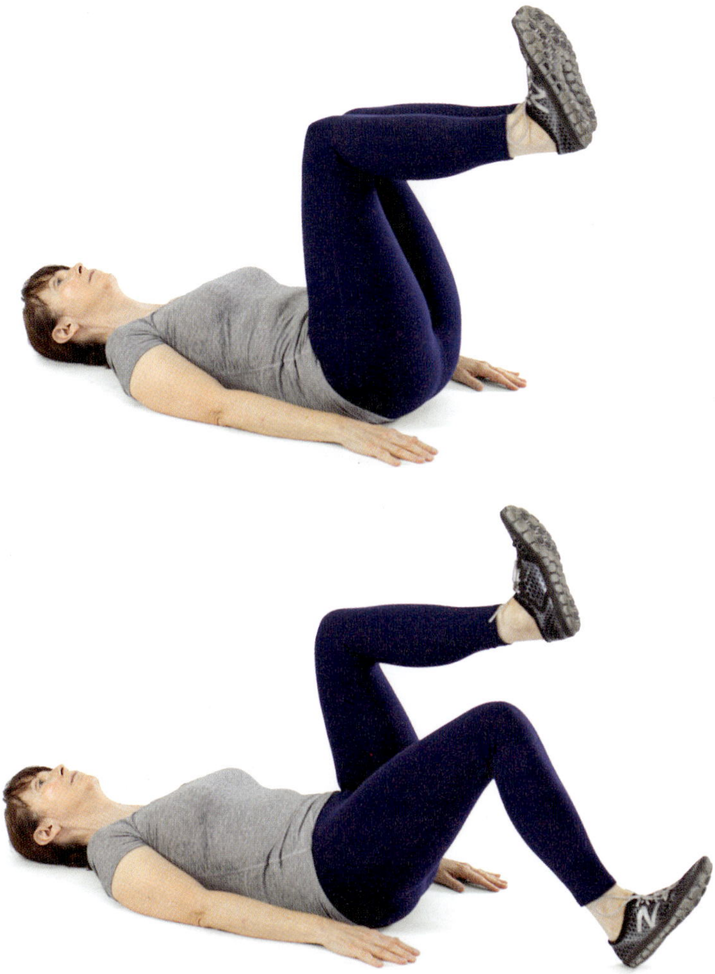

a

b

목적(Objective)

다리를 내릴 때 척추를 안정시키기 위해. 무릎을 가슴 쪽으로 더 멀리 올리지 않고 배꼽 위로 유지한다. 운동하는 내내 척추 중립 유지한다.

시작 자세(Starting Position)

무릎을 90°로 구부리고 발을 바닥에 편평하게 펴고 등을 대고 눕는다. 한 다리를 의자에 앉는 자세(tabletop position)로 들어 올린 다음, 다른 다리를 들어올려 tabletop postion을 유지한다*(a)*.

움직임(Movement)

발이 바닥에 닿거나 또는 허리의 아치가 형성되거나 할 때까지 천천히 다리를 내린다. 뭐가 먼저든 *(b)*. 허리에 아치가 만들어지고 있다고 느낀다면, 움직임이 충분하다. 다리를 다시 tabletop 위치로 들어올리고 반대쪽 다리를 반복하고, 지면을 향해 내린 다음 다시 tabletop 위치로 들어올린다. 한 번에 한 발을 바닥으로 내린다; 동시에 두 발을 떨어뜨리면 허리에 무리가 갈 가능성이 높다.

Advanced Kick-Out 어드밴스드 킥-아웃(향상된 다리 뻗기)

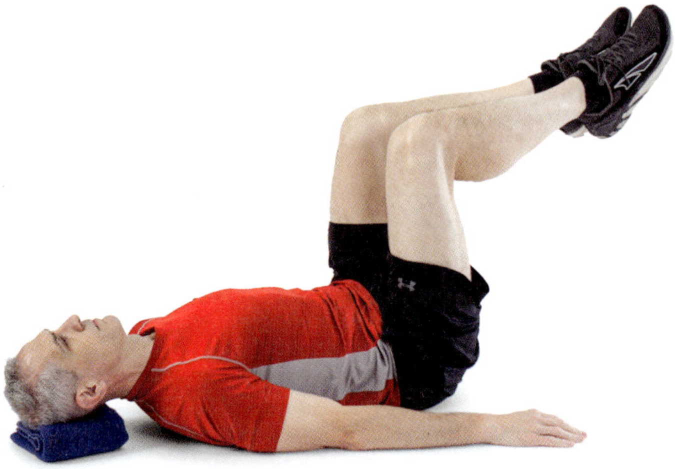

a

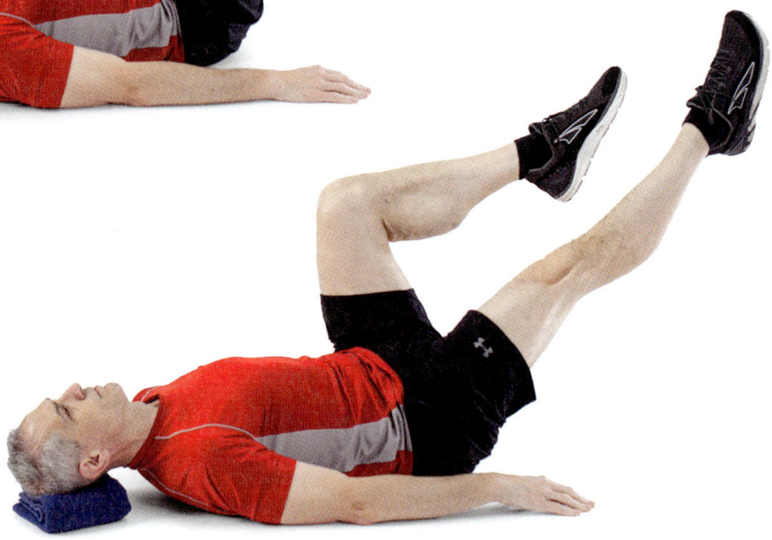

b

목적(Objective)

발을 찰 때 중립적인 척추를 유지하기 위해서. 등이 아취를 이루거나 편평하지 않도록 하기.

시작 자세(Starting Position)

무릎을 90°로 구부리고 발을 바닥에 편평하게 펴고 등을 대고 눕는다. 한 다리를 의자에 앉는 자세(tabletop) 위치로 들어 올리고, 다른 다리를 들어 올려, tabletop 위치를 유지(hold)한다*(a)*.

동작(Movement)

한 발을 45° 각도로 공중으로 차고*(b)* 시작 위치로 돌아오고, 반대쪽 발도 반복한다. 발차기를 하는 동안 허리 아취(arch)가 만들어지지 않도록 하라. 만약 그렇게 된다면 발을 바닥으로 향하기 보다는 더 높게 겨냥하라. 이것이 다리의 지렛대(lever)를 짧게 하고 운동을 조금 더 쉽게 만든다.
각 반복 사이에 골반을 안정화시킨다.

Dying Bug 다잉 버그(죽어가는 벌레 동작)

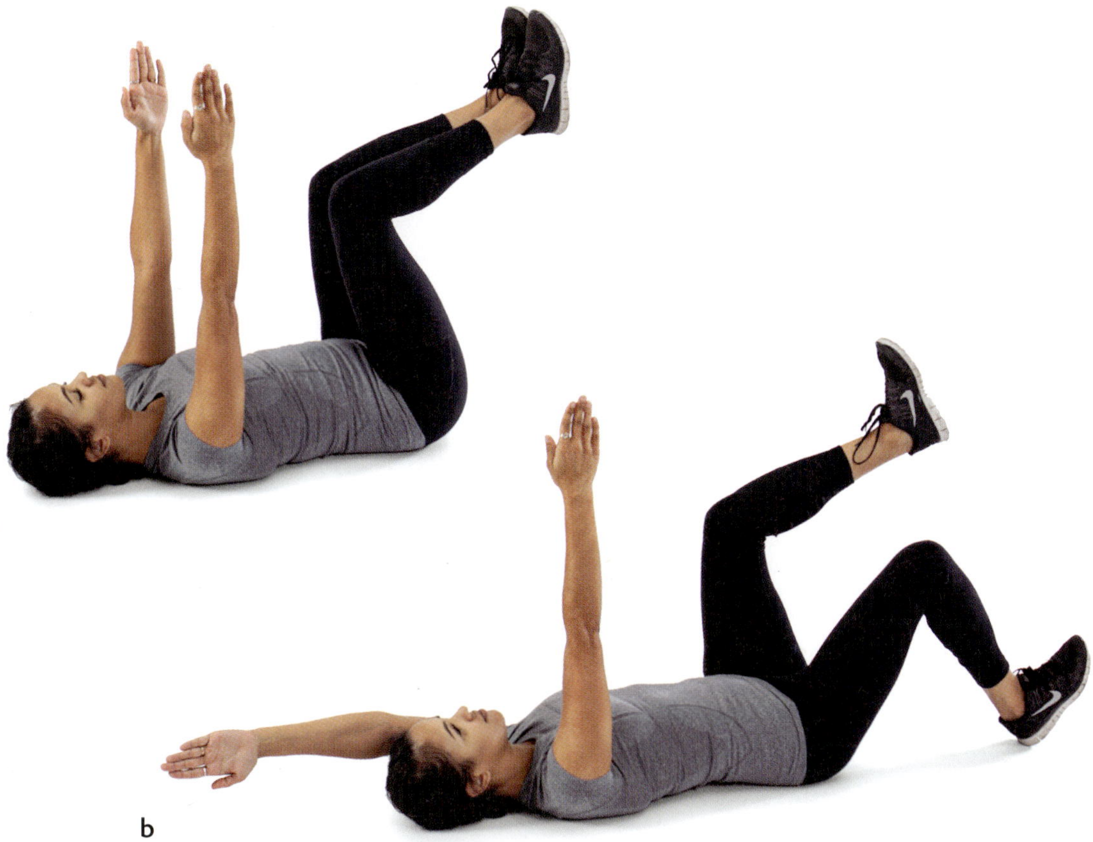

a

b

목적(Objective)

척추를 안정적으로 유지하면서 상체와 하체의 움직임을 결합(combine)하기 위해. 운동하는 내내 척추 중립 유지한다.

시작 자세(Starting Position)

무릎을 90°로 구부리고 발을 바닥에 편평하게 펴고 등을 대고 눕는다. 한 다리를 의자 앉는 자세(tabletop) 위치로 들어 올리고, 다른 다리를 들어 올려, tabletop 위치를 유지(hold)한다. 팔을 가슴 앞쪽으로 위치한다*(a)*.

움직임(Movement)

반대쪽 팔을 머리 위로 뒤로 뻗는 동시에 한 발을 지면으로 내린다*(b)*. 팔과 다리를 모두 시작 위치로 되돌린 다음, 반대쪽 팔과 다리를 반복한다. 이 운동에는 관련된 매우 많은 협응(coordination)이 있기 때문에, 시작 위치에 있는 손과 무릎 사이를 접촉할 수 있다. 이것은 운동을 조금 더 쉽게 만들고 복부를 더 자극하게 할 수 있다. 한쪽 팔과 다리를 뻗으면서, 반대쪽 손이 반대쪽 무릎에 닿도록 하고 약간의 압력을 가한다.

Clamshell 클램쉘(조개껍질동작)

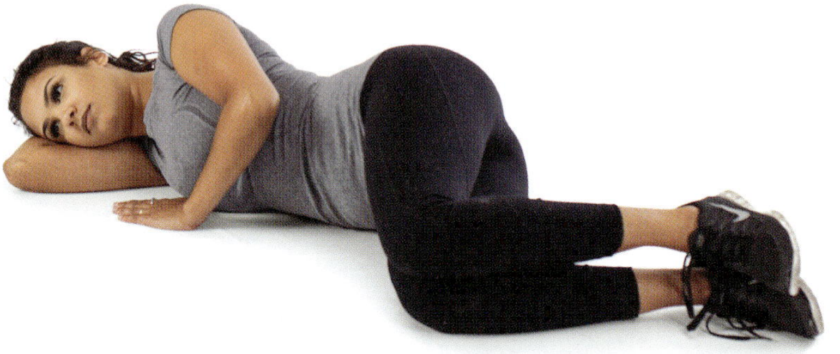

a

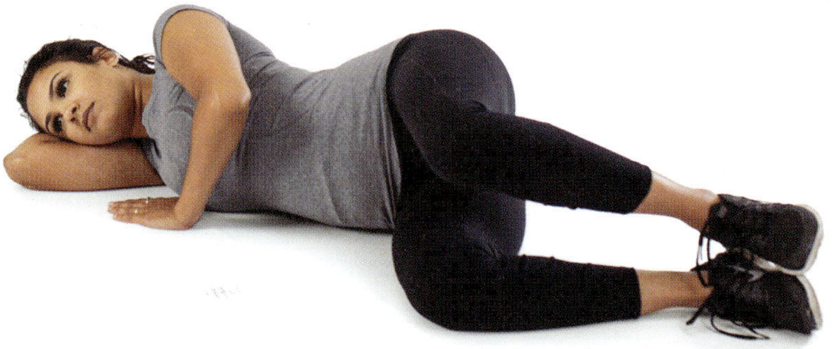

b

목적(Objective)

옆으로 누워서 엉덩이를 움직일 때 척추를 고정하기 위해. 이 운동은 또한 중둔근(gluteus medius)을 깨우고 강화시키기 시작할 것이다.

시작 자세(Starting Position)

무릎은 90°, 엉덩이는 약 45°, 발은 서로 겹쳐진 상태로 옆으로 눕는다. 엉덩이를 약간 앞으로 굴려 상단 무릎이 하단 무릎의 약간 앞쪽으로 오도록 한다*(a)*. 이것은 엉덩이를 제자리에 고정시키고 뒤로 움직이는(roll-back) 양을 제한하는 데 도움이 될 것이다.

동작(Movement)

엉덩이를 가만히 유지한 채, 발을 모은 상태를 유지하면서 상단 무릎을 들어올린다*(b)*. 시작 위치로 돌아간 후, 몸의 반대쪽에서 운동을 반복한다. 무릎이 아주 높이 올라오지 않아도 걱정하지 마라; 이것은 정상이다. 이 운동의 중요한 부분은 엉덩이가 뒤로 움직이지(roll back) 않는다는 것이다. 다리를 올리고 내리는 동안 완전히 고정되어야 한다.

Lying Overhead Reach
라잉 오버헤드 리치(누워서 머리 위로 팔 뻗기)

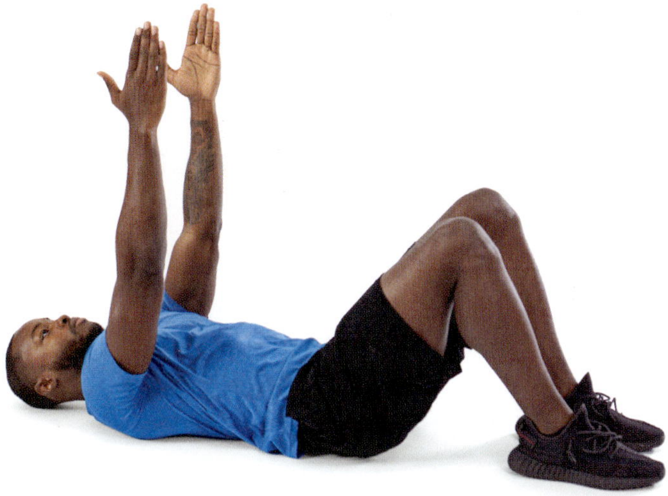

a

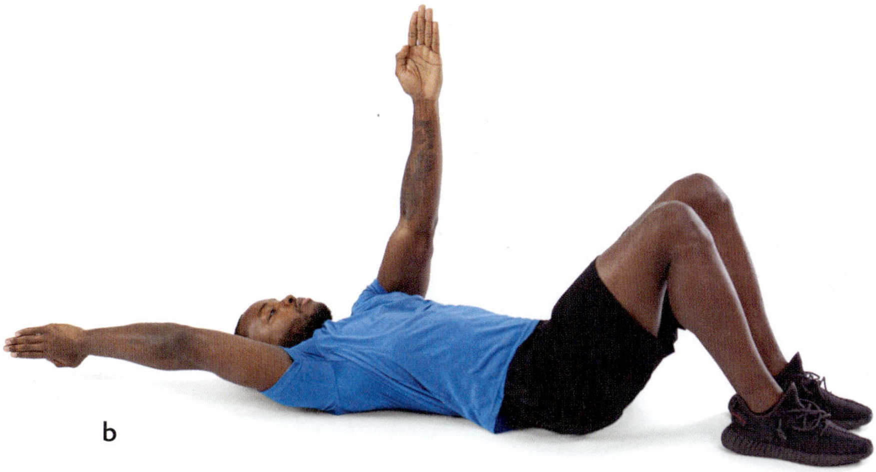

b

목적(Objective)

허리에 아취(ahch)를 형성하지 않고 팔을 머리 위로 움직이기 위해. 등을 구부리지(arching) 않고 할 수 있는 것만 한다. 신전의 범위는 운동 내내 척추중립을 유지하는 것만큼 중요하지 않다.

시작 자세(Starting Position)

척추를 중립 자세로 하고 팔을 가슴 앞으로 쭉 뻗은 채 등을 대고 눕는다
(1950년대 영화에 나온 좀비를 생각해보라)*(a)*.

동작(Movement)

척추를 중립으로 유지한 상태에서, 허리 아취를 형성하지 않고 머리 위로 한 팔(또는 양쪽 버전의 경우 둘 다)을 천천히 뒤로 이동시킨다*(b)*. 팔을 시작 위치로 되돌리고 다른 팔로 반복한다.

Straight-Back Bridge
스트레이트-백 브릿지(곧은 허리 브릿지)

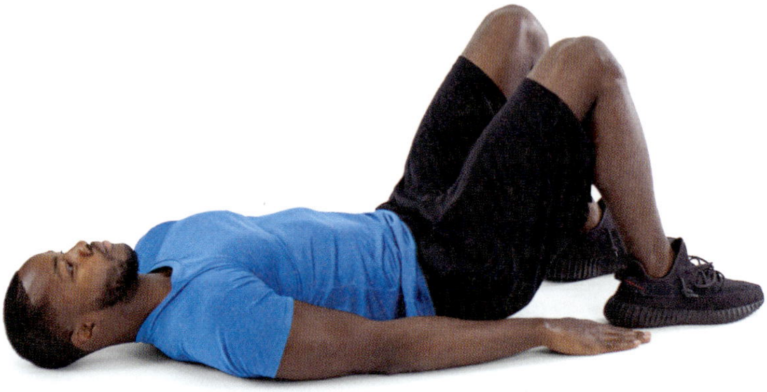

a

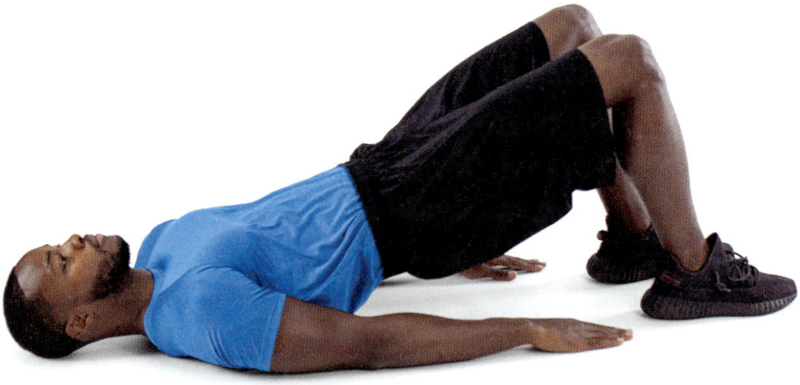

b

목적(Objective)

고관절 신전시 척추를 안정화하기 위해. 이 운동은 대둔근(Gluteus maximus)을 활성화하고 강화시킬 것이다.

시작 자세(Starting Position)

무릎을 90°로 구부리고 발을 바닥에 편평하게 펴고 등을 대고 눕는다*(a)*.

동작(Movement)

척추 중립을 유지하면서, 뒤꿈치를 누르고 엉덩이를 땅에서 들어 올린다*(b)*. 너무 자주, 사람들은 너무 높이 들고 결국 허리를 구부려(arch the back), 요추에 과도한 압박(compression)을 유발한다. 너무 높이 올리는 대신, 운동하는 내내 허리를 구부리지 말고, 척추 중립을 유지하라.
엉덩이를 바닥으로 되돌려 내리는 동작을 반복한다.

Togu Pelvic Tilt
토구 펠빅 틸트(Togu 골반 기울이기)

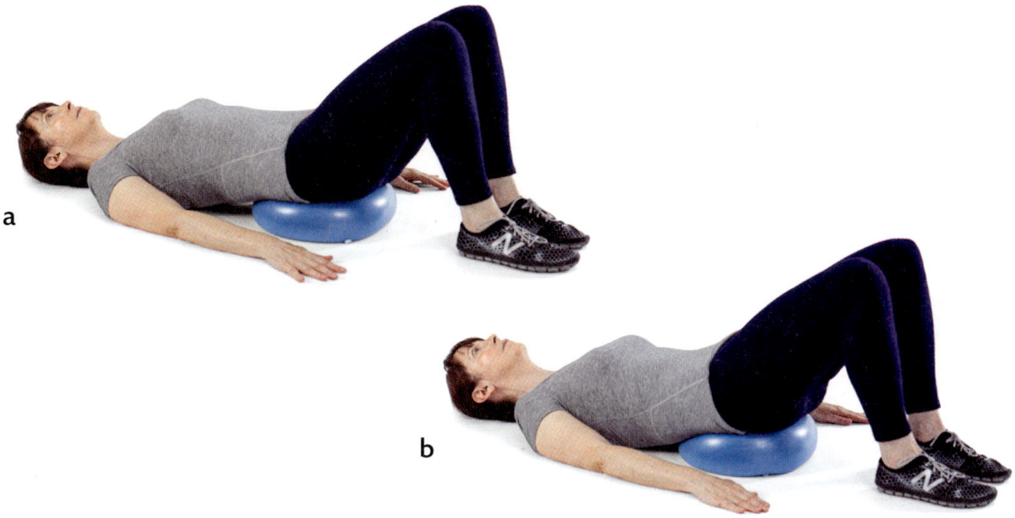

a

b

목적(Objective)

골반이 자유롭게 움직일 수 있도록 돕기 위해 그리고 허리가 유연해지도록 돕기 위해.

도구(Equipment)

Togu ball, 약간만 부풀려진; 보통 2~4번 정도 불어주면 충분. (Togu ball이 없다면, 바람이 빠진 비취볼[beachball]을 사용할 수 있음.) 나는 12인치(30 cm) 크기의 Togu Pilates balance ball (토쿠 필라테스 밸런스 공)을 추천한다.

시작 자세(Starting Position)

무릎을 90°로 구부리고 발을 바닥에 편평하게 펴고 등을 대고 눕는다. Togu ball은 천골(허리 아래 위치하며, 허리에 직접 위치해서는 안된다)에 위치한다 *(a)*. 천골 아래 위치하면, 골반 움직임이 더 자유로워져 바닥에 그냥 눕는 것보다 운동을 더 쉽고 효과적으로 할 수 있게 한다.

동작(Movement)

복부 근육을 사용하며, 후방 골반 기울기(post pelvic tilt)를 수행한다*(b)*. 만약 이것이 무엇을 의미하는지 확실하지 않다면, 중립골반(neutral pelvis)을 12시는 양 다리 사이, 6시는 배꼽에 위치하는 시계의 숫자판으로 상상해보라. 시계의 중심(시계의 바늘이 회전하는 곳)에는 구술이 있다. 구술이 6시 방향으로 이동하도록 시계(골반)를 기울여라. 그런 다음 시작 부분으로 돌아가라(구술을 다시 가운데로). 시계를 반대 방향으로 기울이지는 마라, 이것은 허리에 아취(arch)를 만들게 된다.
이 운동을 할 때 다리를 사용하지 말고 복근을 사용해야 한다.

변형(Variation)

이 운동의 상급 버전은, 앞서 설명된 대로 연습하지만, 다리를 tabletop position으로 올리고 연습하는 것이다. 무릎을 가슴 쪽으로 가져오는 것이 아니고, 하늘을 향해 위로 뻗는 것에 초점을 맞춰야 한다; 이것은 굴리는 운동(rocking exercise)이 아니다.

Togu Marching 토구 마아칭

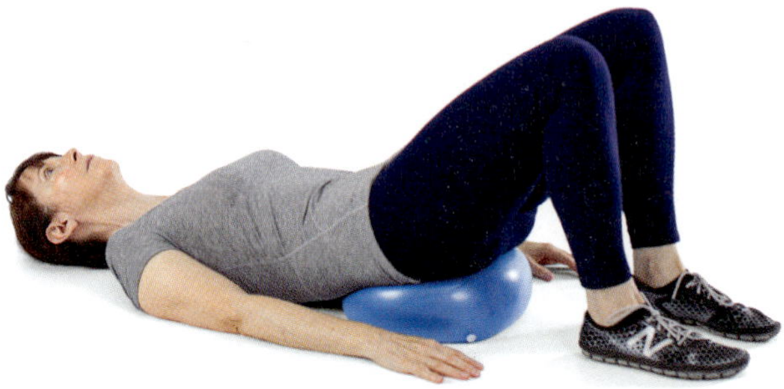

a

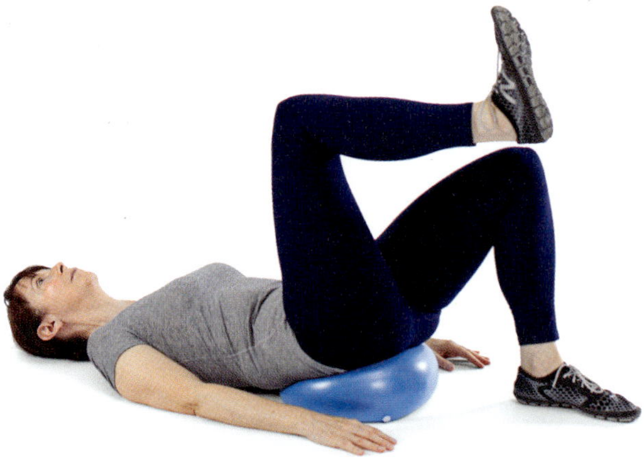

b

목적(Objective)

운동을 하는 동안 골반의 후방 기울기(post. tilt)를 유지하기 위해. 특히 다리가 바닥으로 돌아갈 때 후방 기울기(posterior tilt)를 유지하는 데 초점을 맞추는데, 이때 허리는 아취를 만들려 하게 되고 뒤쪽 기울기(post. tilt)가 쉽게 손실될 수 있다.

도구(Equipment)

Togu ball, 약간만 부풀려진 ; 보통 2~4번 정도 불어주면 충분.
(Togu ball이 없다면 바람이 빠진 비취볼[beachball]을 사용할 수 있음).

시작 자세(Starting Position)

무릎을 90°로 구부리고 발을 바닥에 편평하게 펴고 등을 대고 눕는다. Togu ball은 천골(허리 아래) 밑에 위치하며, 허리에 직접 위치해서는 안된다*(a)*. 천골 아래 위치하면 골반 움직임이 더 자유로워져 바닥에 그냥 눕는 것보다 운동을 더 쉽고 효과적으로 할 수 있게 한다.

동작(Movement)

복근을 사용하여, 골반을 후방 위치로 기울이고 허리를 편평하게 펴고 유지한다(65페이지의 Togu Pelvic Tilt 참조). 대퇴부가 지면에 수직이 되도록 한쪽 무릎을 들어 올린다*(b)*. 다리를 시작 위치로 되돌리고 다른 다리로 반복한다.

Togu Tilted March-Up 토구 틸티드 마치-업

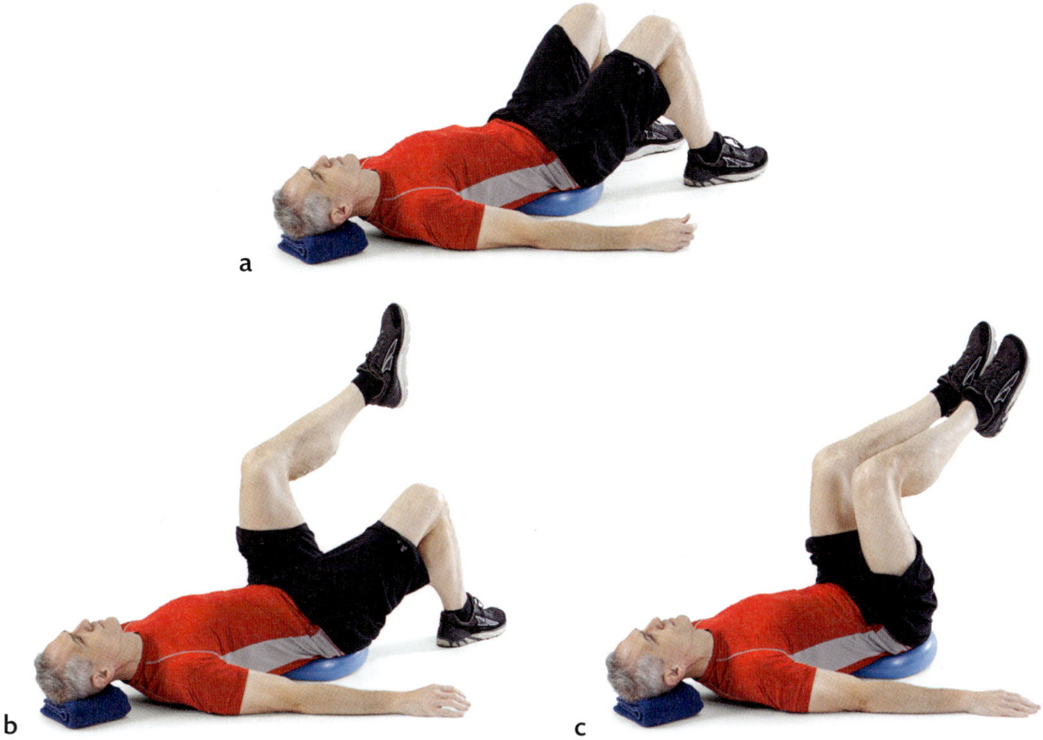

목적(Objective)

운동을 하는 동안 골반의 후방 기울기를 유지하기 위해. 특히 다리가 바닥으로 돌아갈 때 후방 기울기(posterior tilt)를 유지하는 데 초점을 맞추는데, 이때 허리는 아취를 만들려 하게 되고 뒤쪽 기울기(post. tilt)가 쉽게 손실될 수 있다.

도구(Equipment)

Togu ball, 약간만 부풀려진 ; 보통 2-4번 정도 불어주면 충분. [Togu ball이 없다면 바람이 빠진 비취볼(beachball)을 사용할 수 있음].

시작 자세(Starting Position)

무릎을 90°로 구부리고 발을 바닥에 편평하게 펴고 등을 대고 눕는다. Togu ball은 천골(허리 아래) 밑에 위치하며, 허리에 직접 위치해서는 안됨*(a)*. 천골 아래 위치하면 골반 움직임이 더 자유로워져 바닥에 그냥 눕는 것보다 운동을 더 쉽고 효과적으로 할 수 있게 함.

동작(Movement)

복근을 사용하여 골반을 후방 위치로 기울이고 허리를 편평하게 펴고 유지한다(65페이지의 Togu Pelvic Tilt 참조). 대퇴부가 지면에 수직이 되도록 한쪽 무릎을 올린다. 왼쪽 무릎이 의자에 앉는 자세(tabletop position)가 될 때까지 올린다*(b)*. 골반을 안정시키고, 코어근육을 사용하고 우측 다리도 들어올려 양 다리가 모두 tabletop position이 되도록 한다*(c)*. 잠시 멈췄다가, 왼쪽 다리를 내린 다음 오른쪽 다리를 내린다. 다음 반복에서는, 왼쪽 다리를 들어올리고 오른쪽 다리를 들어올리는 것으로 시작하여, 왼쪽 다리를 내리고 오른쪽 다리를 내린다. 번갈아 가며 출발 다리를 바꾸어 준다.

Togu Leg Lowering With Pelvic Tilt 토구 레그 로어링 위드 펠빅 틸트

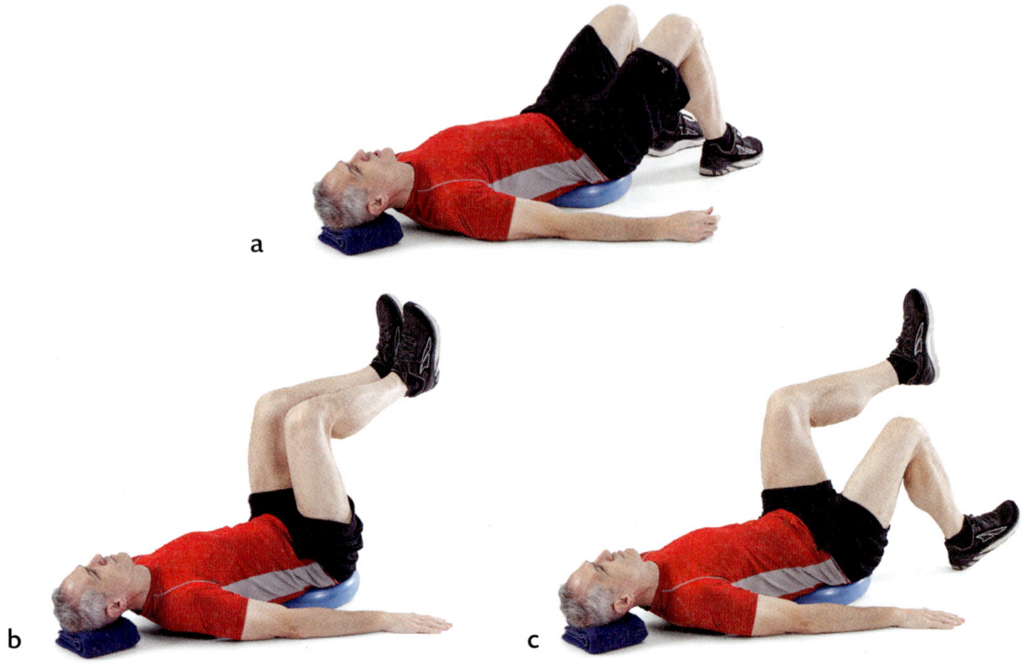

a b c

목적(Objective)

운동을 하는 동안 골반의 후방 기울기를 유지하기 위해. 특히 다리가 바닥으로 돌아갈 때 후방 기울기(posterior tilt)를 유지하는 데 초점을 맞추는데, 이때 허리는 아취를 만들려 하게 되고 뒤쪽 기울기(post. tilt)가 쉽게 손실될 수 있다.

도구(Equipment)

Togu ball, 약간만 부풀려진 ; 보통 2-4번 정도 불어주면 충분.
(Togu ball이 없다면, 바람이 빠진 비취볼[beachball]을 사용할 수 있음)

시작 자세(Starting Position)

무릎을 90°로 구부리고 발을 바닥에 편평하게 펴고 등을 대고 눕는다. Togu ball은 천골(허리 아래) 밑에 위치하며, 허리에 직접 위치해서는 안됨*(a)*. 천골 아래 위치하면 골반 움직임이 더 자유로워져 바닥에 그냥 눕는 것보다 운동을 더 쉽고 효과적으로 할 수 있게 한다.

동작(Movement)

복근을 사용하여, 골반을 후방 위치로 기울이고 허리를 편평하게 펴고 유지한다(65페이지 Togu Pelvic Tilt 참조). 오른쪽 무릎을 테이블탑 자세가 될 때까지 올린다. 골반을 안정화시키고, 코어를 참여시켜, 왼쪽 다리도 올려 양 다리가 모두 테이블탑 자세가 되도록 한다*(b)*. 발이 바닥에 닿거나 허리가 아취 형성을 시작하려는 때까지 한쪽 다리를 천천히 내린다, 어느게 먼저든*(c)*. 허리가 아취를 만들기 시작하는 순간이 종착점(ending point)이다. 다리를 다시 테이블탑 자세로 들어 올리고 반대쪽 다리도 반복하고, 바닥을 향해 내린 다음 다시 테이블탑 자세로 들어 올린다. 한 번에 한 발을 바닥으로 내린다; 동시에 두 발을 떨어뜨리면 허리에 무리가 올 가능성이 커진다.

Articulating bridge With Togu Ball Squeeze
아티큘레이팅 브릿지 위드 토구볼 스퀴즈(Togu볼 조이면서 분절화 브릿지)

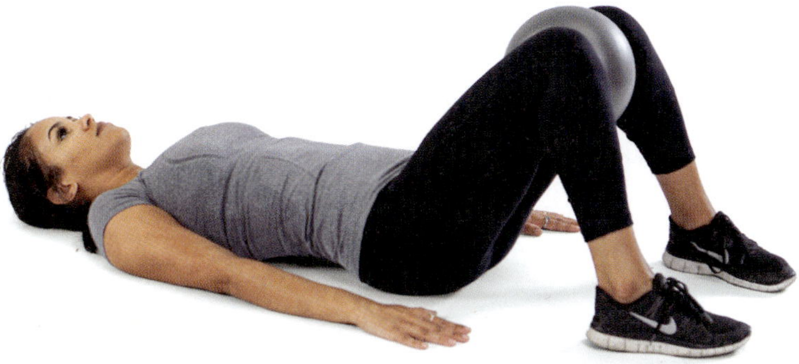

a

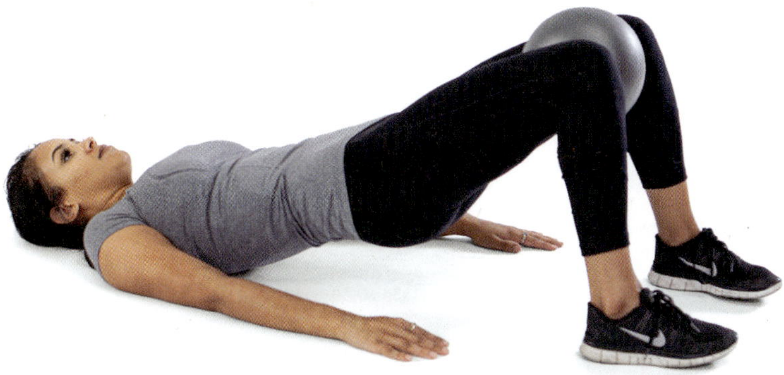

b

목적(Objective)

척추 유연성 강화를 위해 복근을 이용하고 척추를 curling(말아올려)하여 골반을 들어올려 bridge 자세를 만들기 위해.

도구(Equipment)

Togu ball; 대부분 부풀려진. (togu ball이 없다면 부풀려진 bechball을 사용할 수 있다.)

시작 자세(Starting Position)

무릎을 90°로 구부리고 대퇴부 사이에 togu ball을 두고 바닥에 등을 대고 눕는다*(a)*. 발은 바닥에 평행하게, 골반너비 보다 약간 넓은 간격을 유지하고 약간 안쪽으로 돌아간 자세이다. 압력은 발 바깥쪽 보다는 엄지발가락에 집중해야 하다.

동작(Movement)

복근을 사용하여, 골반을 후방 기울기하고 골반과 척추를 한 번에 한 척추씩 천천히 올린다*(b)*. 너무 높이 올리거나 허리에 아취를 만들지 않는다. 그 위치의 정점에서 요추에 스트레칭을 느껴야 하다. 척추를 한 번에 한 척추씩 아래로 다시 내려 놓으면서 시작 위치로 돌아가도록 한다. 진주로 만든 끈을 들어올려 한 번에 한 개의 진주만 탁자 위에 내려 놓는 것을 상상해보라.

복와위(엎드린) 자세 운동
Prone Exercise

여기에 제시되는 운동들은 복와위(엎드린 자세)로 시행하다; 요점은 upper back muscle (상부 등근육)과 자세이다. 이 자세도 신체의 앞부분이 바닥에 닿아서 완전지지(fully supported) 자세로 여겨진다. 고개를 돌리거나 목의 자세를 바꾸는 것을 피하기 위해, 코가 바닥에 눌리지 않도록 작은 베개나 말아 올린 수건을 이마 밑에 사용한다. 또한, 요추의 스트레스를 없애기 위한 자세의 중요성을 기억하라. 이 모든 운동을 하는 동안, 당신은 엎드려서 골반을 바닥에 눌러서(press) 골반과 허리를 고정시킬 것이다.

Pelvic Press Hold 펠빅 프레스 홀드

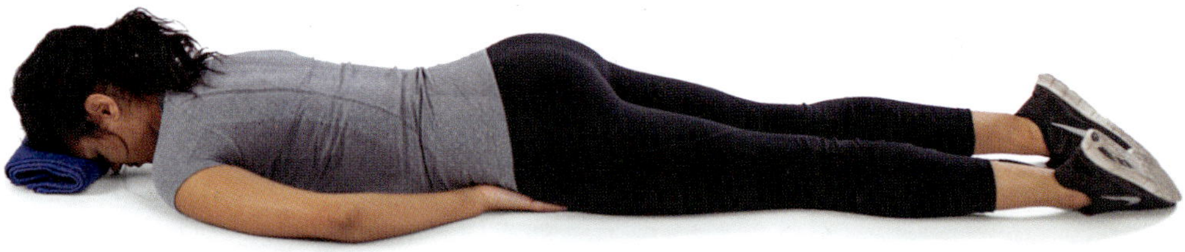

목적(Objective)

엉덩이 근육을 참여시키고(engage) 허리의 압력을 줄이기 위해. 이번 섹션에서, 준비운동으로서 수행하게 되고, 향후 시행하는 나머지 복와위(엎드린) 운동에서도 이 자세를 지속하게 될 것이다.

시작 자세(Starting Position)

말아 올린 수건이나 베개에 이마를 대고 엎드려, 양손을 골반 아래에 몸의 전면(infront)에 놓는다. 양손은 양쪽을 고르게 누르기 위한 피드백 장치이다.

동작(Movement)

골반으로 손을 누른다. 5초 가량 유지했다 푼다. 유지 시간 동안 반드시 엉덩이 근육의 조임을 느껴야 한다. 이 골반 압박은 앞으로 나올 네 가지 운동의 시작 위치가 될 것이다.

Pelvic Press Hip Extension 펠빅 프레스 힙 익스텐션

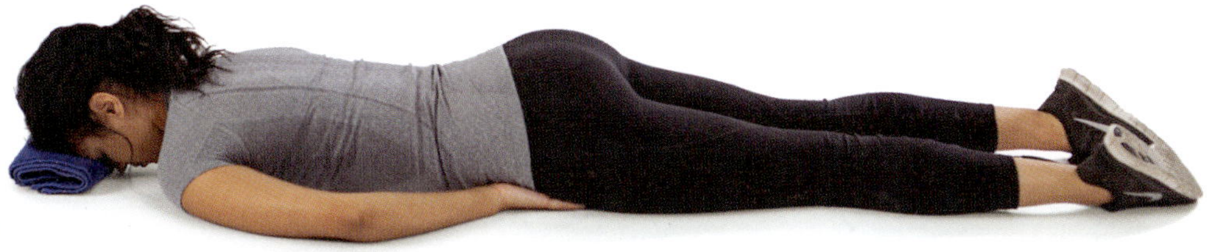
a

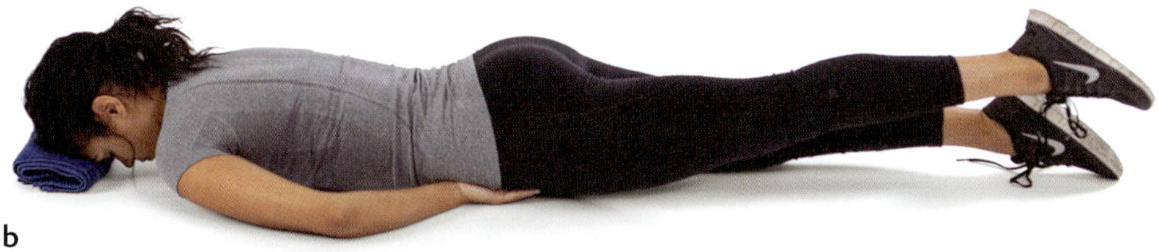
b

목적(Objective)

허리를 사용하지 않고 엉덩이 근육(둔근)을 이용해 고관절 신전(다리를 공중으로 들어올리는 것)하기 위해. 목표는 둔근(엉덩이근육)만 사용하는 것이다. 허리에 아취가 형성되는게 느껴지거나, 허리 근육의 조임을 느낀다면, 이것은 너무 높이 들어올리고 있는 것이다.

시작 자세(Starting Position)

말아 올린 수건이나 베개에 이마를 대고 엎드려서 손을 골반 아래에 놓고 양손을 누른다(자세한 설명은 70페이지의 pelvic press hold 참조)*(a)*. 골반을 손으로 누를 때, 운동하는 동안 양손 사이에 압력이 동일한지 확인한다.

동작(Movement)

둔근(엉덩이 근육)을 사용하여, 골반 압력이 양손에서 균일하게 유지되도록 하면서, 한쪽 다리를 땅에서 약간 들어 올린다*(b)*. 들어올린 다리가 바닥으로 돌아온 후, 다른 다리로 운동을 반복한다. 이것은 정확하게 하기에는 매우 어려운 운동이다. 대부분의 사람들은 몸이 한 손에서 다른 손으로 움직일 때 압력이 변하면서 몸을 좌우로 비틀거나 허리에 아취를 만들게 된다. 신전 동작 범위를 제한하고 양쪽에 압력이 고르게 유지할 수 있을 정도만의 높이로 올려야 한다. 다리를 얼마나 높이 들어올리나 보다 압력을 균일하게 유지하는 것이 더 중요하다.

변형(Variation)

팔을 머리 위로 뻗은 상태에서 엉덩이 신전을 수행하는 동안, 반대쪽 팔 들기(opposite-arm lift)를 추가한다. 이것은 수준 높은 운동이며 허리에 아취를 만들지 않도 고관절 신전이 가능한 경우에만 해야 한다.

Pelvic Press Shoulder Retraction 펠빅 프레스 숄더 리트렉션

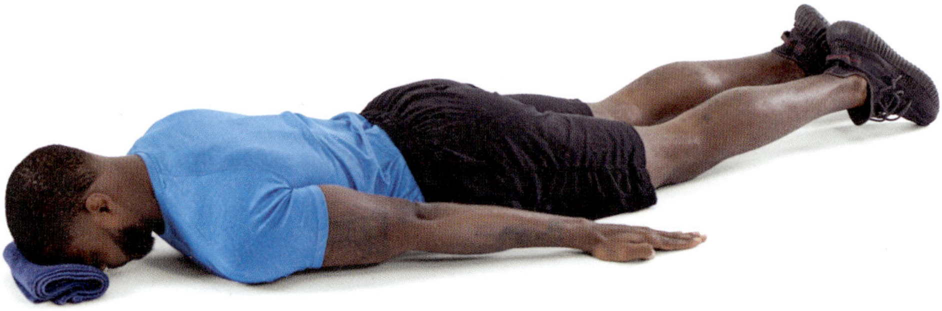

a

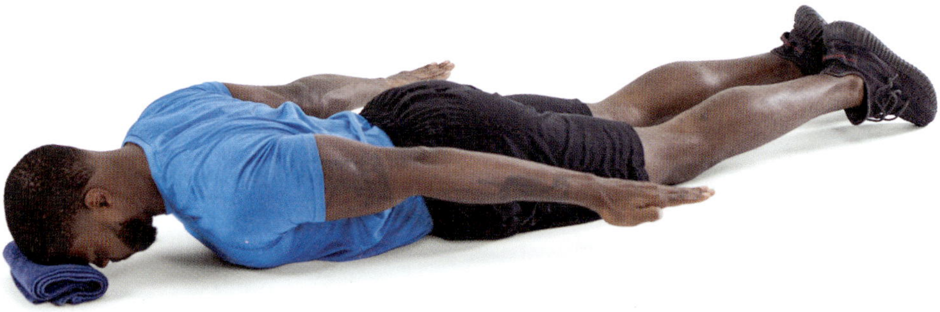

b

목적(Objective)

후면 견갑대(posterior shoulder girdle)에 집중하기 위해. 이 근육들은 좋은 자세(good posture)에 중요한 역할을 맡고 있다.

시작 자세(Starting Position)

말아 올린 수건이나 베개에 이마를 대고 엎드려서 손을 바닥으로 향하고 양옆에 둔다*(a)*.
골반을 바닥에 누르고 유지한다. (자세한 설명은 70페이지의 pelvic press hold 참조)

동작(Movement)

양 견갑골을 뒤로 당기고 모은다; 단단히 조이고 유지하라. 그런 다음 손을 바닥에서 1인치 또는 2인치 들어 올린다*(b)*. 올리는 높이가 높을 필요는 없고; 양손은 땅에서 약간만 떨어지면 된다. 5초간 유지한 다음 이완한다. 최대 10초간 유지한다.

Pelvic Press W 펠빅 프레스 더블유(W)

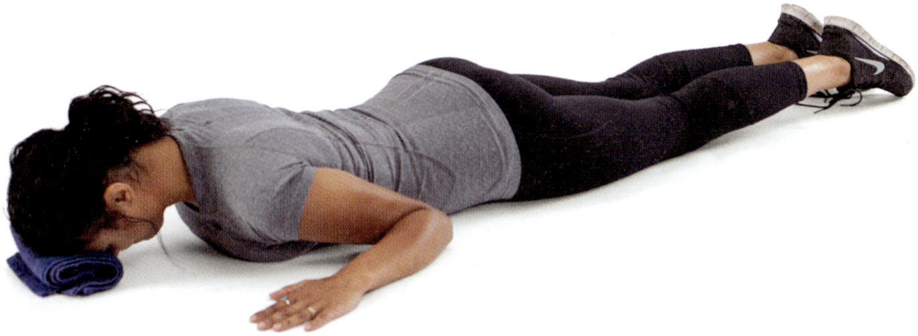

a

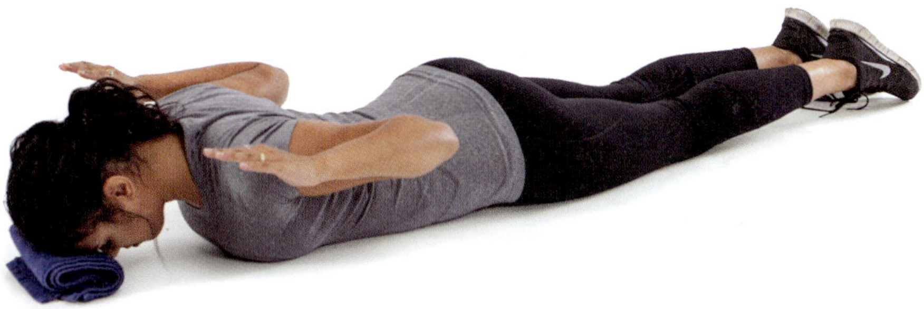

b

목적(Objective)

후견갑대(posterior shoulder girdle)와 회전근개 근육들을 운동하기 위해. 이 근육들은 나이가 들고 사용하지 않게 되면서 위축되고 약해지기 시작하므로 우리가 자세를 만드는 동안 근육을 강화하는 것이 중요하다.

시작 자세(Starting Position)

말아 올린 수건이나 베개에 이마를 대고 엎드려서 손을 바닥으로 향하고 양옆에 둔다*(a)*. 골반을 바닥에 누르고 유지한다(자세한 설명은 70페이지의 pelvic press hold 참조). 몸을 중앙 기둥으로 생각하고 양손은 어깨 바로 바깥쪽으로 위치하도록, 팔꿈치를 구부리고 위쪽 팔(상완)은 갈비뼈 근처로 위치하도록 하여 W 모양으로 만든다*(a)*.

동작(Movement)

양 견갑을 수축하고 팔을 들어올린다, 손목이 팔꿈치보다 높게, 손바닥은 바깥으로 향하게, 새끼손가락이 엄지손가락보다 높게 위치하는데 집중하면서*(b)*. 5초간 유지한 다음 이완한다. 최대 10초간 유지한다.

Pelvic Press T
펠빅 프레스 티(골반 프레스 T)

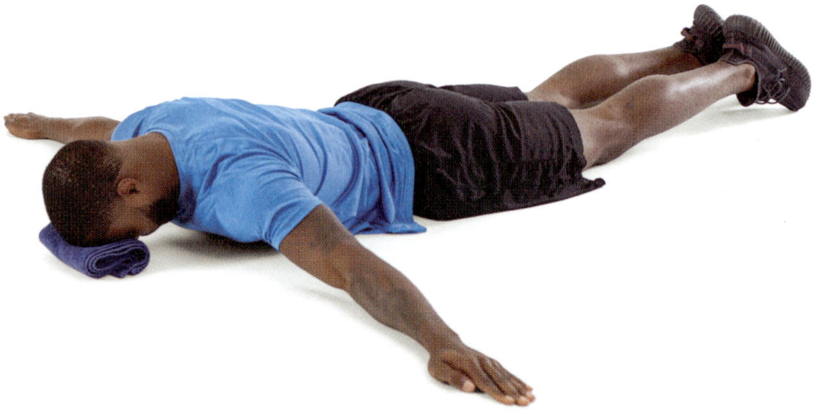

a

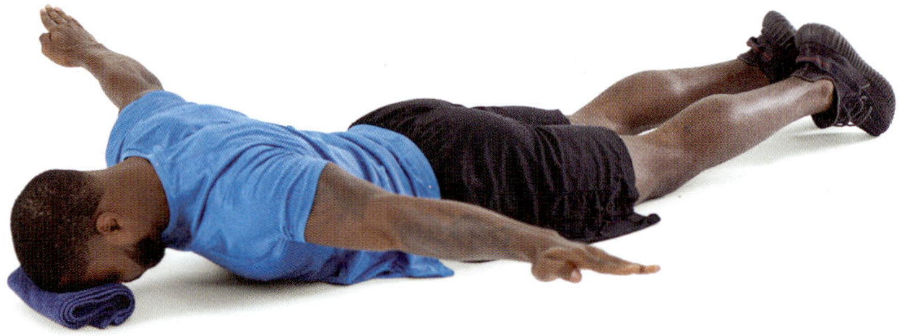

b

목적(Objective)

후면 견갑대(posterior shoulder girdle)와 어깨 뒤쪽을 강화하기 위해.

시작 자세(Starting Position)

말아 올린 수건이나 베개에 이마를 대고 엎드려서 손을 바닥으로 향하고 양옆에 둔다.
골반을 바다에 누르고 유지하다(자세한 설명은 70페이지의 pelvic press hold 참조).
양 어깨를 양옆으로 쭉 뻗어, T 모양을 만든다*(a)*.

동작(Movement)

양 견갑을 모으고, 팔을 바닥으로부터 수 인치를 들어 올린다*(b)*. 팔의 높이는 중요하지 않고, 견갑을 어떻게 수축했는지가 관건이다. 근육의 수축을 5초 가량 유지하고 이완한다. 최대 10초간 유지한다.

이러한 척추안정화 운동은 튼튼한 기초를 만들 것이다; 모든 것은 프로그램의 시작에서 얼마나 강한 기초를 쌓느냐에 달려있다. 이것은 신나는 운동은 아닐 수 있지만 집중과 연습이 필요할 것이다. 가능하다면 편의를 위해서 집중력에 방해되지 않는 환경을 조성해라. 집중력이 여러 방향으로 나눠진다면, 연습을 올바르게 하기 어려울 것이다. 이제 완전지지 운동에 대해 살펴보았으므로, 우리는 부분지지 운동, 지지 없는 운동과 역동적(dynamic) 운동으로 넘어갈 수 있다.

CHAPTER 5

제 5 장

네발기기 자세, 앉은 자세, 선 자세로 운동하기
Quadruped, Seated, and Standing Exercises

이전 챕터에서는 완전지지 척추 안정화 운동에 대해서 알아봤다. 이번 챕터에서는 척추의 안정을 유지하면서 부분지지, 지지가 없는 그리고 역동적인 운동 등과 같은 다음 단계의 움직임에 대해 논의한다.

많은 의료 전문가들은 반듯이 누운 자세(앙와위, supine)에서 코어근육과 척추 안정화 근육을 사용하는 것이 상당히 쉽다는 제 의견에 동의하지만, 이 자세가 바뀌자마자, 종종 다시 시작하는 것처럼 느낀다. 앙와위 자세는 사용하는 근육을 조절하고, 느끼고, 격리(isolate)시키기 가장 쉬운 자세이다. 한 가지 이유는 바닥으로부터 많은 양의 피드백을 받기 때문이다. 당신이 앉거나 서 있는 자세가 되자마자, 당신은 더 이상 지지를 받을 수 없고 그 근육을 어떻게 조절하는지를 다시 알아내야 한다.

다음 장의 특정 연습 프로그램에서는 첫 달 이후 당신의 컨디션에 따라서 부분적 지지 운동을 포함한 운동들을 천천히 시작하도록 설명해준다. 이후 매달 순차적으로, 다양한 자세에서 더 도전적인 운동을 추가하는 동시에, 당신이 이미 운동했던 자세에서 연습을 다시 한다. 우리는 다양한 자세와 활동에서 삶을 살고 있으며, 같은 방식으로 신체를 단련하는 것은 매우 중요하다. 이런 식으로 당신이 쌓아 올린 힘은 일상생활의 활동들과 당신이 즐기는 여가활동들로 옮겨질 수 있을 것이다.

네발기기 자세 운동
Quadruped Exercise

여기에 제시되는 운동들은 네발기기 자세와 플랭크(plank) 자세에서 수행될 것이다. 이러한 운동들은 당신의 신체의 여러 부분이 여전히 바닥과 접촉하기 있기 때문에 부분지지(partially supported) 운동으로 여겨진다. 일부 운동에서는 코어의 안정성을 위해 바닥과의 접촉량을 줄이게 될 것이다.

Quadruped Hold 쿼드러페드 홀드

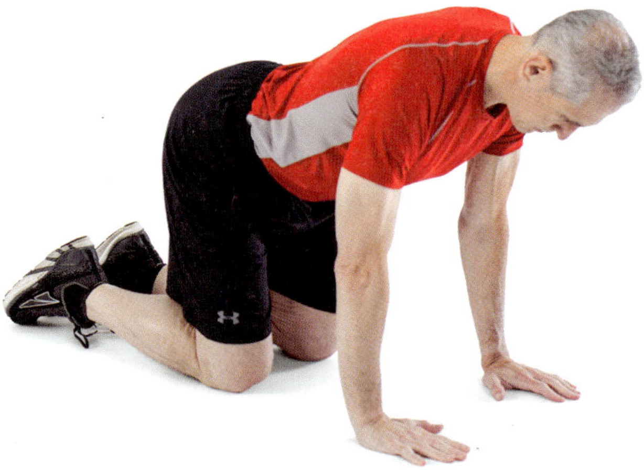

목적(Objective)

네발 자세를 일정 시간 유지하는 방법을 배우기 위함. 이 섹션의 나머지 운동을 완료하기 위해서 이 자세를 유지할 수 있는 지구력을 향상시키는 것은 매우 중요하다.

시작 자세(Starting Position)

단순히 네발기기 자세를 유지하는 것이 어떤 사람들에게는 도전일 수 있기 때문에, 시작하기 적절하다. 네발기기 자세는 손과 무릎을 사용하며, 무릎은 엉덩이 바로 아래, 손은 어깨 바로 아래에 위치한다. 어깨는 편안하고 중립적인 자세이어야 한다. 머리는 척추와 일직선이 되고 아래로 떨어지지 않는다.

동작(Movement)

양 어깨의 중립적인 위치를 찾으려면, 양손을 가슴에서 최대한 밀어내도록 위치하라. 양 견갑골이 서로 가까워지도록 가슴을 바닥쪽으로 떨어지도록 한다. 이제, 중간지점이면서 가장 편안한 지점을 찾아라. 어깨가 귀에서 멀리 떨어져 있을 것을 생각해라. 어깨는 이완됨과 동시에 안정감이 있어야 한다. 당신이 좌우로 밀리거나 앞뒤로 밀려도 같은 자세를 유지할 수 있을 만큼 충분히 안정적이어야 한다.

Quadruped Hold With Opposite-Arm Tap
쿼드러페드 홀드 위드 어포짓-암 탭

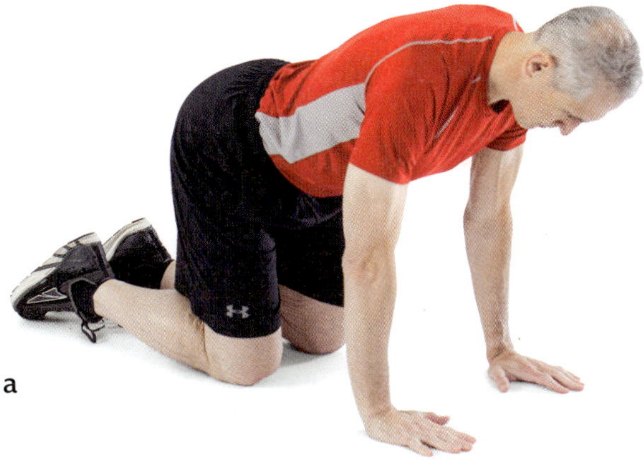

a

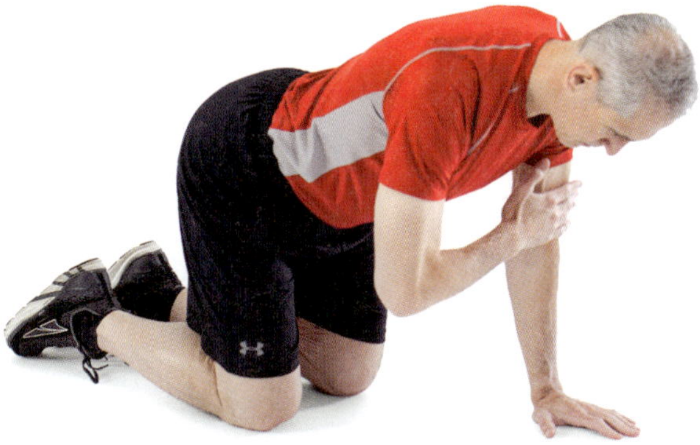

b

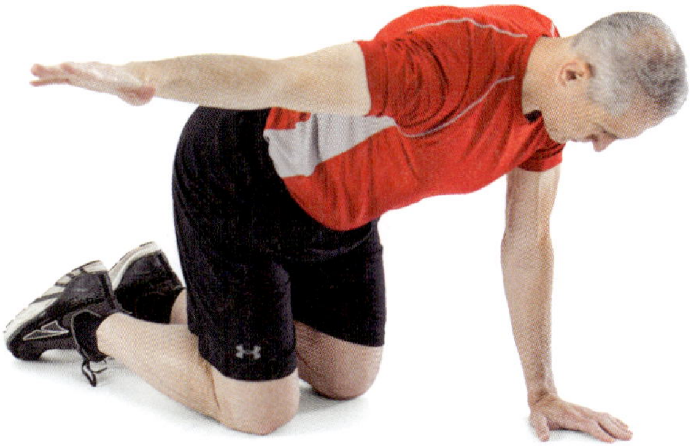

c

목적(Objective)

접촉점(한쪽 팔의 지지)을 제거함으로써 보조를 줄여 척추 근육이 안정되도록 하기 위해.

시작 자세(Starting Position)

척추 중립의 네발기기 자세를 만든다(Quadruped hold에 대해서는 76페이지 참조)*(a)*.
몸통은 가능한 안정적으로 유지한다.

동작(Movement)

네발기기 자세를 유지하면서, 오른손으로 왼쪽 전완을 tap한다*(b)*.
네발기기 자세로 돌아가서 반대쪽 팔로 반복한다. 스스로 강도를 높이려면, 반대쪽 팔을 tap하는 대신, 팔을 옆으로 뻗는다*(c)*. 팔을 들어올릴 때, 가슴이 떨어지지 않도록 하고 좌우로 흔들리지 않도록 한다. 이 운동의 중점은 팔을 터치하는 것이 아니라 네발 자세의 안정성을 유지하는 것이다.

Quadruped Hip Extension Slide 쿼드러페드 힙 익스텐션 슬라이드

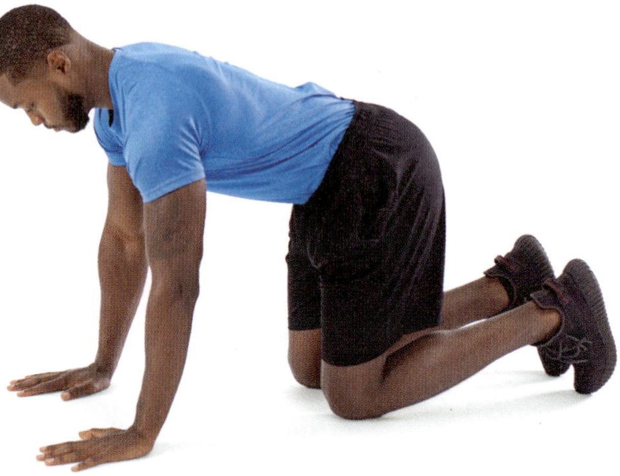

a

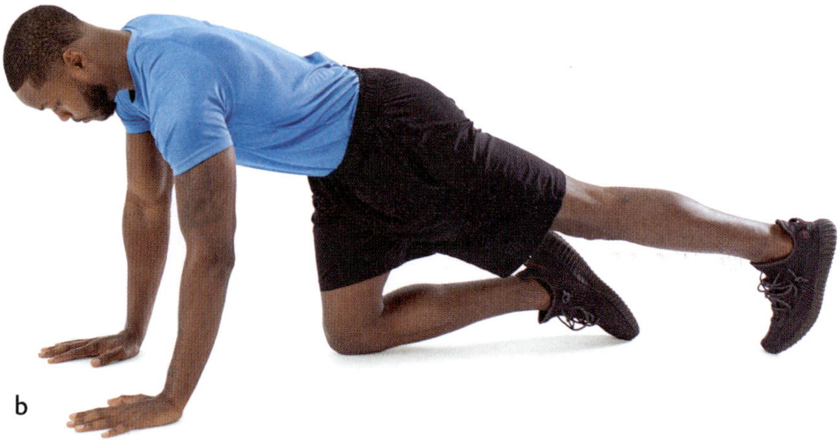

b

목적(Objective)

다리를 신전할 때 척추의 중립을 유지하기 위해. 코어를 사용하고 요추 근육의 보조를 제한한다. 오직 다리를 뻗기(하지 신전) 위해 둔근만이 작용한다.

시작 자세(Starting Position)

척추 중립의 네발기기 자세를 만든다(Quadruped hold에 대해서는 76페이지 참조)*(a)*. 몸통은 가능한 안정적으로 유지한다.

동작(Movement)

네발기기 자세를 유지하면서, 한쪽 다리를 몸 뒤로 쭉 밀어낸다*(b)*. 다리를 시작 위치로 되돌리고 반대 다리로 시행하기 전에 특정 횟수만큼 반복한다. 발 위치는 중요하지 않다; 발가락을 무릎 쪽으로 당기거나 발가락을 뻗거나(point), 둘 중 가장 편한 쪽으로 한다. 다리를 뻗을 때(신전), hip을 안정적으로 유지하고 반대쪽으로 미끄러져 나가지 않도록 한다. 요추 근육이 일하지 않도록 한다; arch를 형성하지 않도록 한다.

Quadruped Hip Extension Lift 쿼드러페드 힙 익스텐션 리프트

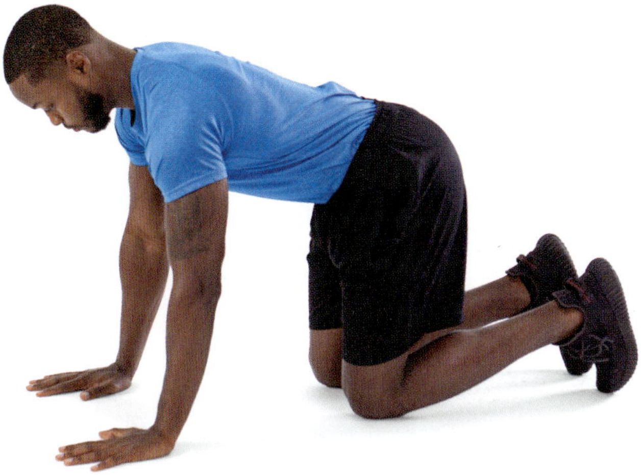

a

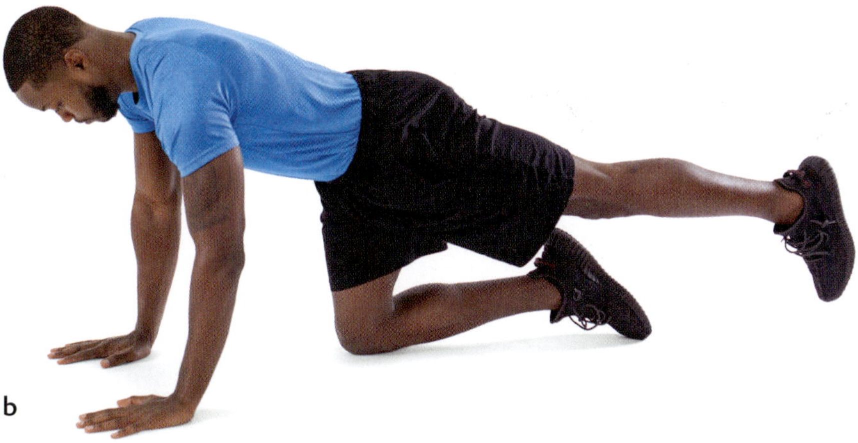

b

목적(Objective)

네발기기 자세에서 척추의 중립을 유지하고 대둔근(G. maximus)에 초점을 맞추기 위해.

시작 자세(Starting Position)

quadruped hip extension slide(p.78)의 시작 자세와 같이 척추를 중립으로 하고 네발기기 자세를 만든다.(Quadruped hold에 대해서는 76페이지 참조)*(a)*. 몸통은 가능한 안정적으로 유지한다.

동작(Movement)

한쪽 다리를 신전하고 올린다. 올리는 동안 둔근을 쥐어짠다(squeezing)*(b)*.
이 근수축의 질(quality)이 다리를 올리는 높이보다 훨씬 더 중요하다. 척추의 중립을 유지하고, hip이 비틀리거나 움직이거나 하지 않을 정도의 높이로만 올리면 된다. 이 운동을 처음 시작할 때 그 범위가 적은 것은 정상이므로 지면과 수평이 되길 기대하면 안된다. 다리를 높게 올리는 것은 허리에 arch를 만들게 유도한다. 반대쪽 다리를 시작하기 전에 특정 횟수만큼 반복한다.

Quadruped Birddog
쿼드러페드 버드도그(네발기기 자세로 개새 동작)

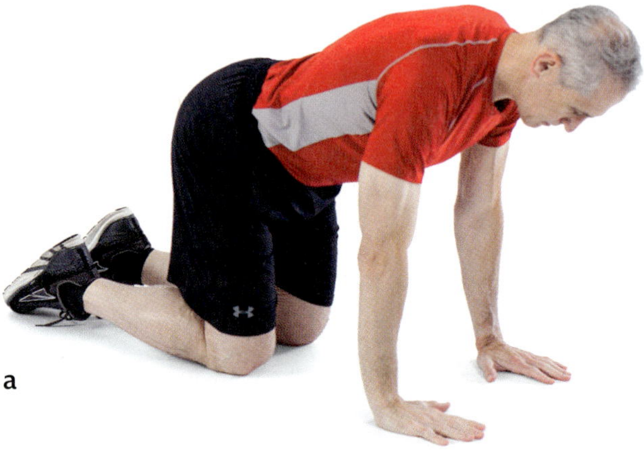
a

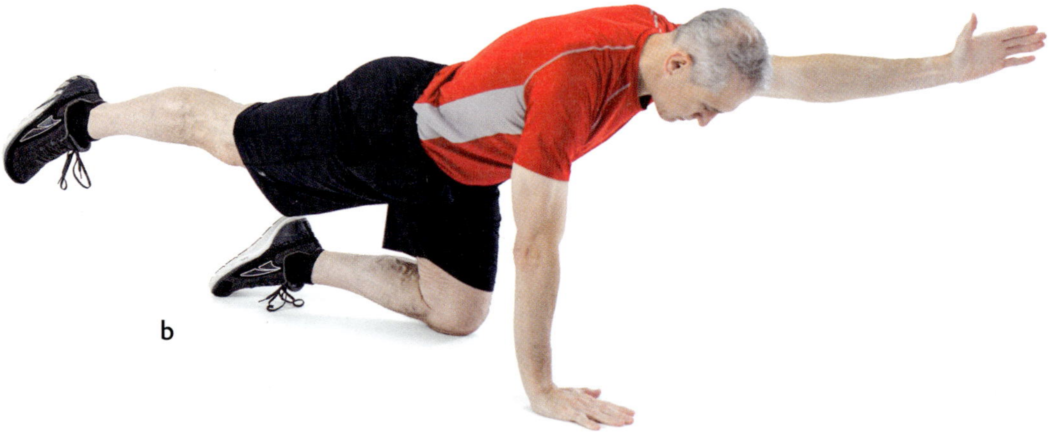
b

목적(Objective)

지면과의 접촉을 줄여 척추 안정화근육에 더 자극(challenge)을 주기 위해, 그리고 척추기립근(spinal erectors), 중둔근(G.medius), 그리고 대둔근(G.maximus)을 참여(engage)시킨다.

시작 자세(Starting Position)

척추 중립의 네발기기 자세를 만든다.(Quadruped hold에 대해서는 76페이지 참조)*(a)*.
몸통은 가능한 안정적으로 유지한다.

동작(Movement)

한쪽 팔을 몸 앞으로 똑바로 들어 올리면서 반대쪽 다리를 뒤로 쭉 뻗는다*(b)*. 이건 대부분의 사람들에게 꽤 어려운 균형 동작(도전)이다. 좋은 네발기기 자세를 유지하기 어렵다면, 일단 다리를 뻗고 안정을 취한다. 안정감이 들면, 반대쪽 팔을 뻗는다. 1초간 유지한 다음, 반대쪽 팔과 다리로 전환하기 전에 처음의 네발 자세로 돌아온다. 5초간 유지할 때까지 시행한다. 움직이는 각도보다 안정을 유지하는 것이 중요하다는 것을 기억하라. 허리의 arch을 만들거나 고관절이 틀어지거나 반대쪽으로 움직이지 않도록 한다.

High Plank 하이 플랭크

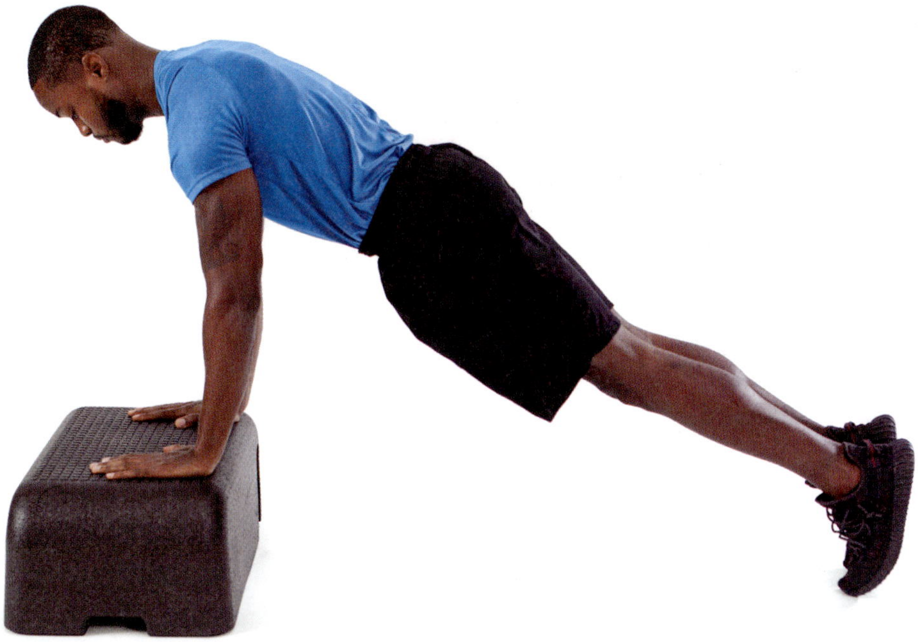

목적(Objective)

척추 기립을 유지하면서 core 근육들을 사용하기 위해.

시작 자세(Starting Position)

팔은 계단이나 벤치에 대고 팔굽혀펴기(push-up) 자세를 취한다. 벽이나 카운터 위에 기대거나, 팔뚝(전완)을 침대에 대고 이 운동을 할 수 있다; 전 체중을 다 사용해서 운동하지 않을 것이다. 귀, 어깨, 갈비뼈, 고관절(hip), 무릎, 발목까지 직선을 유지한다.

동작(Movement)

엉덩이를 공중으로 올리거나 떨어뜨리지 않고 가능한 길게 플랭크 자세를 유지한다(step 사용 예시는 그림을 참조). 쉬운 운동처럼 보일지 모르지만 많은 사람들이 바르게 하고 있지 않다. 몸이 일직선이 되어야 하다. 이 자세를 10초간 유지하고 최대 30초간 유지한다.

Full Plank 풀 플랭크

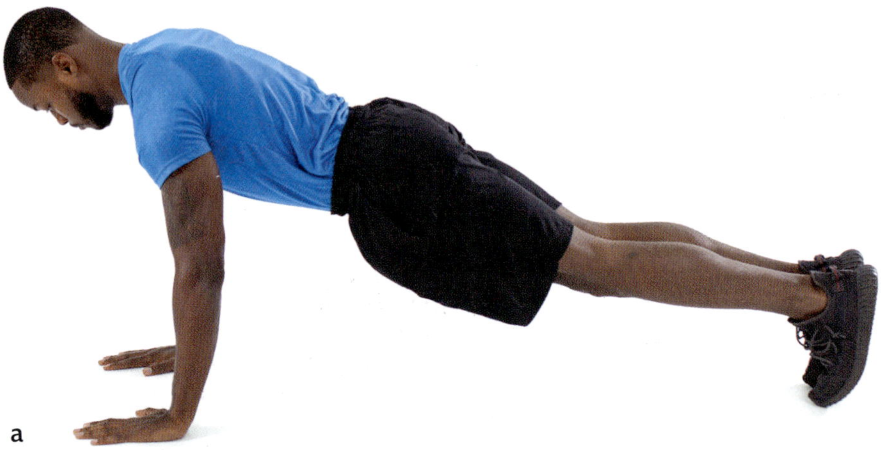

a

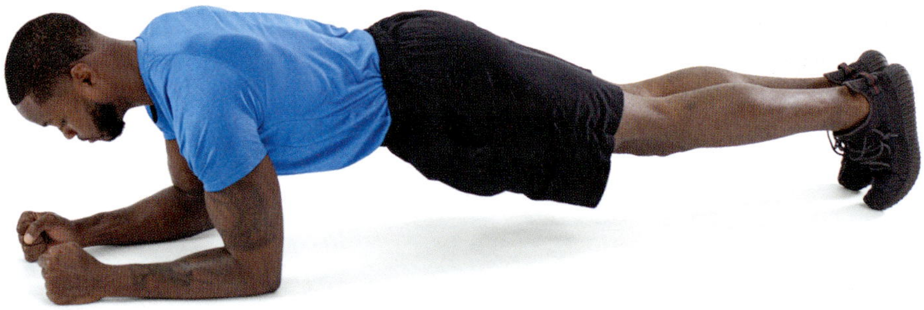

b

목적(Objective)

자세를 유지하기 위해 필요한 노력의 양을 증가시킴으로써 코어 및 척추안정근에 더 자극을 유도하기 위해.

시작 자세(Starting Position)

손을 바닥에 대고 무릎과 엉덩이를 올린 상태에서 팔굽혀펴기(push-up) 자세를 취한다*(a)*.
이 자세를 유지하기 위해 긴장(무리)해서는 안된다.
운동을 더 쉽게 하기 위해 전완을 바닥에 대고 할 수 있다*(b)*.

동작(Movement)

엉덩이를 공중으로 올리거나 떨어뜨리지 않고 가능한 길게 플랭크 자세를 유지한다.
이 자세를 10초간 유지한 후, 무릎을 땅에 대고 3초간 몸의 압력을 제거한 후 다음 반복을 시작한다.

Side Plank 사이드 플랭크

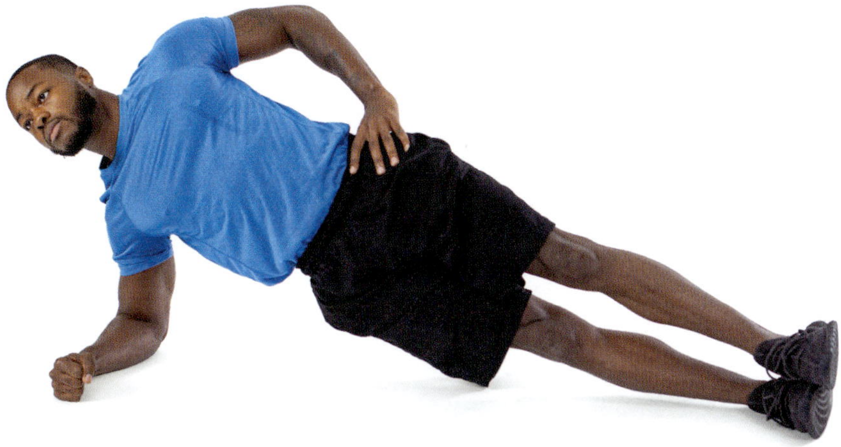

a

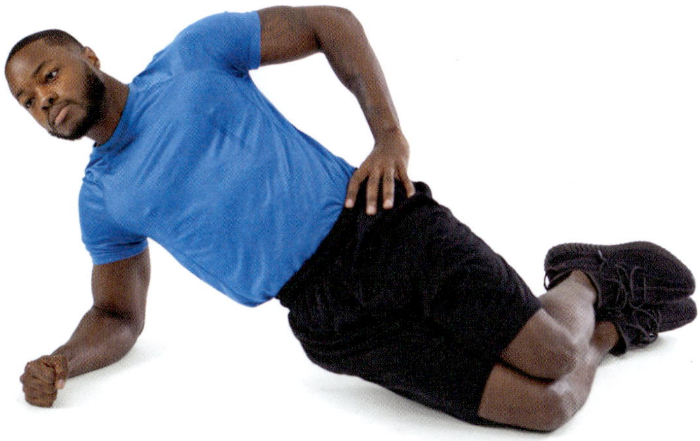

b

목적(Objective)

측부(lateral)코어와 척추안정근 자극 위해.

시작 자세(Starting Position)

한쪽 팔꿈치와 전완을 바닥에 대고 옆으로 누운자세(측와위, side lying)로 시작한다.
엉덩이를 들어 올려 발과 머리를 직선으로 만든다*(a)*. 이 자세를 유지하기 위해 무리하지 말아야 한다.
이 또한 운동을 더 쉽게 하기 위해 무릎을 사용할 수 있다*(b)*.

동작(Movement)

엉덩이를 공중으로 올리거나 떨어뜨리지 않고 가능한 길게 사이드 플랭크 자세를 유지한다.
이 자세를 15~30초간 유지한 후, 엉덩이를 내려 휴식을 취한다. 반대쪽을 다시 반복한다.

앉은 자세 운동
Seated Exercises

이 운동들은 추가적인 자극(도전)을 위해 의자나 안정화볼(stability ball) 위에서 행해질 수 있다. 이것들은 부분지지 자세와 지지없는 운동 자세의 교량 역할이다. 의자에서, 이 운동은 의자가 지지를 제공하기 때문에 부분지지 운동으로 간주될 수 있다. 특히나 등받이 의자를 사용할 경우, 가능한 한 의자 등받이에 기대지 말고 몸을 앞으로 내밀도록 한다. 의자에 앉을 때 기억할 것은, 골반 위쪽(요추, 몸통, 머리, 목, 상지)을 안정화시켜야 하며, 하체는 안정화 시킬 필요가 없다는 것인데, 왜냐하면 의자가 그 일을 대신해주기 때문이다. 안정화 볼(stability ball) 위에서 운동을 한다면, 공위에 있는 동안 온몸을 안정화 시켜야 한다.

앉은 자세 운동(seated exercise)의 대부분은 의자와 안정화 볼에서 시행 가능하지만, 이 섹션에서는 안정화볼을 사용하는 몇 가지 특정 운동이 포함되어 있다. 운동을 시작하기 전에, 좋은 품질의 안정화 볼을 갖고 있는지 확인하라. 덜 비싼 것은 덜 비싼 이유가 있다, 그리고 절약한 돈이 당신의 부상을 초래할 수도 있다: 잘 만들어진게 아니라면 이것들을 교체할 필요가 있다. 사이즈 면에서는, 당신이 5피트 6인치(165 cm) 이하라면, 55 cm 공을 사용하고; 5피트 6인치(168 cm)와 6피트 2인치(188 cm) 사이라면, 65 cm 공을 사용하고; 6피트 2인치(188 cm) 이상이라면, 75cm 공을 사용하라. 나는 Spri Elite Xercise Ball 또는 Balanced Body Deluxe Fitness Ball을 추천한다.

또한, 당신이 안정화 볼을 사용해본 적이 없다면, 걱정은 하지 말되 조심하라. 이것은 매우 불안정한 도구이고 익숙해지는데 시간이 걸리기도 한다. 어떤 운동이든 시도하기 전에, 볼에 앉아서 편안해지길 바란다. 적절한 자세가 더 중요하기 때문이다. 당신의 무릎과 고관절은 90° 정도를 유지해야 한다. 공에서 높게 앉아, 좋은 자세를 유지할 수 있어야 한다. 당신이 너무 낮게 앉으면, 공에 공기가 좀 더 필요하고, 너무 높게 앉으면 공기가 덜 필요하다. 일단 앉아서 편안해졌다면, 팔을 약간 움직여 보고 균형과 안정에 어떤 영향을 미치는지 확인하라. 팔의 움직임이 당신의 무게중심을 약간이지만 눈치챌 수 있을 만큼의 변화를 만들게 되고 이것이 코어(core)에 자극을 유도한다. 일단 이런 움직임이 편안해 졌다면, 운동을 할 준비가 된 것이다.

Seated knee Lift 싯티드 니 리프트

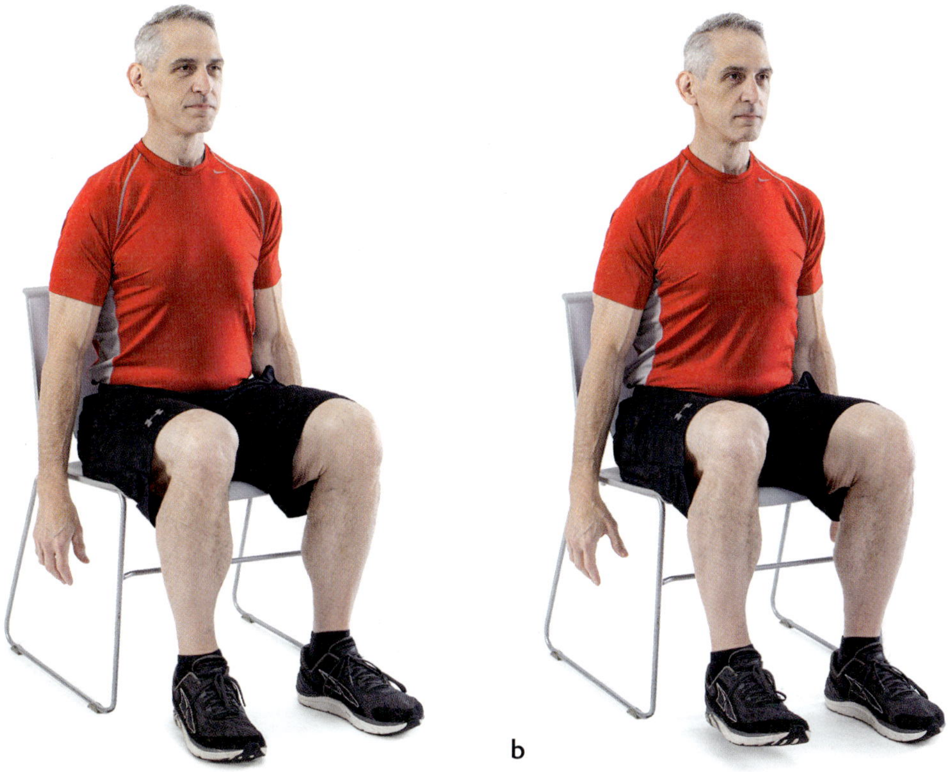

a b

목적(Objective)

코어 안정화와 균형을 위해.

시작 자세(Starting Position)

의자에 높이 앉아(sit tall), 양팔은 편하게 옆에 내려두고, 척추의 중립을 유지한다*(a)*.

동작(Movement)

발가락은 바닥에 닿도록 두고 뒷꿈치를 바닥에서 들어 올린다. 일단 편해지면 발 전체를 바닥에서 들어 올린다*(b)*. 잠시 동안 유지 하고 반대쪽 발로 반복 시행한다. 의자의 측면을 잡아 약간의 지지를 받는 방식으로 도움을 추가할 수 있다.

Seated Side Bend 싯티드 사이드 벤드

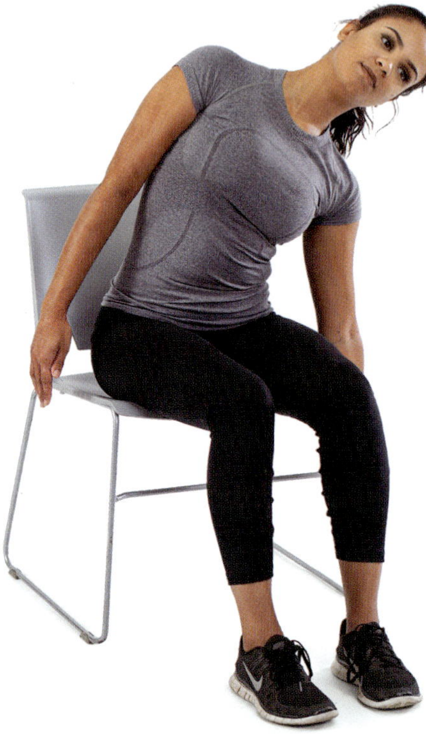

목적(Objective)

Side bending 자세를 하는 동안 척추안정화 근육은 활성화하면서 복사근(obliques)은 물론 요방형근(QL)과 척추 기립근(SE)도 참여(engage)시키기 위해.

시작 자세(Starting Position)

의자에 높게 앉아(sit tall) 양 손을 양옆에 두고 손가락은 바닥을 향하게 한다.

동작(Movement)

한 손의 손가락을 지면을 향해 부드럽게 뻗으면서 옆으로 구부린다(side bending).
시작 위치로 돌아와서 반대측에 매번 번갈아 시행한다. 작은 범위로 시작해서 편안해지면 천천히 늘려 간다.

Stability Ball Seated Hip Shift
스테빌리티 볼 싯티드 힙 시프트(안정화 볼 위에 앉아 고관절 이동)

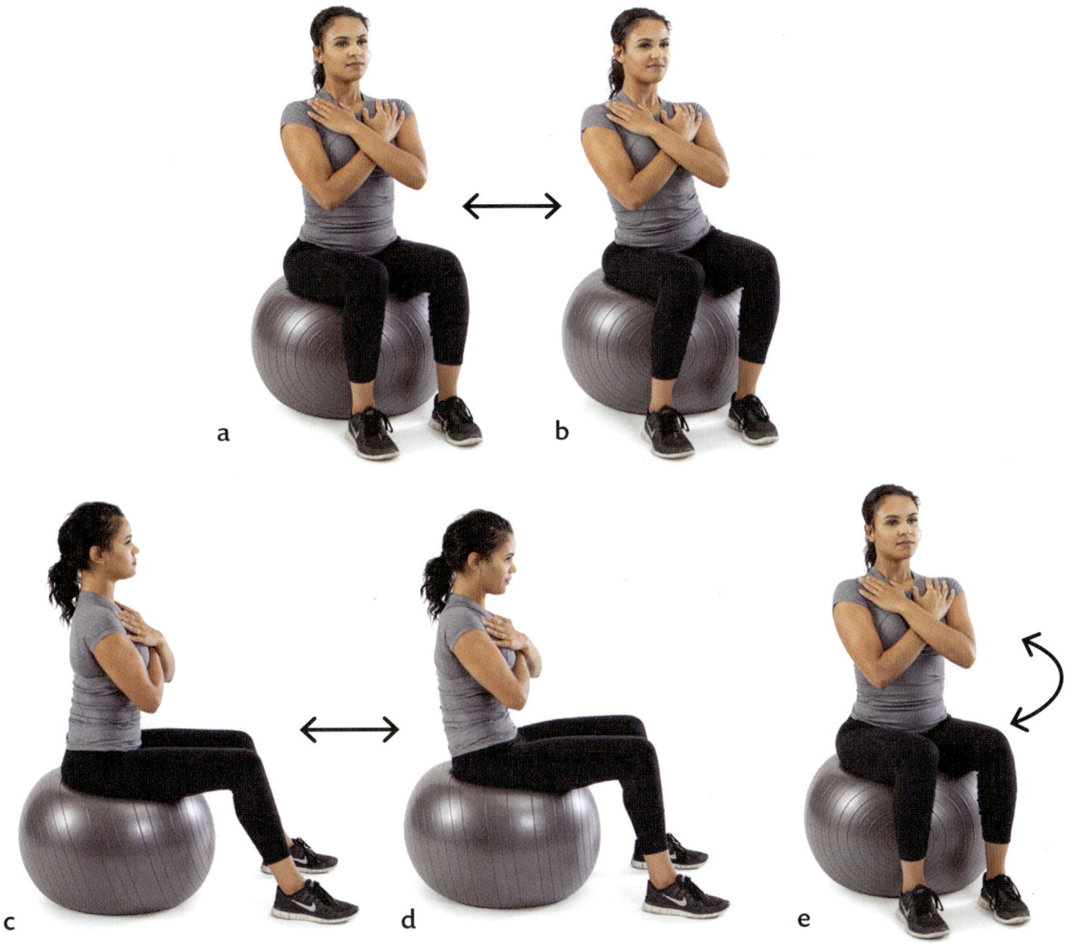

목적(Objective)
가벼운 척추 운동이 시작되는 동안 척추안정화 근육을 활성화 하기 위해.

도구(Equipment)
Stability Ball (안정화 볼)

시작 자세(Starting Position)
안정화 볼에 높이 앉아 양손을 양옆에 편하게 두거나, 지지가 필요한 경우 양손을 가볍게 공 위에 둔다.

동작(Movement)
세 가지 부분이 있는데, 각각 다른 움직임을 필요로 한다. 각각은, 복부의 움직임에 집중한다, 다리가 아닌. 먼저, 엉덩이를 좌우로 움직인다*(a, b)*. 작은 범위의 움직임에서 시작해서 편안하면 늘려나간다. 다음, 골반을 구부리고 기울여, 앞뒤로 움직인다*(c, d)*. 마지막으로, 엉덩이(고관절)로 원을 그린다*(e)*.

Stability Ball Seated Knee Lift
스테빌리티 볼 싯티드 니 리프트(안정화 볼 위에 앉아 무릎 들어 올리기)

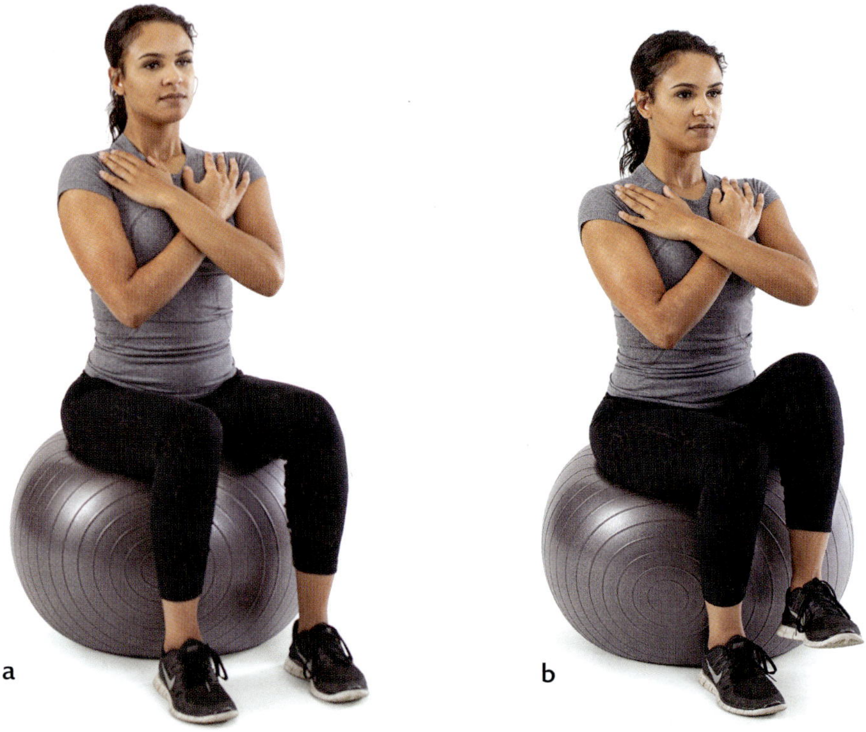

a b

목적(Objective)

코어와 척추안정화 근육을 활성화 하기 위해, 그리고 앉은 자세 균형 훈련을 위해.

도구(Equipment)

Stability Ball(안정화 볼)

시작 자세(Starting Position)

안정화 볼에 바르게 앉아 양손을 가슴 앞에서 교차한다*(a)*.

동작(Movement)

일단, 발가락은 바닥에 유지한 채, 뒷꿈치를 바닥에서 들어 올린다. 일단 편안해지면, 발 전체를 바닥에서 들어 올린다*(b)*. 잠시 멈추고 반대쪽 발로 시행한다. 난이도를 줄이려면, 양손으로 공의 양옆을 쥐고 앉는다.

Stability Ball Walk-Out
스테빌리티 볼 워크-아웃

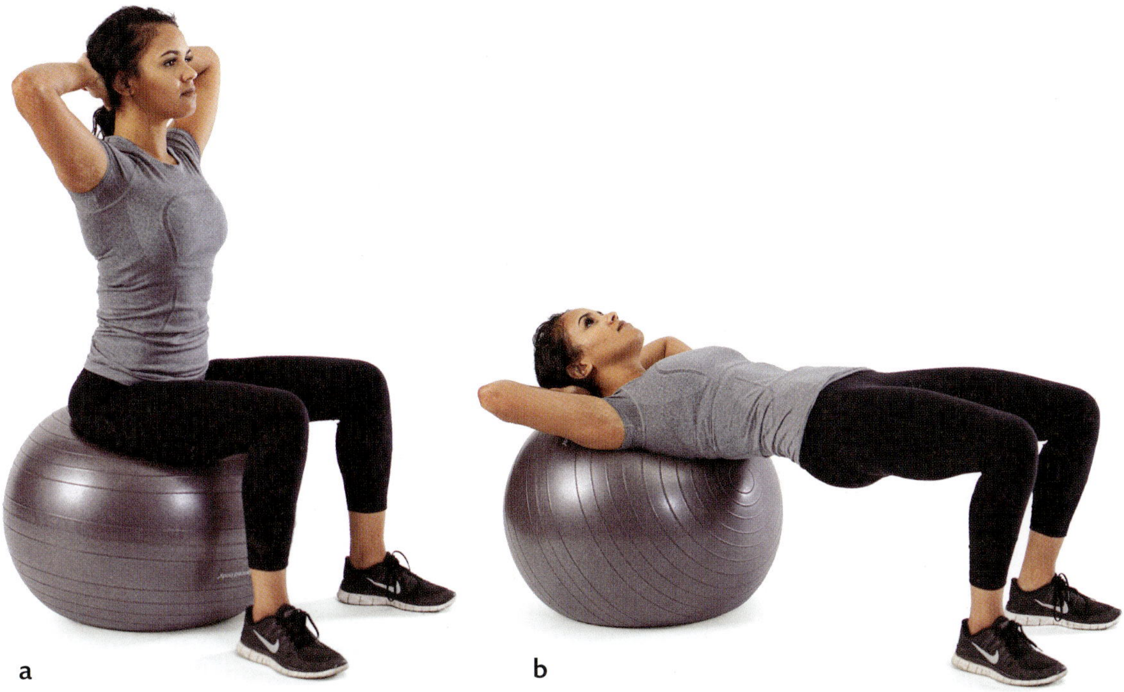

a b

목적(Objective)

코어와 하지, 척추안정화 근육 참여(engage)에 집중하기 위해.

도구(Equipment)

Stability Ball(안정화 볼)

시작 자세(Starting Position)

양손을 머리 뒤에 두거나, 가슴 앞에 교차하고 바르게 앉는다*(a)*.

동작(Movement)

공이 천천히 움직여 상부 등 바로 아래 놓이게 될 때까지 복근을 사용하면서 척추를 앞쪽으로 구부리며(curling) 두 발을 앞으로 걸어준다. 공에서 크런치(crunch) 동작하는 것과 유사하다*(b)*. 그런 뒤, 복근을 이용해, 발을 원래 위치로 돌아오도록 뒷걸음질하면서, 몸을 뒤로 말아올린다. 이것은 상급자용으로 서두를 필요 없다.

Stability Ball Hip Extension Hold
스테빌리티 볼 힙 익스텐션 홀드(안정화 볼 위에 고관절 신전 유지)

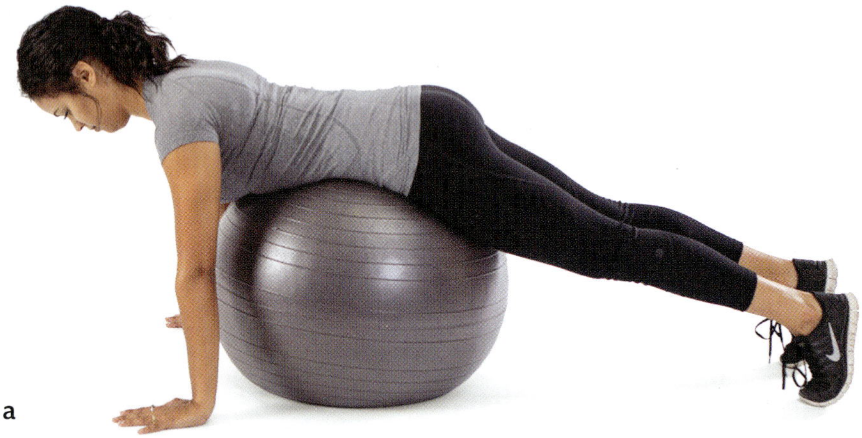

a

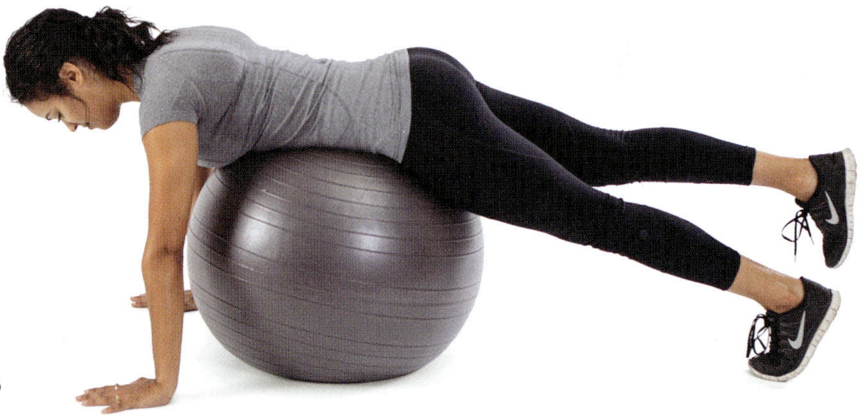

b

목적(Objective)

척추의 중립을 유지하면서 대둔근(G.max)을 활성화하고 참여(engage)시키기 위해.

도구(Equipment)

Stability Ball(안정화 볼)

시작 자세(Starting Position)

배와 고관절에 안정화볼을 두고 바닥을 바라보고 엎드린다*(a)*. 양손은 팔을 뻗어 바닥에 대고, 발도 바닥에 댄다. 고관절을 살짝 공쪽으로 밀어 넣어 고관절과 척추를 안정화시키고 복근을 참여하게 한다. (복근을 안쪽으로 들어 올려 공으로부터 멀어지도록 하는 것처럼)

동작(Movement)

우측 엉덩이를 수축해서 우측 다리를 들어올린다*(b)*. 5초간 유지하고 최대 10초까지 유지한다. 반대쪽 시행하기 전에 특정 횟수만큼 반복한다. 이 연습 내내 허리를 중립 위치로 유지하는 것이 매우 중요하다; arch를 만들면 안 된다.

Ball Birddog
볼 버드도그(볼에서 개새동작)

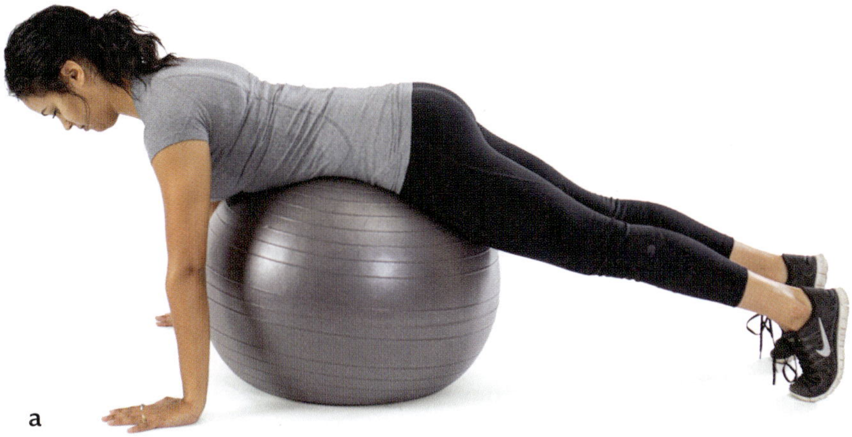
a

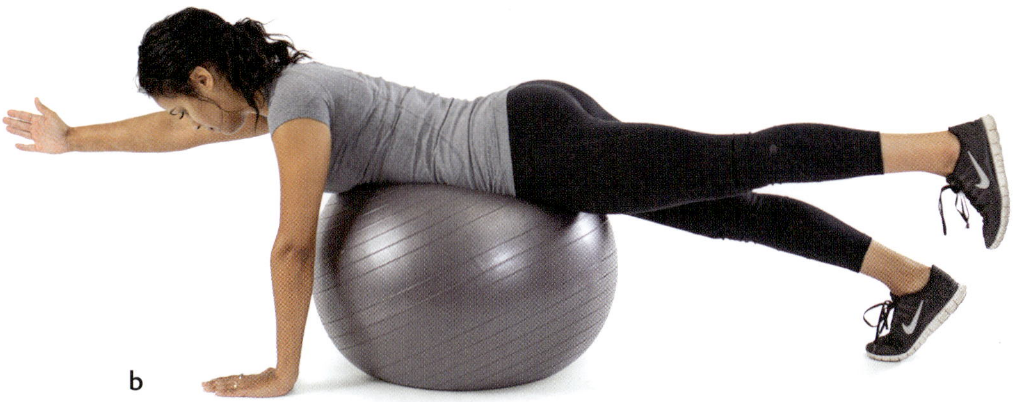
b

목적(Objective)
공 위에서 균형을 잡아 척추 안정화 근육과 몸의 후면 전체를 활성화 시키기 위해.

시작 자세(Starting Position)
배와 고관절에 안정화볼을 두고 바닥을 바라보고 엎드린다*(a)*. 손은 양팔을 뻗어 바닥에 대고, 발도 바닥에 댄다. 고관절을 살짝 공쪽으로 밀어 넣어 고관절과 척추를 안정화시키고 복근을 참여하게 한다.(복근을 안쪽으로 들어 올려 공으로부터 멀어지도록 하는 것처럼)

동작(Movement)
왼쪽 둔근을 수축하여 왼쪽 다리를 바닥으로 들어 올리고 반대쪽 팔을 들어 올린다*(b)*. 잠시 유지하고 다른 팔다리로 시행한다. 들어올리는 높이는 안정성을 유지하는 것만큼 중요하진 않다. 이 운동을 시작할 때, 다리를 먼저 올리고, 일단 안정된다면, 팔을 추가한다. 편안해졌다면, 팔과 다리를 동시에 올려도 좋다.

기립자세에서 운동
Standing Exercise

여기에 제시된 운동은 서서하는 운동이다. 이러한 운동은 당신이 발에서부터 머리까지 몸을 안정시켜야 하기 때문에 완전지지없는(completely unsupported) 운동으로 여겨진다. 유일한 접촉점은 발이다. 나는 이 운동을 시작할 때 두 발 간격을 넓게(wide stance)서기를 강력히 추천한다. 두 발 간격이 넓으면 좀 더 안전하고 안정감을 주기 때문이다. 당신이 더 능숙해지고 더 큰 도전을 원할 때 두 발의 간격을 좁히기 시작해서 두 발이 모일 때까지 좁힐 수 있다. 당신이 더 많은 것을 하도록 요청받고, 결국 움직임을 추가하게 되면, 당신의 몸이 더 역동적이라는 것을 알게 될 것이다. 이것은 프로그램의 마지막 단계이다. 이것이 당신이 지향해온 모든 것의 정점이다. 모든 자세와 동작에서 척추의 안정을 유지하라. 이것들은 일상생활과 여가활동을 가장 가깝게 시뮬레이션 할 수 있는 동작들이다.

이 섹션에 처음 몇가지 운동들은 tube 또는 band를 사용해야 한다. 이러한 운동을 *탈회전(de-rotation)* 또는 *반회전(anti-rotation)* 운동이라고 부르기도 하는데, 이는 저항력이 한쪽에서만 나오기 때문이다. 주어진 운동을 하는 동안 당신의 몸은 척추와 코어를 안정화 시킴으로써 당김(토크와 비틀림)에 대해 저항할 필요가 있다.

나는 손잡이 잡기가 편하기 때문에 tube 사용을 선호한다. 이것들이 부서지면서, 다치지 않도록 보호용 슬리브로 둘러진 튜브가 가장 좋다. 내가 신뢰하는 몇 가지 브랜드는 First Place Safety Toners 또는 ProElite Covered Tube이다. 저항 수준 측면에서는, 저항이 가벼운 것으로 시작하고 진행하면서 저항을 증가시킬 수 있다. 당신이 tube를 사용할 때는 조심하라. 올바르게 사용하면 문제가 발생하지 않고 오래 유지 가능하다.

또한, 이러한 tube 운동을 위해, 벽이나 출입구에 고정시킬 필요가 있다. tube는 난간이나 힘이 가해졌을 때 떨어지지 않을 강한 물체에 묶을 수 있다. 나의 추천은 도어 앵커(문에 고정하는 도구)를 구하는 것이다. 이것은 한쪽 끝에는 튜브가 미끄러질 수 있는 고리가 있고 다른 쪽 끝에는 닫힌 문에 고정될 수 있는 플러그나 매듭이 있는 것이다. 당신에게 멀어지는 문을 사용하는게 좋다. 이렇게 하면 튜브를 당길 때 문이 열리지 않는다. 다른 권장 사항은 출입문의 경첩 쪽에 삽입하는 것이다. 이러면 도어앵커가 풀리려면 문이 40° 이상 열려야 한다.

Tube press-out 튜브 프레스-아웃

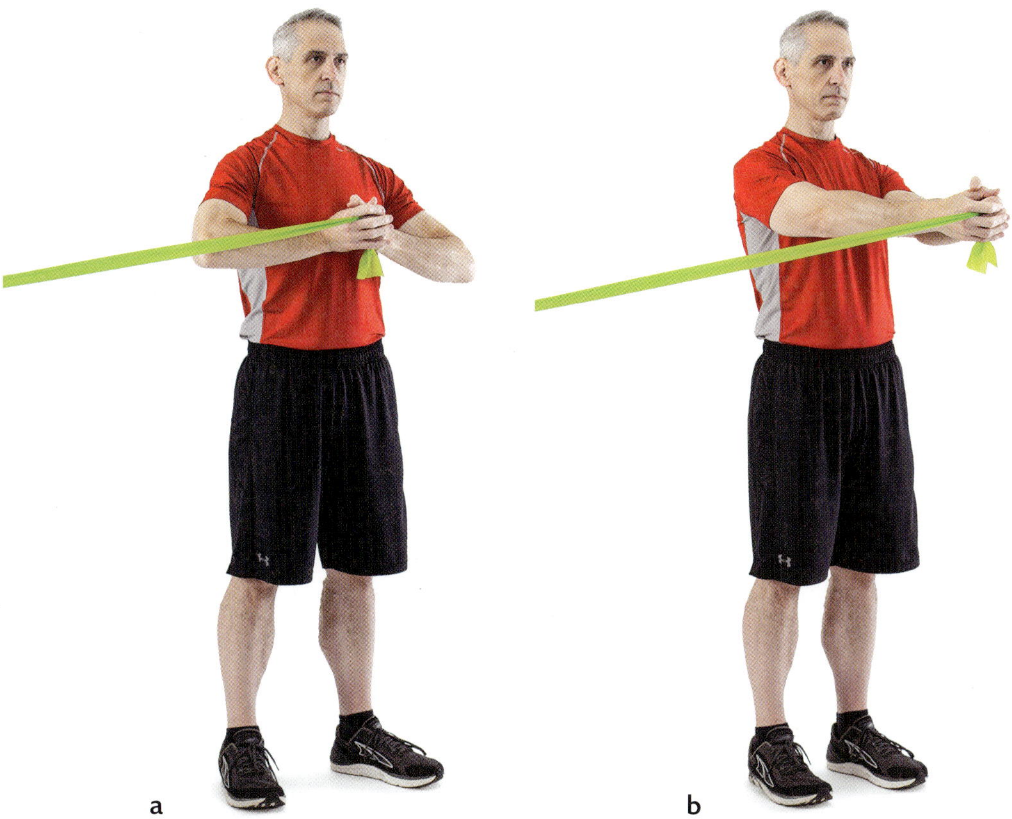

a b

목적(Objective)

이 운동을 하면서 코어와 척추안정화 근육들을 활성화 시키기 위해.

도구(Equipment)

튜브와 도어앵커

시작 자세(Starting Position)

튜브와 옆으로 서서 튜브에 약간의 저항이 발생할 거리에 위치한다. 양손으로 손잡이를 잡아서 흉골이나 가슴 앞에 둔다*(a)*.

동작(Movement)

코어를 참여시키고(Engage) 팔을 몸의 앞쪽으로 뻗는다*(b)*. 이 자세로 3~5초 유지하고 다시 가슴 앞으로 가져온다. 이 운동을 반대쪽에서도 시행하여 양측 모두 앵커포인트를 향하도록 한다. 이 운동을 하는 동안 몸통을 움직이지 않도록 하고, 튜브에 의해 몸이 앵커쪽으로 비틀지지 않도록 한다.

Tube circle 튜브 써클

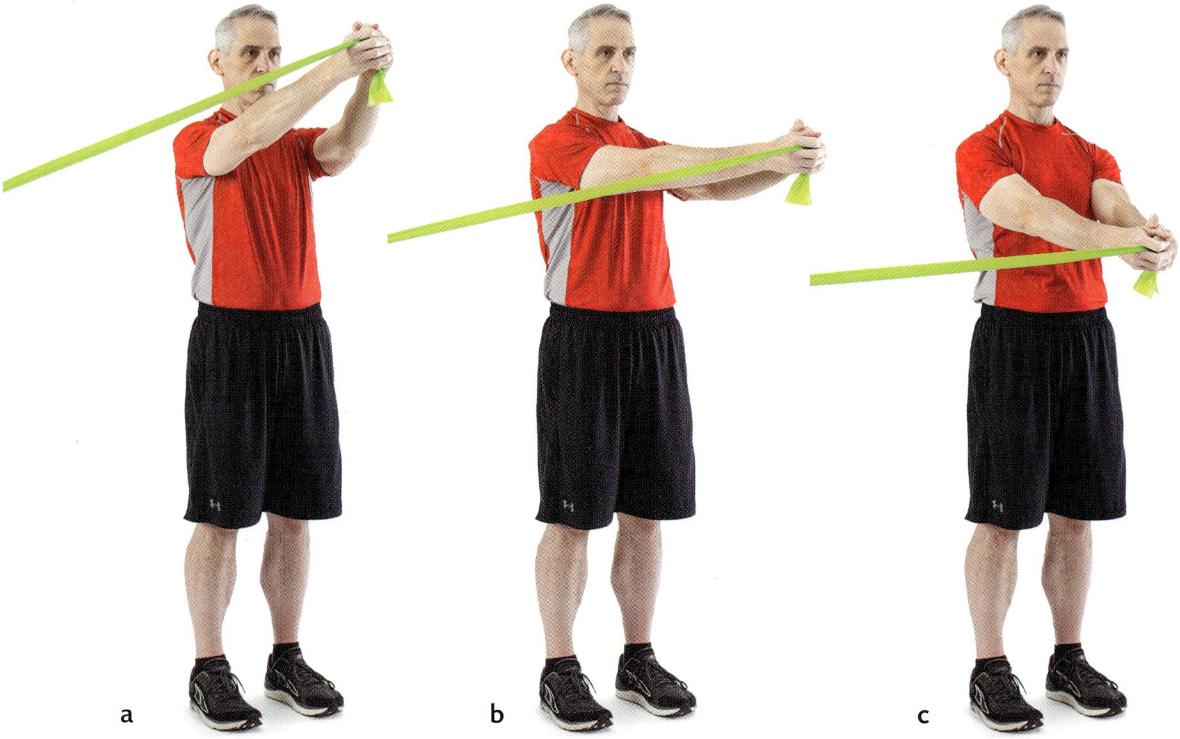

a b c

목적(Objective)

이 운동을 하면서 코어와 척추안정화 근육들을 활성화 시키기 위해서.

도구(Equipment)

튜브와 도어앵커.

시작 자세(Starting Position)

튜브와 옆으로 서서 튜브에 약간의 저항이 발생할 거리에 위치한다. 양손으로 손잡이를 잡고, 코어를 참여(Engage)시킨 상태로, 몸통 앞쪽으로 뻗어서, 흉골 또는 가슴 바로 앞에 둔다*(a)*.

동작(Movement)

팔을 뻗은 자세에서 가상의 원을 그린다*(b, c)*. 또한 가상의 8자를 그려 볼 수 있다. 이 운동을 반대쪽에서도 반복하여, 오른쪽과 왼쪽면 모두 앵커포인트를 마주하도록 한다. 이 운동을 하는 동안 몸통을 움직이지 않도록 하고 튜브에 의해 몸이 앵커쪽으로 비틀지 않도록 한다.

Tube walk-out 튜브 워크-아웃

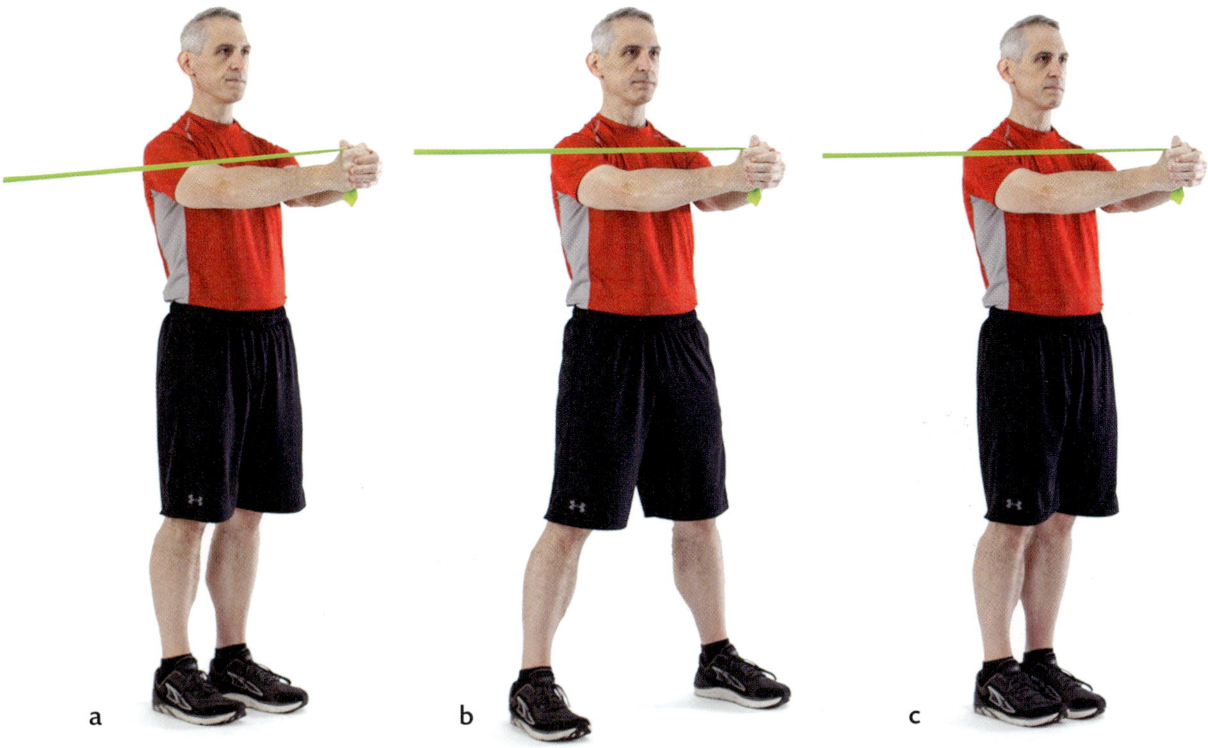

a b c

목적(Objective)

이 운동을 하면서 코어와 척추안정화 근육들을 활성화 시키기 위해.

도구(Equipment)

튜브와 도어앵커.

시작 자세(Starting Position)

튜브와 옆으로 서서 튜브에 약간의 저항이 발생할 거리에 위치한다. 양손으로 손잡이를 잡아서 흉골이나 가슴 앞에 둔다*(a)*.

동작(Movement)

양손으로 손잡이를 잡고, 코어를 참여(engage)시키고 팔을 몸 앞쪽으로 뻗는다. 일단 팔을 유지한 상태가 안정되면, 앵커 포인트로부터 옆으로 한 걸음 떨어진다*(b)*. 잠시 유지하고, 다시 앵커포인트로 돌아온다*(c)*. 이 운동을 반대쪽에서 반복하여, 왼쪽과 오른쪽 면 모드 앵커 포인트를 향하도록 한다. 만약 너무 쉽게 느껴진다면, 앵커 포인트에서 두 걸음 멀어졌다 돌아오기를 한다. 팔을 가슴 바로 앞에 두는 것이 관건이다. 이 운동을 하는 동안 몸통을 움직이지 않도록 하고, 튜브에 의해 몸이 앵커쪽으로 비틀지 않도록 한다.

Tube Single-Arm Row
튜브 싱글-암 로우(튜브 이용한 한 손 로우 동작)

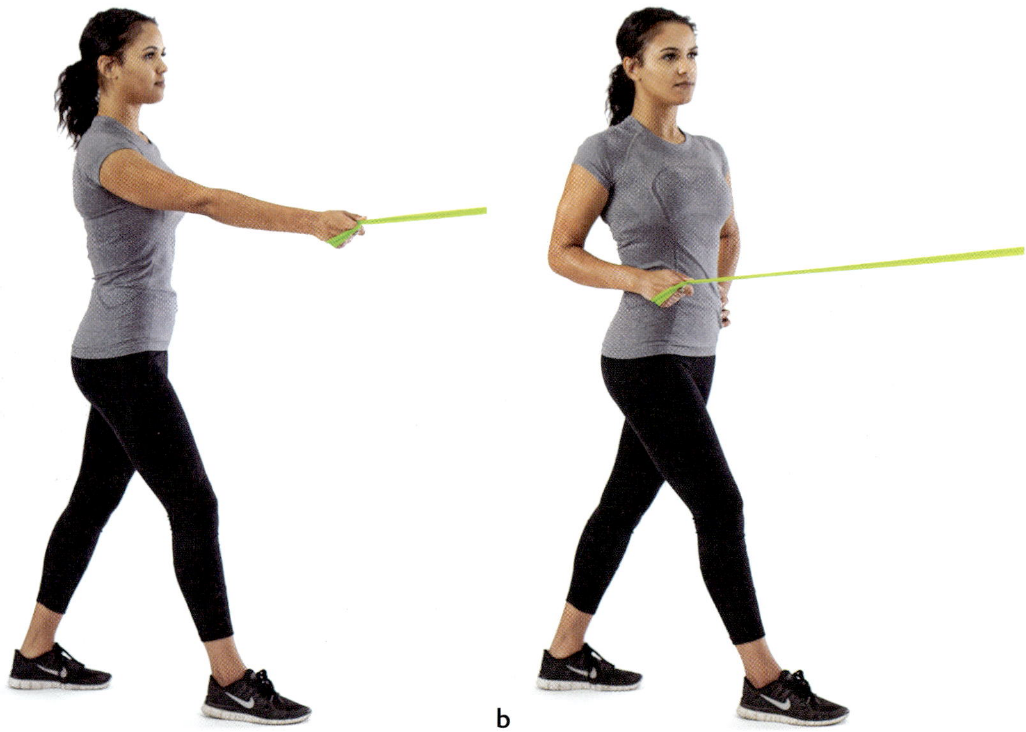

a b

목적(Objective)
운동 전반에 걸쳐 척추기립근(spinal erectors)과 척추안정근, 후방견갑대(광배근[latissimus dorsi], 승모근[trapezius], 능형근[rhomboids], 그리고 후삼각근[post deltoids])를 활성화시키기 위해.

도구(Equipment)
튜브와 도어앵커(door anchor)

시작 자세(Starting Position)
앵커 포인트를 바라보고 두 다리를 벌리고 서서(straddle stance), 안정감을 느낄 정도의 간격으로 한쪽 다리를 반대쪽보다 앞쪽에 둔다*(a)*. 앞쪽 발과 같은 쪽에 있는 손에 손잡이를 잡는다.

동작(Movement)
팔꿈치를 몸에 가까이 유지하면서 손잡이를 몸쪽으로 잡아 당기고*(b)*, 시작위치로 돌아간다. 다른 쪽 운동을 시행하기 전에 특정 횟수만큼 반복한다. 이 운동을 하는 동안 고관절과 몸통을 움직이지 않게 유지하고, 튜브에 의해 몸이 앵커쪽으로 비틀어지지 않도록 한다. 코어가 고정되어 있는 한, 한 동작이 끝날 때 어깨가 살짝 돌아가도 괜찮다. 필요한 것보다 더 큰 움직임을 만드는 것은 쉽다.

Tube Single-Arm Press 튜브 싱글-암 프레스

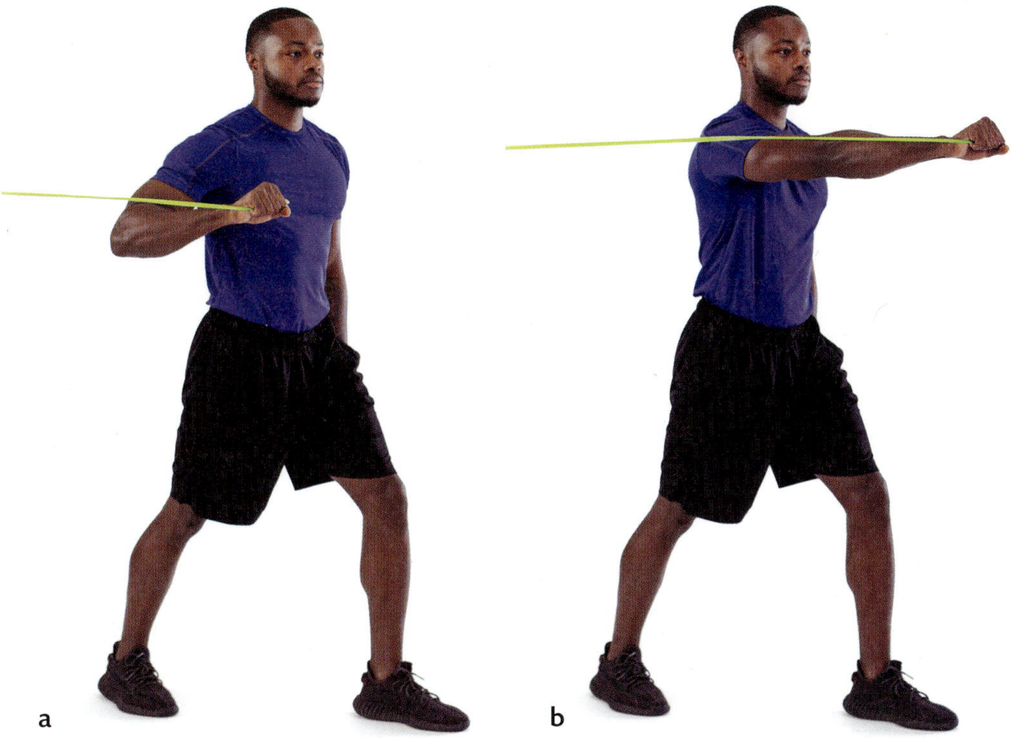
a b

목적(Objective)

전방견갑대(대흉근[pectoralis major], 소흉근[pectoralis minor], 전삼각근[anterior deltoid], 삼두근[triceps], 전거근[serratus anterior])와 척추안정근을 활성화 시키기 위해.

도구(Equipment)

튜브와 도어앵커

시작 자세(Starting Position)

앵커포인트를 등지고 스태거 스탠스(staggered stance)로 서서, 편안함을 느낄 정도의 간격으로 한쪽 발을 다른 발 앞쪽에 둔다*(a)*. 앞선 발의 반대쪽 손으로 핸들을 잡고, 손을 가슴 높이에 맞춘다. 이때 팔꿈치가 몸에서 약간 떨어진 상태가 되도록 하다. 양 어깨는 문과 평행하게 유지하고 앵커포인트(anchor point)와 직각(90°)을 이룬다.

동작(Movement)

체스트 프레스(chest press)처럼, 핸들을 몸에서 완전히 밀어낸다*(b)*, 그리고 시작 위치로 돌아온다. 이 운동을 하는 동안 고관절과 몸통을 움직이지 않게 유지하고, 튜브에 의해 몸이 앵커쪽으로 비틀지 않도록 한다. 반대쪽 운동을 시행하기 전에 특정 횟수만큼 반복한다.

Clock step 시계 스텝

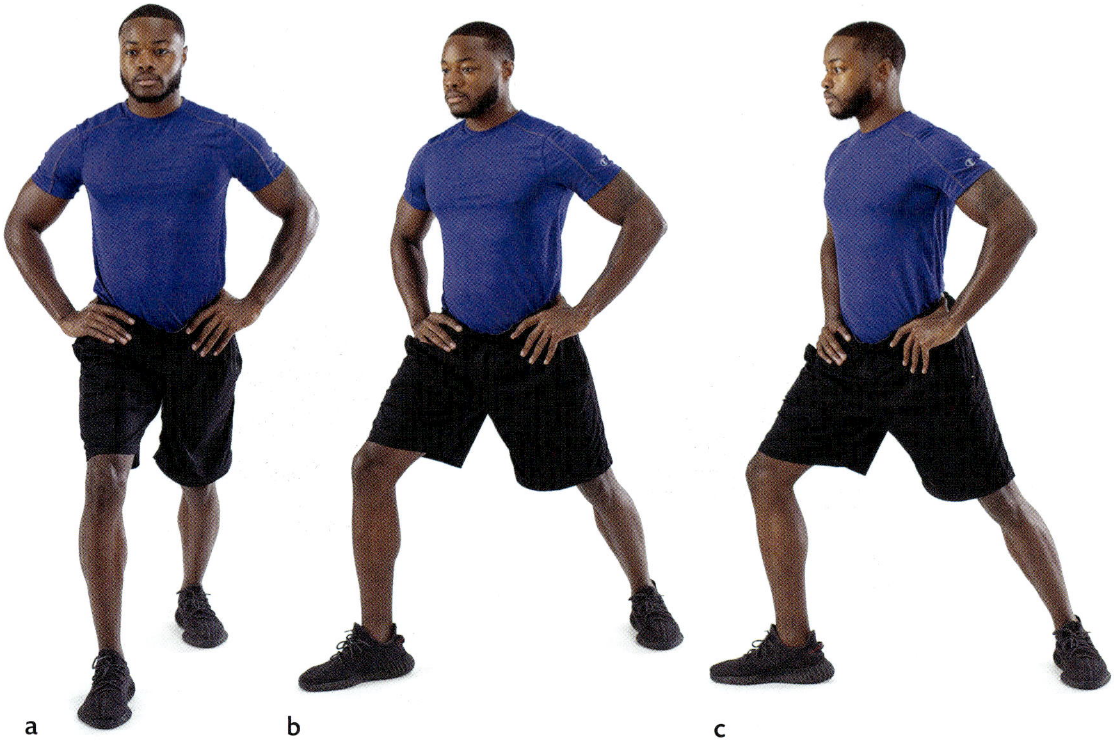

a b c

목적(Objective)

코어를 참여시키고 움직이지 않게 하면서 신체를 입체적으로(throuch space) 움직이기 위해.
이 역동적 운동에서 회전(rotation)은 허리가 아닌 골반에서 일어난다.

시작 자세(Starting Position)

코어를 가볍게 참여(engage)시키고 발을 좁고 평행하게 위치하고 정면을 향하게 한다.

동작(Movement)

체중이 앞발로 전달되도록(실리도록) 한 걸음 딛었다가*(a)*, 시작 위치로 돌아온다.
이것을 12시라고 생각하라. 그 다음, 2시 방향으로 한 발을 내딛고*(b)*, 체중이 앞발에 실리도록 하고 되돌아 온다. 3시도 똑같이 한다*(c)*. 이것을 1회 반복(repetition)이라고 간주한다.
반대쪽 발로 12시, 10시, 그리고 9시 방향으로 시행한다.

Stand-up-sit-down 스탠드-업-싯-다운

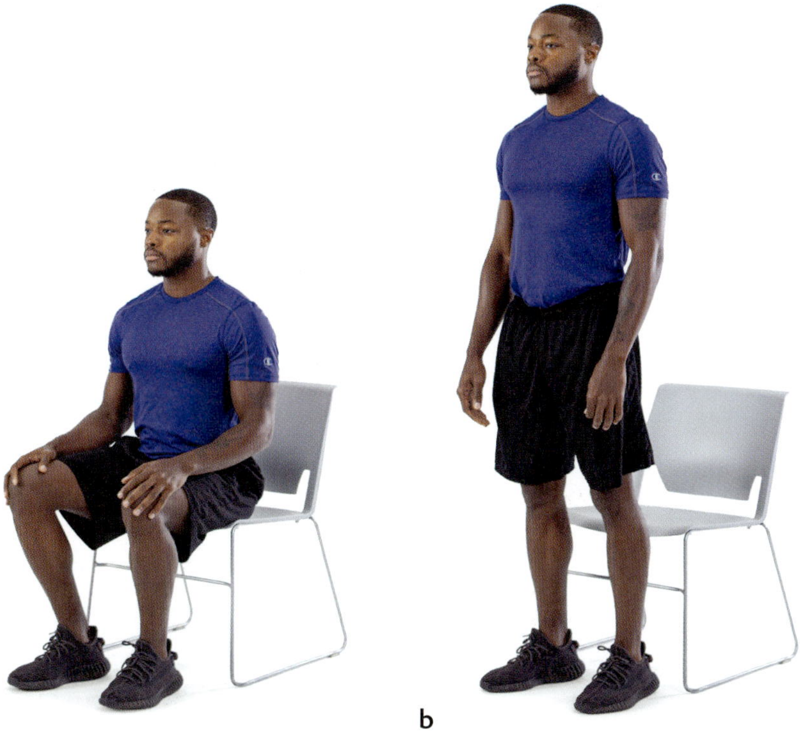

a b

목적(Objective)

코어와 척추 안정화 근육을 자극하고, 하지를 참여(engage)시키기 위해.

도구(Equipment)

Chair(의자)

시작 자세(Starting Position)

의자의 끝부분에 똑바르게 앉아(sit tall) 양발을 바닥에 두고 무릎을 굽혀, 발이 몸의 아래 위치하고 무릎이 발가락 바로 위에 위치하도록 한다*(a)*.

동작(Movement)

코어를 안정화하고 참여시킨 상태로, 간단하게 일어선다*(b)*. 그리고 다시 앉는다.
허리가 아닌 고관절을 이용해서 앞으로 숙인다. 가능한 한, 허리를 둥글게 말아서 과도하게 앞으로 숙여지지 않도록 한다. (번역자: 척추중립을 유지하고 고관절을 이용하도록 한다.) 일어설 때 다리로 바닥을 누르도록 해서 다리의 큰 근육을 활성화시킴으로서, 힘의 부담(responsibility)의 일부를 허리에서 다리로 옮긴다. 시간이 지남에 따라, 무릎과 엉덩이가 지면과 약 90°가 될 때까지 시작 위치가 점점 더 낮아지는 자리를 찾는다.

변형(Variation)

한 발로 시도한다. 코어가 안정되고 참여한 상태에서, 두 다리를 사용해서 일어선 다음, 한쪽 다리로 잠시 균형을 잡고 한쪽 다리를 사용해서 천천히 다시 앉는다. 앉을 때 햄스트링과 둔근을 참여시키기 위해 체중의 대부분을 뒷꿈치에 두는 것을 기억해야 한다.

Step-Up 스텝-업(계단오르기)

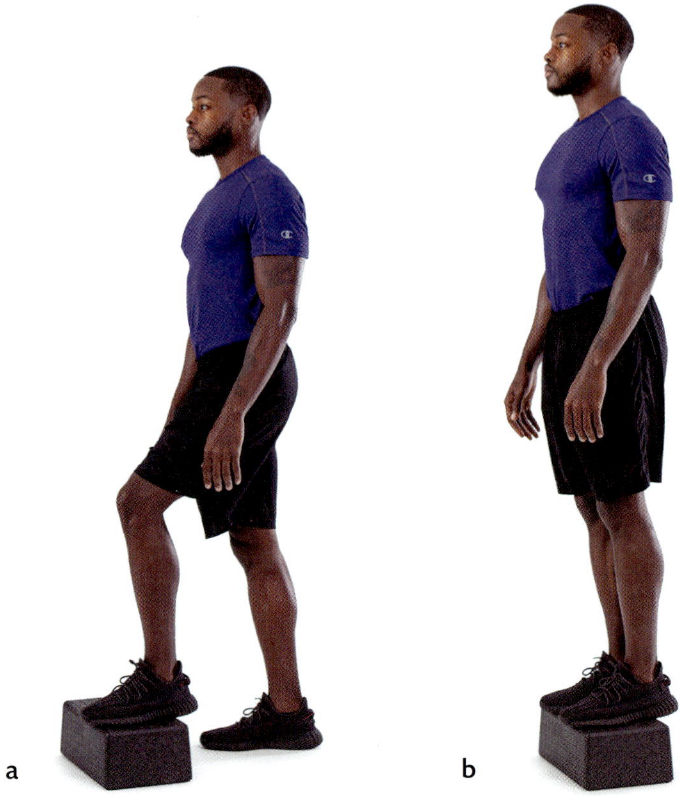

목적(Objective)

척추의 중립과 안정을 유지한 채 전체 하지를 활성화하기 위해.

도구(Equipment)

집에 있는 발판 또는 계단. 발판 높이는 대략 8인치 정도여야 한다.(일반적인 계단 높이)

시작 자세(Starting Position)

발판을 바라보고 서서 한 발을 첫 번째 발판에 올린다*(a)*. 필요하다면 균형을 위해 난간을 사용하라.

동작(Movement)

첫 번째 계단에 올라선다; 반대쪽 발을 내리지 않고 계단 위에 올린 상태로 가장 높은 위치에서 균형을 잡고 잠시 유지한다*(b)*. 그리고 시작 위치로 다시 내려오고 반대쪽 발로 다시 반복한다. 각 반복 시마다 균형을 잡아야 한다.

이 운동들은 부분지지, 비지지, 동적 운동 섹션으로 이루어져 있다. 당신의 운동 처방에 이 모든 운동들이 포함되는 것은 아니다. 각각의 여러 질병에 맞는 나름의 운동들이 있기 때문이다. 이번 챕터와 이전 챕터들에서는 다양한 자세에서의 기초적인 척추안정화근 운동에 집중했다. 다음 챕터에서는 가동성과 유연성에 집중한 운동들을 보겠다.

제 6 장

가동성과 유연성 운동들
Mobility and Flexibility Exercises

지난 몇 년 동안 피트니스 커뮤니티에서는 작은 논쟁이 일어나고 있다. 이것은 — 안정성과 가동성 - 중 어느 것이 더 중요한가이다. 나의 입장과 추론은 다음과 같다: 너무 많은 가동성과 너무 작은 안정성은 과가동성(hypermobility)을 초래한다. 언뜻 괜찮게 들릴 수도 있겠지만, 관절들이 우리 신체의 청사진(body's blueprint)에 맞지 않는 부자연스러운 범위의 관절 가동범위의 움직임이 강요되기 때문에 부상을 초래할 수 있다. 반면에, 너무 적은 가동성과 너무 많은 안정성은 경직(rigidity)을 유발하거나 관절의 과도한 조임(supertight)을 유발할 수 있다. 이런 경우는 근육이 매우 긴장되어(tight) 있고 제한된 유연성이 있는 사람들에서 볼 수 있고 이는 이상적이지 않다. 이러한 사람들은 과하게 안정적일 수 있으나 잘 움직이지 못할 것이고, 이는 신체역학을 나쁘게 만들고 부상을 초래할 것이다.

'골디락과 3마리 곰들'과 같이 각 사람들의 안정성과 가동성의 요구도는 적절한 지점이 필요하다. 제대로 된 안정성이 없으면 관절이 제대로 작동하지 않기 때문에 안정성 측면에 먼저 초점을 맞춘다. 그런 다음 이동성 훈련에 해당하는 연습을 추가하기 시작한다. 이는 다음에 이야기할 운동이다. 모든 운동이 모든 질환(상태, condition)에 적합한 것이 아니라는 것을 기억하라. 파트 III에서 설명된 대로 질환(condition)에 맞는 지침을 따르도록 하라.

가동성 운동들
Mobility Exercises

여기에 제시된 운동은 가동성에 초점을 맞춘다, 이것은 단순히 움직이는 능력이다. 앞에서 논의한 바와 같이, 신체의 관절은 디자인, 위치, 그리고 인접한 부분들에 기초하여 자연스러운 가동범위(ROM)를 갖고 있다. 특정 관절들은 그 부위의 다른 뼈나 방해가 될 수 있는(주행경로에 있는) 근육과 인대에 의해서 제한될 것이다.

당신이 아이들이 움직이는 것을 보면, 움직임의 자유로움을 볼 수 있다. 그들의 몸은 다년간의 잘못된 보상적 움직임의 패턴이 없다. 그들은 자유롭게 움직이고, 그들의 자연적인 운동범위를 활용한다. 이러한 가동성은 종종 우리가 이것을 잃을 때까지 당연하게 여겨진다.
내가 어렸을 때는, 스트레칭을 한 적이 없다. 스트레칭에 대해서는 일고의 여지 없이 운동하고 샤워하고 옷을 갈아 입었다. 이제, 이것은 다른 이야기이다. 나는 최대의 관절 가동범위와 스트레칭으로 가동성을 증가시키기 위해 많은 운동 세션을 할애한다.

그러나, 기억해야 할 것은, 가동성과 안정성은 동전의 양면과 같다. 정의상의 상반성에도 불구하고 수월하고 효율적인 움직임에 도달하기 위해서는 둘 다 매우 중요하다. 하지만 당신은 어떤 것에 먼저 초점을 맞추고 그 이유는 무엇일까? 대부분의 상황에서는 안정성이 우선이다. 앞서 논의한 바와 같이, 관절이나 일련의 관절(series of joints 관절군)이, 척추같이, 안정적이지 못하면, 과가동성(hypermobility)이 발생하고, 이는 운동 범위가 너무 크고 안전한 제어 방식으로 사용되기 어렵다는 것을 의미한다. 나는 이 범주에 속하는 많은 댄서들과 함께 일했다. 이들은 자신들의 관절 가동범위를 최대화하기 위해 열심히 노력했지만, 일단 활동시기가 끝나고 나면 몸이 더 이상 그 운동범위를 필요로 하지 않게 되고, 그들 중 많은 수가 고관절, 무릎, 천장관절에서의 기능이상을 경험한다. 그들은 관절들의 안정화를 위한 운동이 필요하고 이를 통해서 적절한 움직임을 수행할 수 있고, 휴식 시나 움직일 시 관절이 충분한 긴장도(tension)를 갖게 된다.

도개교(drawbridge, 들어올리는 다리)를 생각해보라. 도개교가 제대로 작동하기 위해서는, 먼저 다리가 되는 데 성공해야 한다. 이것은 다리를 지나는 차량의 무게는 말할 것도 없고, 똑바로 서고 바람과 바다의 힘을 견딜수 있는 지지가 있어야 한다. 이것은 안정적이어야 한다. 도개교가 작동하려면 중력의 영향아래서 데크(deck, 다리의 도로 부분)를 올리고 내릴 수 있는 도르래의 장력과 강도가 충분해야 한다. 만약 데크가 너무 멀리 왔을 때 중력에 대해서 데크에 장력이 갑자기 없다면, 재앙이 기다린다): 잘해봐야, 원위치로 돌아가겠지만, 최악의 경우, 뒤쪽으로 뒤집어 질 것이다. 그럼 진짜 문제가 생긴다. 당신의 고관절 또는 척추의 가동범위가 과도할 때 주변 관절을 취약한(compromised) 위치에 놓게 된다. 또한 관절의 자연스러운 가동범위를 넘어서면 관절 구조 자체를 손상시킬 수 있다는 것을 기억하라. 이것이, 우리가 관절의 특정 지점을 넘어서면 안되는 이유이다. 따라서, 안정성이 우선이 되어야 한다. 일단 관절이 안정되면, 우리는 이것을 늘리고(streching) 움직이기(mobilizing) 시작할 수 있다. 요추와 같이, 안정성에 특별한 초점을 맞춰야 하는 관절이 있는 반면, 고관절과 흉추와 같은, 다른 관절들은 가동성에 더 많은 주의를 기울여야 한다는 점도 기억해야 할 요인이다.

다음 가동성 운동들은 당신의 진행정도에 따라 루틴(routine)에 추가되며 주로 안정성에 중점을 둔 훈련의 처음 몇 주 동안은 포함되지 않을 수 있다. 당신의 척추가 더 안정적이 되면 가동성 운동들을 추가하라.

Cat and Cow 캣 앤 카우(고양이와 소)

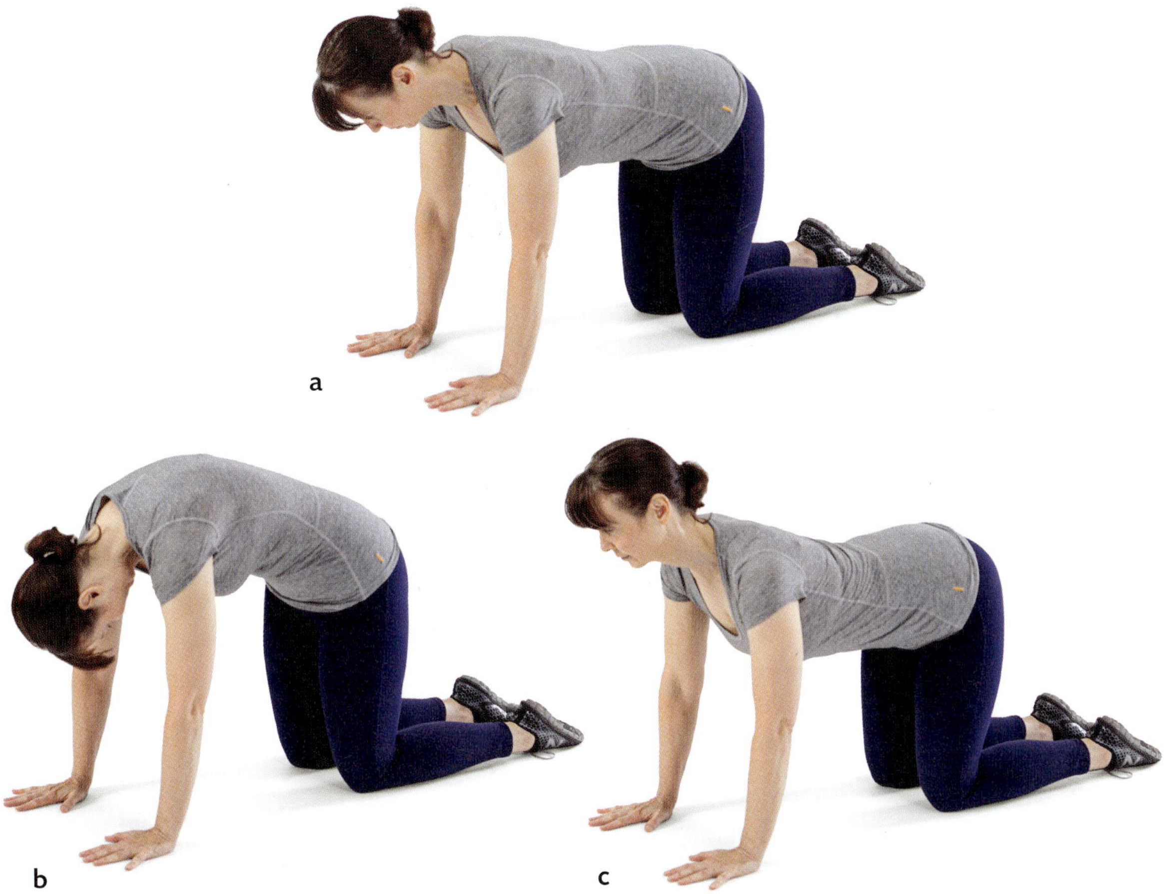

a b c

목적(Objective)

굴곡과 신전을 통해 척추의 가동성과 유동성을 훈련하기 위해.

시작 자세(Starting Position)

척추 중립을 유지한 채 네발기기 자세를 취한다.
(구체적인 자세의 설명은 76페이지의 quadruped hold에서 언급함.)*(a)*

동작(Movement)

골반 기울기(pelvic tilt, 꼬리뼈를 아래로 밀어 넣음)와 등을 위쪽으로 둥그렇게 올리는 움직임으로 고양이(cat) 자세를 시작하라*(b)*. 등을 arch 모양으로 구부리고 가슴을 바닥을 향하게 한 후 엉덩이는 공중에 유지하여 소(cow)자세로 움직인다*(c)*. 나의 동료인 수 히츠만(Sue Hitzmann)은 이를 '슬픈 강아지, 행복한 강아지'라고 부른다: 슬픈 강아지는 꼬리를 아래로 집어 넣고 머리를 숙이고, 행복한 강아지는 꼬리와 머리를 올린다. 편안한 가동범위 내에서 유지한다.

Side-Lying Telescope Arms
사이드-라잉 텔레스콥 암즈(옆으로 누운 망원경 동작)

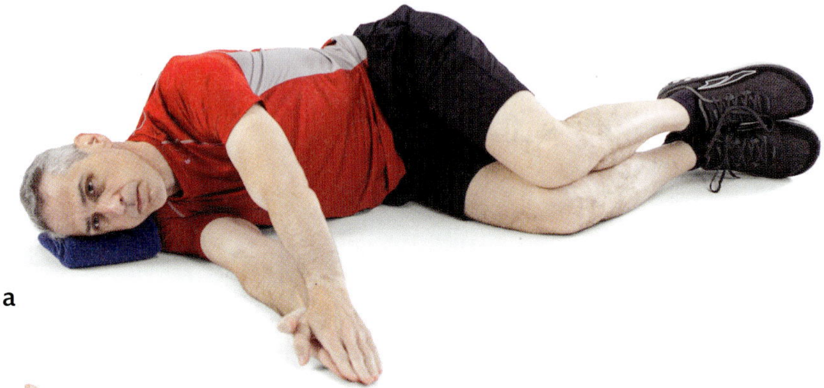
a

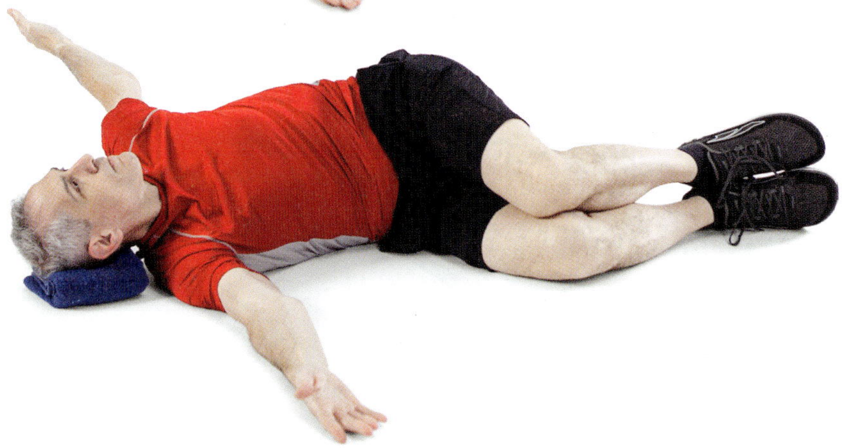
b

목적(Objective)

흉추의 회전(rotation)을 촉진하기 위해, 등의 중간(midback)이 더 쉽게 회전하고 요추에 가해지는 압력을 제거하게 한다.

시작 자세(Starting Position)

이 운동은 당신의 질병(condition)과 편안한 정도에 따라 두 가지 방법으로 수행될 수 있다.
골반 후방경사(pelvic posterior tilt)가 필요하고 척추를 좀 더 굴곡 자세로 유지해야 하는 사람은, 양 무릎을 구부리고 고관절을 90° 굴곡하여 우측으로 눕는다*(a)*. 골반 전반경사(pelvic anterior tilt)가 필요하고 척추의 신전 자세가 필요한 사람은, 양다리를 쭉 펴고 우측으로 누워서, 위쪽 발을 아래쪽 발보다 약 12인치 앞에 놓는다. 머리를 지탱하기 위해 베개를 사용하라. 양팔은 한 손이 다른 손 위로 올린 상태에서 가슴 앞으로 나와야 한다.

동작(Movement)

상단 팔을 움직여 하단 팔을 지나는 것으로 시작해서, 가슴을 가로질러 반대쪽으로 뻗는다. 양팔과 양어깨로 T를 만든다*(b)*. 목표는 어깨를 바닥에 닿게 하거나, 가능한 한 바닥과 가깝게 하는 것인데, 이는 양 고관절을 움직이지 않는 상태에서 상부 몸통(upper torso)과 어깨가 회전을 하게 한다. 그 팔을 안쪽으로 끌어 가슴과 하단 팔을 지나 시작 위치로 돌아온다. 이때에 상단 손은 하단 손을 넘어 지나간다. 이것은 천천히 그리고 통제하에 이루어져야 한다. 특정 횟수만큼 반복을 지속하고 반대쪽 운동을 수행한다.

Standing Telescope Arms
스탠딩 텔레스콥 암즈(기립 망원경 동작)

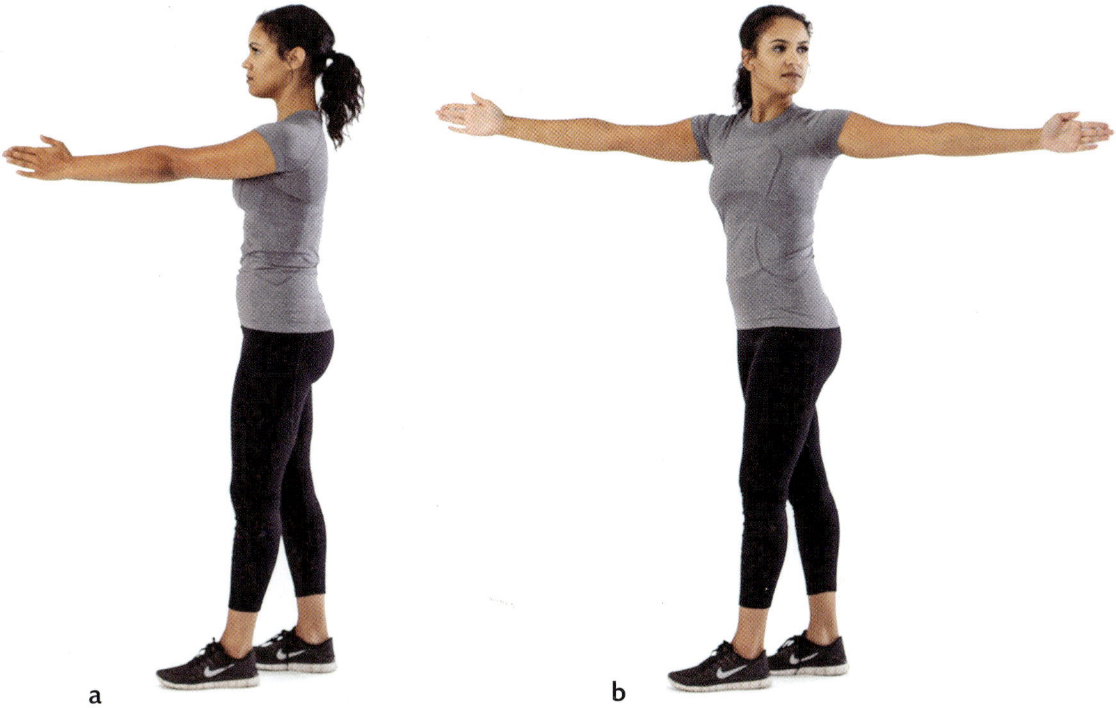

a b

목적(Objective)
흉추의 회전(rotation)을 촉진하기 위해, 등의 중간(midback)이 더 쉽게 회전하고 요추에 가해지는 압력을 제거하게 한다.

시작 자세(Starting Position)
몸의 오른쪽을 벽에 기대고 서라. 양팔은 양손을 모아 가슴 앞에 쭉 뻗는다. 좌측 발은 우측 발보다 약간 앞에 둔다*(a)*.

동작(Movement)
왼손을 오른팔을 따라 끌어 가슴을 지나, 뒤로 벽을 향해 밖으로 뻗어, T를 만들면서, 동시에 오른팔은 앞으로 뻗는다*(b)*. 목표는 좌측 어깨가 벽에 도달하게 해서, 양 고관절을 움직이지 않는 상태에서 상부 몸통(upper torso)과 어깨가 회전을 하게 하는 것이다. 팔을 안으로 가져와서 가슴을 따라, 그리고 다시 오른팔을 따라 끌면서 시작 위치로 돌아간다. 그러나 왼손이 우측손을 넘어 지나간다. 이것은 천천히 그리고 통제하에 이루어져야 한다. 가동범위에 대해서는 걱정하지 마라, 시간이 지나면 가능해질 것이다. 특정 횟수만큼 반복을 지속하고 반대쪽 운동을 수행한다.

Chicken wing 치킨 윙

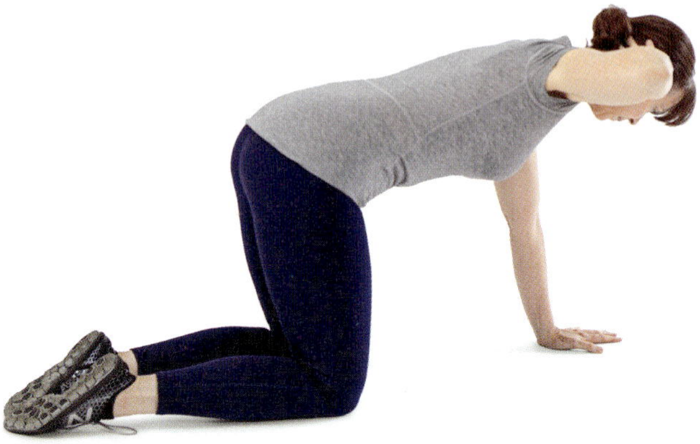

a

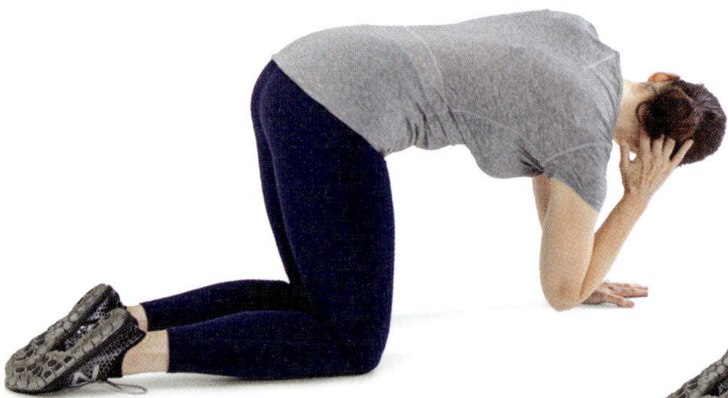

b

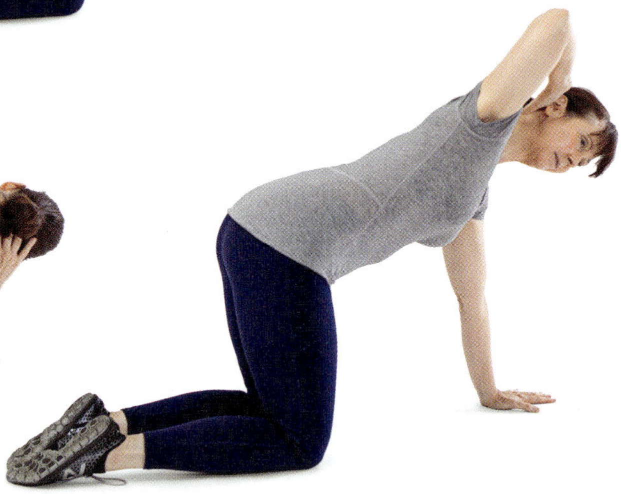

c

목적(Objective)

흉추의 회전(rotation)을 촉진하기 위해, 등의 중간(midback)이 더 쉽게 회전하고 요추에 가해지는 압력을 제거하게 한다.

시작 자세(Starting Position)

척추 중립을 유지한 채 네발기기 자세를 취한다. (구체적인 자세의 설명은 76페이지의 quadruped hold에서 언급함). 한 손을 머리 뒤에 두고 팔꿈치를 옆으로 뻗는다*(a)*.

동작(Movement)

팔꿈치를 지면방향을 향해서 그리고 약간 후방 쪽으로 가져가면서, 반대쪽 팔과 허벅지로 만들어지는 공간을 통과하도록 조준한다, 바늘에 실을 꿰듯이*(b)*. 척추 상부를 회전시켜 방향을 전환하며 이때 팔꿈치는 하늘 방향을 가리킨다, 동시에 가슴은 바깥을 향하게 된다*(c)*. 가동범위가 크지 않더라도 걱정하지 마라. 특정 횟수만큼 반복을 지속하고 반대쪽 운동을 수행한다.

Tail Wag 테일 웨그(꼬리 흔들기)

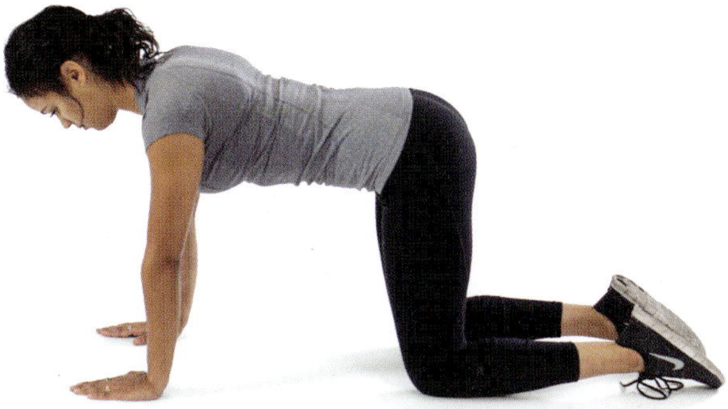
a

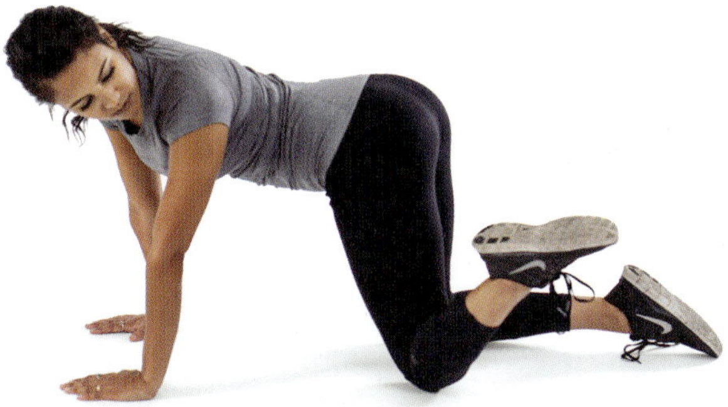
b

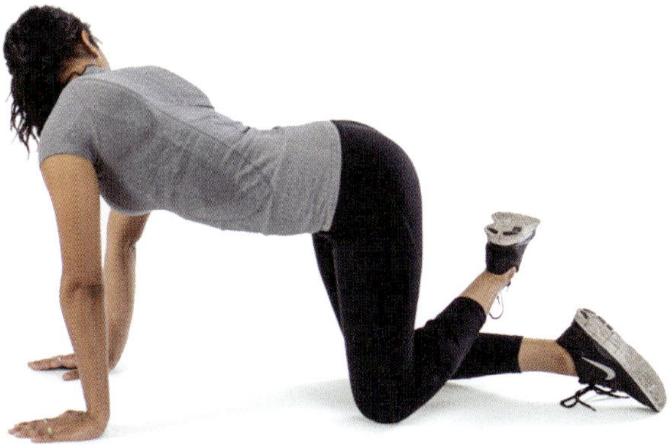
c

목적(Objective)

척추의 측면의 유연성을 촉진(promote)하기 위해.

시작 자세(Starting Position)

척추 중립을 유지한 채 네발기기 자세를 취하다.(구체적인 자세의 설명은 76페이지의 quadruped hold에서 언급함)*(a)*. 왼쪽 무릎을 바닥에 대고 왼발을 들어 올린다.

동작(Movement)

들고 있는 다리를 돌려 왼쪽 발이 반대쪽 다리로부터 멀어지도록 한다. 동시에, 고개를 돌려 들어올린 발을 바라본다; 척추는 좌측으로 측굴(side bending, laterally flex)해야 한다*(b)*. 그리고 반대쪽으로 하는데, 왼쪽 발을 반대쪽 다리를 가로질러 가져가고 우측을 바라보며 우측으로 측굴(side bending) 한다*(c)*. 좌우를 움직이면 꼬리를 흔드는 느낌이어야 한다. 특정 횟수만큼 반복을 지속하고 반대쪽 시행한다.

Ariculating Bridge 아틸큘레이팅 브릿지(분절화 브릿지)

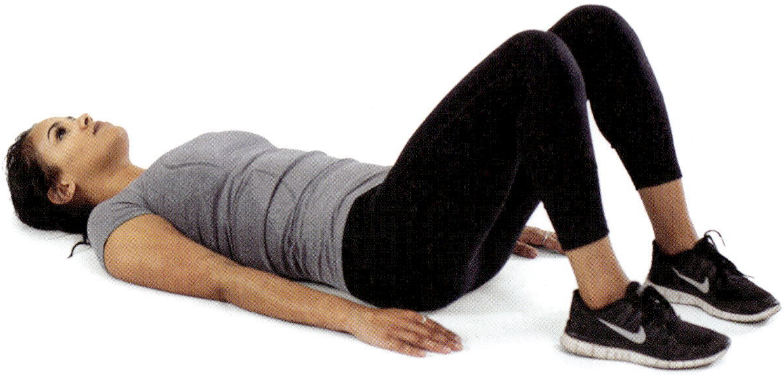

a

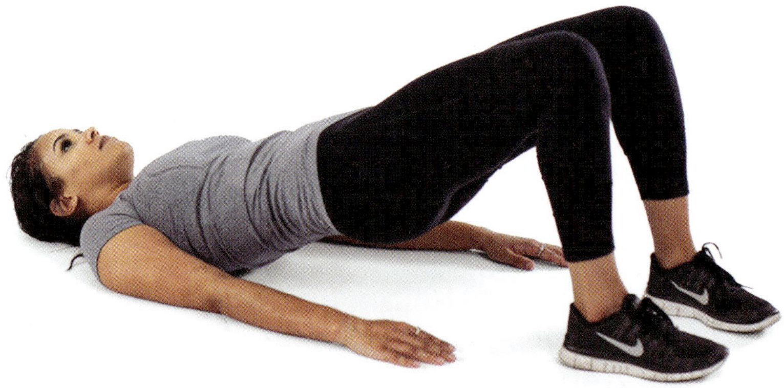

b

목적(Objective)

척추의 굴곡과 분절화를 촉진하기 위해.

시작 자세(Starting Position)

등대고 누워서 무릎을 90° 구부리고 양발을 바닥에 편평하게 댄다*(a)*.

동작(Movement)

복근을 이용하여, 골반을 후방경사로 만들고 천천히 고관절과 척추를 한 번에 한 레벨씩 바닥에서 떼어 놓는다*(b)*. 허리에 arch를 만들거나 흉곽(rib cage)을 들어 올리지 마라. 사실, 늑골(갈비뼈)들은 훈련의 첫째 주나 둘째 주 동안 바닥에 놓아두도록 한다. 너무 높이 들어 올려, 결국 arch를 만들어 요추에 과도한 압박을 가하는 경우가 흔하다. 척추를 한 번에 한 레벨씩 내려놓으며 원위치를 한다. 이때 전체 시간 동안 척추의 굴곡과 골반 후방 기울기를 유지하는데 초점을 맞춘다. 진주목걸이를 들어 올려서 한 번에 한 개씩 테이블 위에 내려놓는다고 상상해보라.

Sphinx 스핑크스

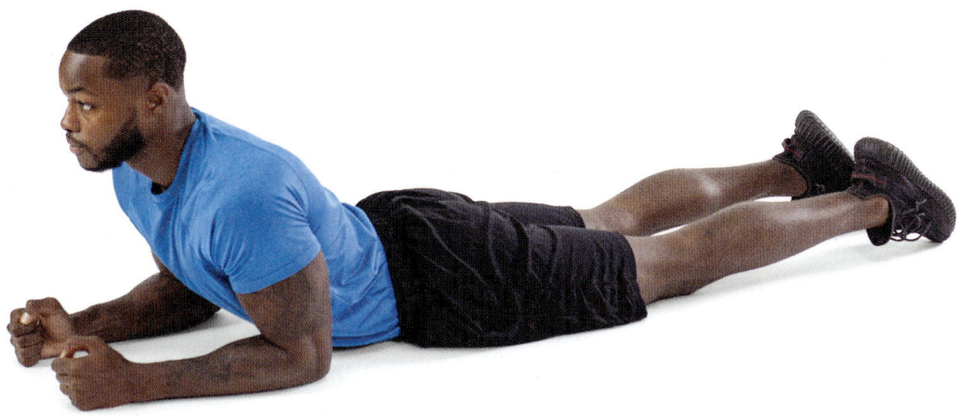

목적(Objective)

흉추부의 신전을 촉진하기 위해. 이것을 나는 종종 고객들의 다른 운동 세트 사이에 휴식 자세로 시행하도록 하는 매우 기초적인 운동이다. 그들은 그들의 상부허리(upper back)의 정말 중요한 운동이라는 것을 알지 못한다.

시작 자세(Starting Position)

엎드린다.

동작(Movement)

고관절을 바닥에 댄 채 양 팔꿈치로 지지하고 몸을 세운다. 어깨에 힘을 뺀다;
어깨에 힘을 빼면 견갑골끼리 서로를 향하도록 할 수 있다. 앞을 보고 약간 위를 바라본다.
30초 동안 유지하고 반복한다.

스트레칭과 유연성 운동들
Streching and Flexibility Exercises

여기 제시된 운동들은 스트레칭과 유연성에 초점을 맞춘다. 이것은 아마도 방정식에서 가장 간과된 부분일 것이다. 여기에는 많은 이유가 있다. 이러한 운동들은 불편할 수 있고 사람들은 느낌이 좋지 않은 것을 피하고 싶어한다. 또한, 스트레칭은 마지막에 하게 되는데, 사람들은 운동을 끝낸 후에, 보통 그들의 좋은 하루를 계속하고 싶어한다. 그리고, 솔직히 말해서: 어떤 사람들은 스트레칭하는 것을 좋아하지 않는다! 그러나 이것은 이 과정에서 필수적인 요소이다. 타이트한 고관절 굴곡근과 햄스트링은 요추에 큰 영향을 미칠 수 있으므로, 이러한 부위를 스트레칭하는 것은 이 부분을 강화하는 운동과 같은 주의를 기울여야 한다. 당신은 이러한 스트레칭을 느껴야 하지만, 너무 불편하지는 않아야 한다. 당신의 근육은 당김을 느껴야 하고 아마도 약간 불편함을 느껴야 하지만, 이것을 참을 수 있어야 한다. 1에서 10까지의 척도로(10은 극심한 고통), 5 또는 6을 넘어서는 스트레칭을 하지 마라.

Kneeling Hip Flexor Stretch
닐링 힙 플렉서 스트레치(무릎 꿇고 고관절 굴곡근 스트레칭)

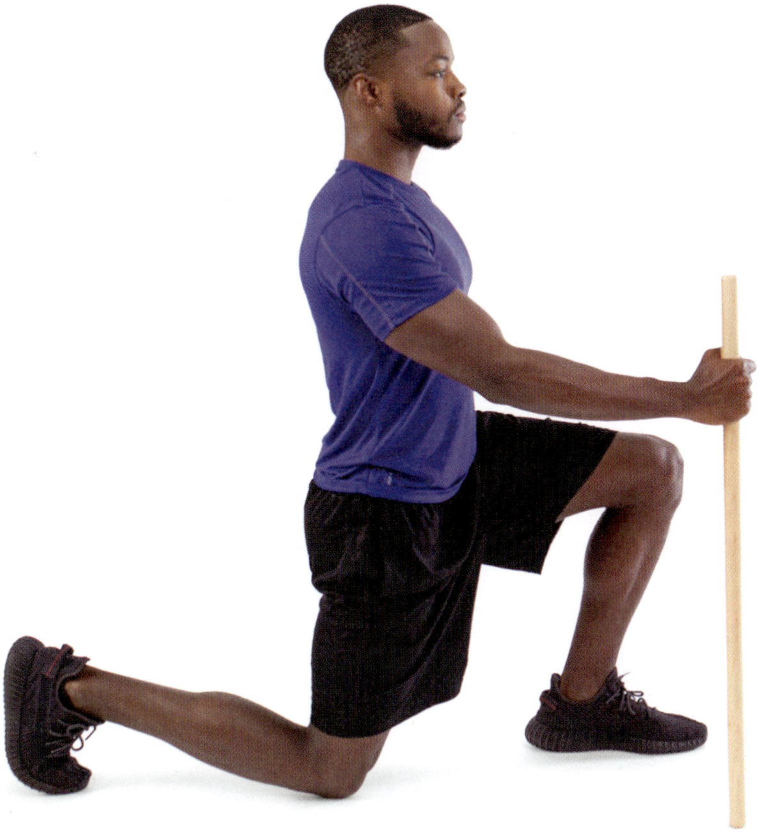

목적(Objective)

고관절의 앞쪽 스트레칭을 위해(고관절 굴곡근).

시작 자세(Starting Position)

한쪽 무릎을 바닥에 대고 반대쪽 발을 앞으로 두고 양 무릎은 90° 가량 굽힌다. 필요하다면 균형을 유지하기 위해 의자나 막대를 잡는다.

동작(Movement)

꼬리뼈를 집어 넣고 다리의 앞쪽에 스트레치가 느껴질 때까지 누군가가 앞주머니를 당기는 것처럼 고관절을 천천히 앞쪽으로 당긴다(draw). 가동범위는 그리 크지 않을 것이다. 너무 깊게 앞으로 나아가지(lunge) 말고 스트레칭 포인트를 초과하지 않는다. 60초~90초 동안 유지하고, 번갈아 가면서 반대쪽에서 시행한다.

Doorway Hamsring Stretch 도어웨이 햄스트링 스트레치

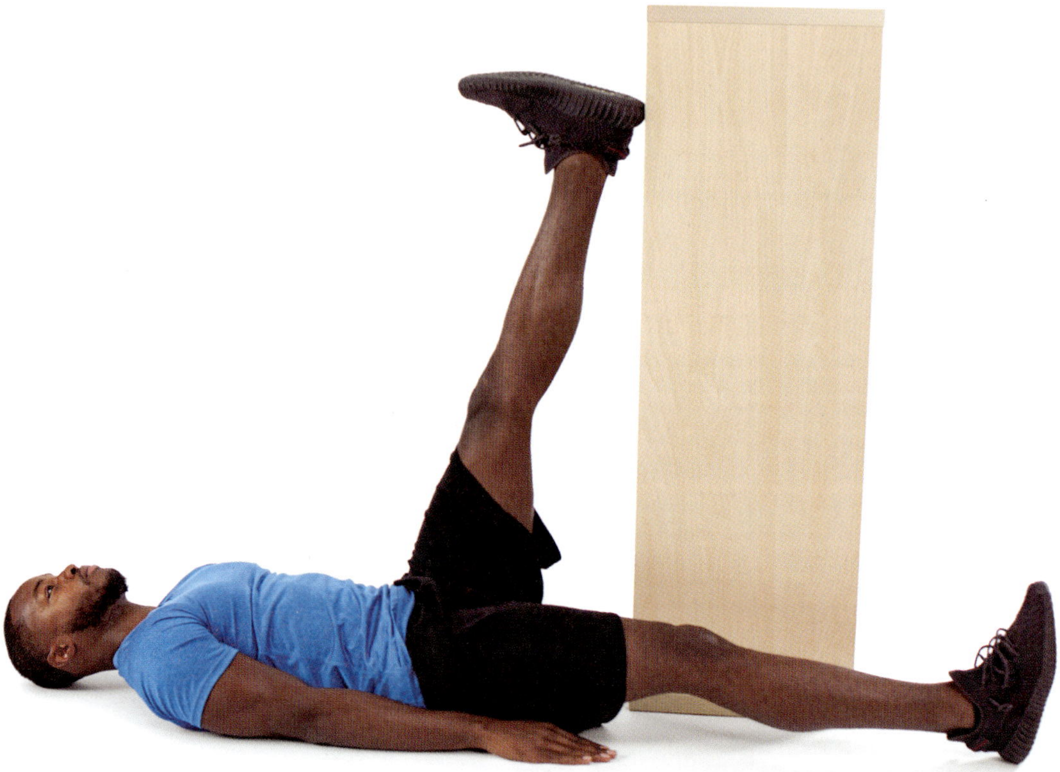

목적(Objective)

다리의 뒷쪽(햄스트링)을 스트레칭하기 위해.

시작 자세(Starting Position)

문틀에 누워 한쪽 다리를 문설주에 올려 둔다.

동작(Movement)

다리 뒤쪽, 가급적 햄스트링에서 스트레칭이 느껴지도록 다리를 곧게 펴고 유지하되, 일부는 종아리 근육에서 더 강하게 느낄 수 있다. 충분히 당겨지지 않으면, 문 안쪽으로 더 들어간다. 너무 당겨지거나 다리를 곧게 펴지 못하면, 뒤로 조금 물러선다. 스트레칭하면서 이완(relax)하려고 한다.
60~90초 유지하고, 다른 쪽 다리를 사용해서 번갈아 가며 시행한다.

Strap Hamstring Stretch 스트랩 햄스트링 스트레치

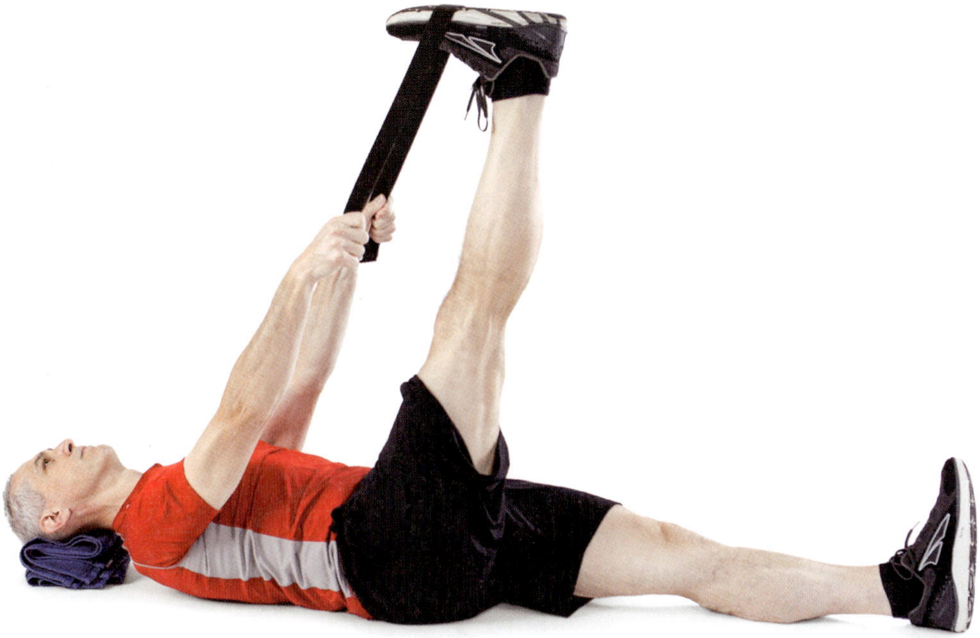

목적(Objective)

다리의 뒷쪽(햄스트링)을 스트레칭하기 위해.

도구(Equipment)

스트랩, 밧줄(rope) 또는 벨트

시작 자세(Starting Position)

스트랩을 발바닥에 놓고 스트랩의 양 끝을 양 손으로 잡고 등을 대고 눕는다.

동작(Movement)

햄스트링에 스트레치가 느껴질 때까지 손으로 스트랩을 잡아당겨 다리를 들어 올린다. 이때 무릎을 곧게 편다; 이렇게 하는 것이 훨씬 더 효과적이다. 처음에는, 바닥에 있는 다리를 구부린 채로 할 수 있다. 진행하면서, 스트레칭의 강도를 높이기 위해 똑바로 편다.

60~90초간 유지하고, 반대쪽도 번갈아 가며, 반복한다.

Lying Lumbar Stretch 누운자세 요추 스트레칭

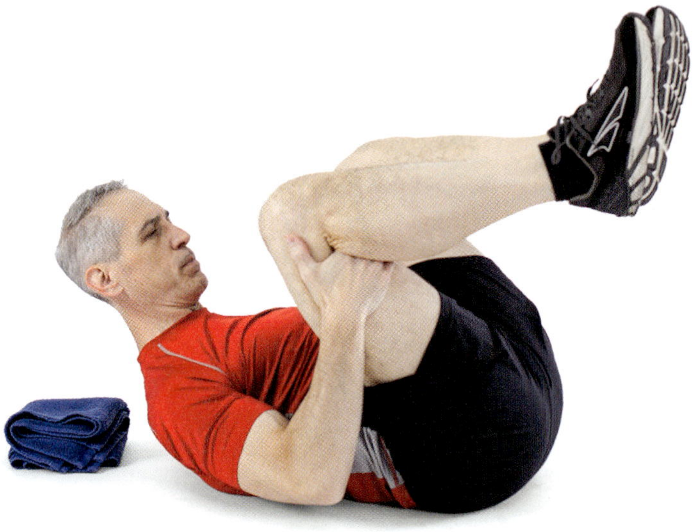

목적(Objective)

허리 스트레칭 위해.

시작 자세(Starting Position)

바르게 눕는다.

동작(Movement)

무릎을 가슴쪽으로 끌어안고 유지한다. 좀 더 상급자이거나 요추전방전위증(spondylolisthesis)이 있는 사람은, 천골(sacrum) 아래 Togu 공을 두고 스트레칭을 수행한다.
30~60초간 유지, 반복 시행한다.

Seated Lumbar Stretch 앉은 자세 요추 스트레칭

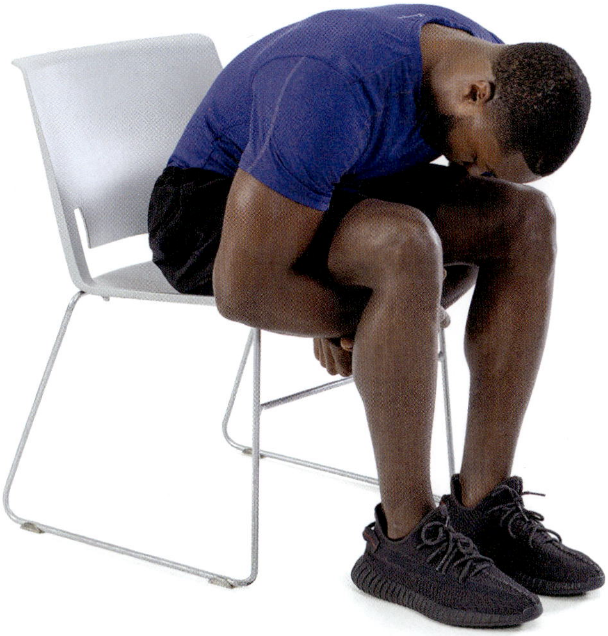

목적(Objective)

허리를 스트레칭 하기 위해.

시작 자세(Starting Position)

의자에 앉는다.

동작(Movement)

상체를 허벅지 쪽으로 접고 다리를 가슴 쪽으로 끌어안는다. 30~60초 유지, 반복한다.

Knee-to-Chest Stretch 니-투-체스트 스트레치

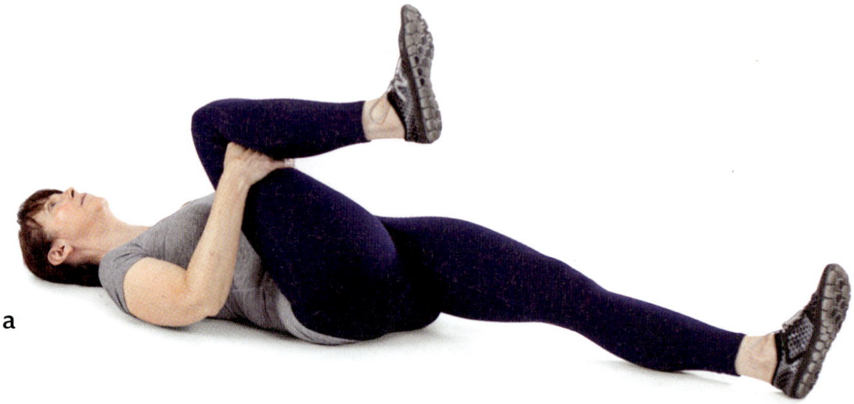

a

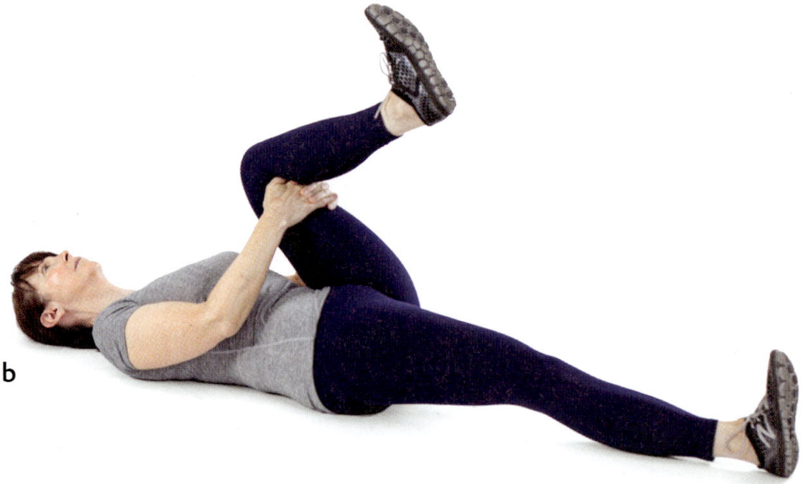

b

목적(Objective)

햄스트링 상부와 아래 허리의 스트레칭을 위해.

시작 자세(Starting Position)

무릎을 90°로 구부리고 발을 바닥에 편평하게 하고 앙와위(바르게)로 눕는다.

동작(Movement)

한쪽 무릎을 가슴쪽으로 가져오고 양손이나 양팔로 허벅지를 감싸안고 유지한다*(a)*. 30~60초간 유지하고 반대쪽을 시행한다*(b)*, 매번 양측을 번갈아 한다.

Adductor stretch 고관절 내전근 스트레칭

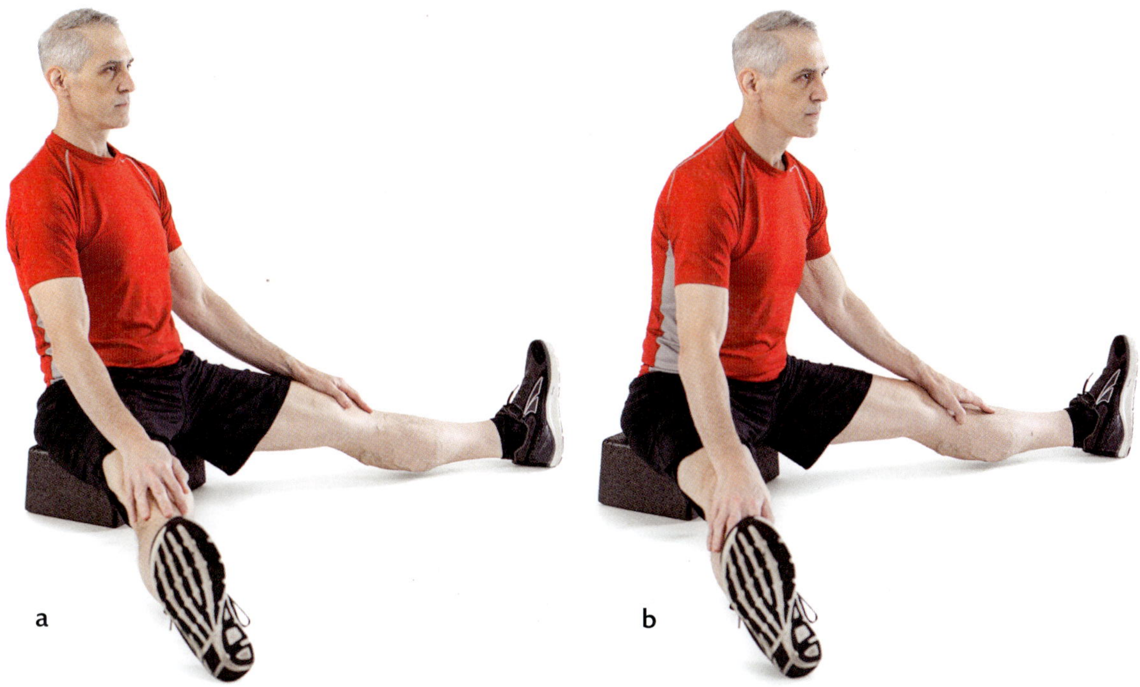

목적(Objective)

허벅지 내측(내전근 그룹) 스트레칭 위해. 믿거나 말거나, 내측 허벅지가 종종 타이트해지면 허리통증에 영향을 준다.

시작 자세(Starting Position)

양쪽 다리를 넓은 V자 모양으로 벌리고(straddle) 바닥에 앉는다. 발판이나 낮은 스툴에 앉으면 긴장도가 줄고 편안하게 느끼게 해준다*(a)*. 양쪽 다리를 최대한 벌려준다.

동작(Movement)

가슴을 높게 유지한 채로 똑바로 앉아서 앞으로 기울인다*(b)*. 몸을 앞으로 숙일 때 등이 둥글게 말리지(round) 않도록 한다. 몸을 앞으로 숙이는 것보다 똑바로 앉는 것이 더 중요하다. 이 스트레칭을 60~90초 동안 유지하고 반복한다.

Supine Piriformis Stretch 누운자세 이상근 스트레치

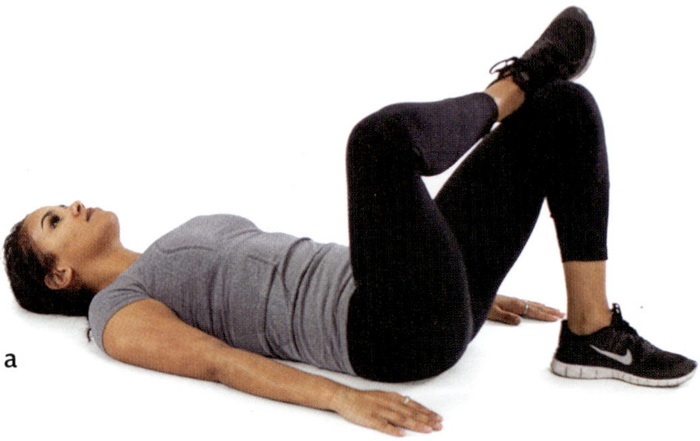

a

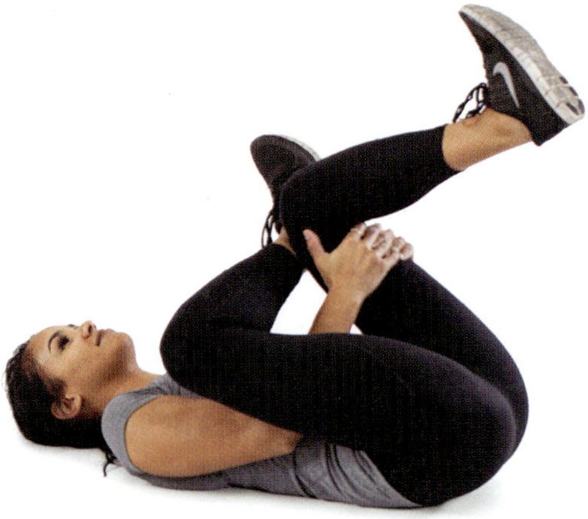

b

목적(Objective)

이상근(piriformis)과 둔부의 스트레칭을 위해.

시작 자세(Starting Position)

앙와위(바르게)로 누워서 오른쪽 발목을 왼쪽 무릎 위로 교차시키고 오른쪽 정강이를 가능한 한 체간에 직각이 되도록 한다*(a)*.

동작(Movement)

양손으로 왼쪽 허벅지 뒤쪽을 잡고 스트레칭이 느껴질 때까지 다리를 몸쪽으로 당긴다*(b)*. 30~60초까지 유지한다. 양쪽을 번갈아 가며 시행한다.

Seated Piriformis Stretch 앉은 자세로 이상근 스트레칭

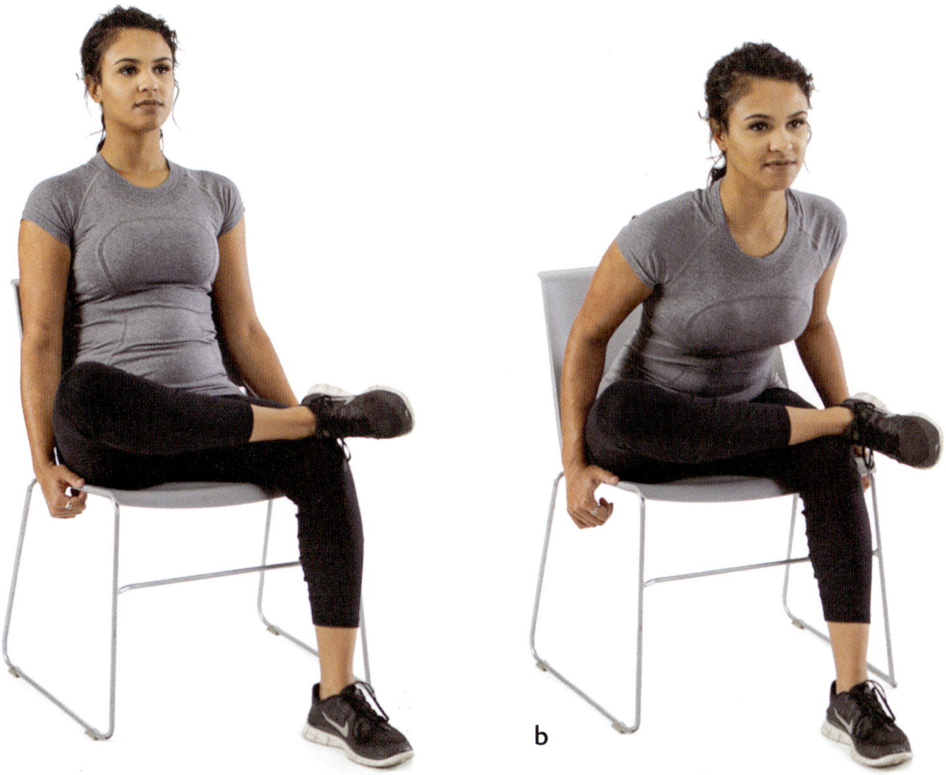

a b

목적(Objective)

이상근(piriformis)과 둔부의 스트레칭을 위해.

시작 자세(Starting Position)

의자에 앉아서 우측 발목을 좌측 무릎에 교차하여 올리고 우측 정강이는 가능한 한 바닥에 평행하게 한다*(a)*.

동작(Movement)

바르게 앉아서 몸을 바로 세우고 유지한다. 스트레칭이 더 필요하다면 상체를 다리가 있는 앞쪽으로 기울여라*(b)*. 30~60초 유지하고 반대쪽도 반복한다.

Chest Stretch 가슴 스트레치

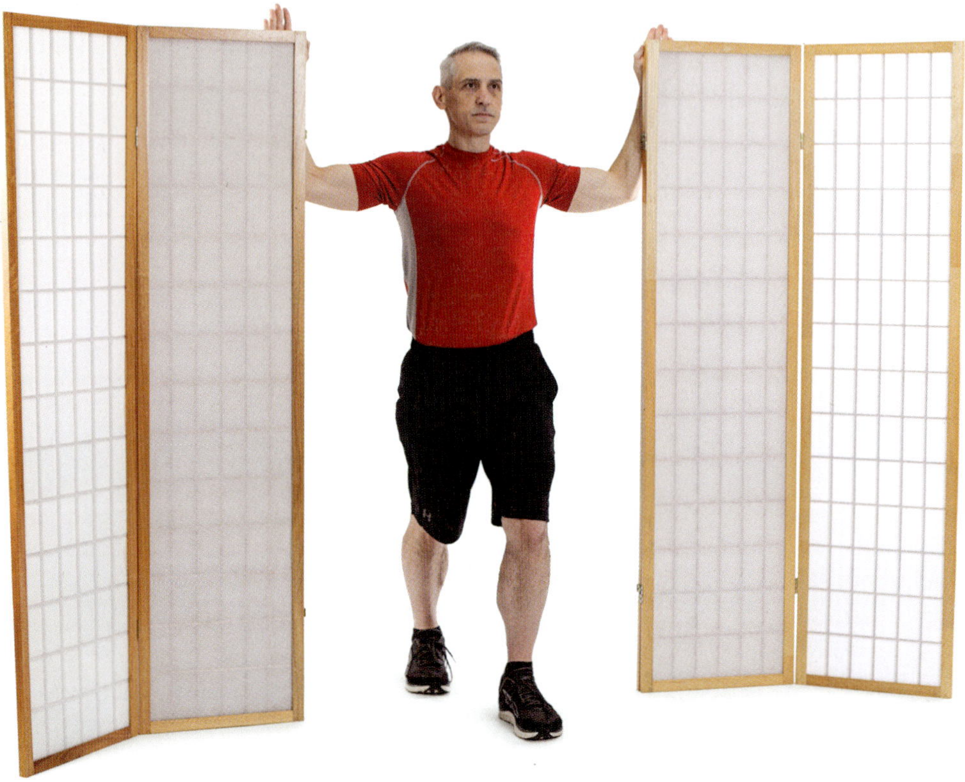

목적(Objective)

전방 견갑대(anterior shoulder girdle, 가슴)의 스트레칭을 위해.

시작 자세(Starting Position)

양팔을 goalpost position(미식축구 골대모양)으로, 팔꿈치를 90° 구부리고 양 전완을 문틀에 대고 문틀 사이에 선다.

동작(Movement)

가슴이 당겨지는 것이 느껴질 때까지 앞으로 나간다. 만약 이것이 허리를 불편하게 한다면, 문으로부터 더 멀리가지 않는다; 아마도, 너무 나아가서 허리가 arch를 형성하고 있을 것이다. 30초간 유지하고 반복한다.

전에도 말했듯이 반복할 필요가 있다: 모든 운동이 모든 신체를 위한 것은 아니다. 당신의 허리의 상태(질환)에 따라, 어떤 운동은 정확하게 필요한 것이지만, 어떤 운동은 금기가 될 것이다. 다음 챕터에서는 가장 일반적인 척추 질환 중 몇 가지를 논의하고 거기에 따른 구체적인 제안을 할 것이다. 운동과 운동량에서부터 체력이 강해짐에 따라 운동을 변경해야 하는 시점까지도 제공할 것이다.

제 3 부

흔한 질환
Common Conditions

나는 새로운 고객들에게서 "허리가 안좋아요", 또는 "허리 통증이 있어요"라는 소리를 수도 없이 듣는다. (얼마나 자주 듣는지 말할 수 없다.) 이 표현들은 평가 과정에서 가장 많이 듣는 문장일 것이다. 문제는, 이 말은 내게 아무것도 알려주지 않는다는 점이다. 이건 너무 일반적인 표현이다. 당신이 자동차 정비소에 간다면, "내 차가 고장났어요"라고 말할 것인가? 글쎄... 어떤 부분? 좀 더 정확히 어떤 문제가 있는가? 이것은 당신의 신체에도 마찬가지이다. 단순히 허리가 아프다고 말하는 것은 내가 도움을 줄 수 있을 만큼 충분한 정보를 제공하지 못한다.

디스크 문제부터 척추 전위증, 협착증 그리고 그 이외의 것 등 허리통증에 관련될 수 있는 무수한 조건들이 있으며, 믿거나 말거나, 운동으로 각각 다르게 관리될 필요가 있다. 내가 3챕터에서 말했던 협착증(stenosis)과 전방전위증(Spondylolisthesis)에 대해 불완전한 진단을 갖고 왔던 환자를 기억하는가? 3주 동안, 그녀는 나에게 준 정보를 바탕으로 열심히 운동했지만, 고통은 계속 커져만 갔다. 그리고 자기공명영상(MRI)을 가져왔다. 우리는 그녀가 얘기한 협착증이라는 진단에 근거해서 잘못된 운동을 해왔지만, 전방전위증이라는 질환에 대해서는 하지 않았다. 일단 우리가 정확한 진단을 받았으면, 그녀는 올바른 운동을 할 수 있었고 고통에서 빠르게 벗어났고, 회복의 길에 있었겠지만, 그 모든 시간을 잃었고 불필요하게 고통을 받았다. 이 예는 운동 프로그램에 뛰어들기 전에 의사와 상담하고 적절한 진단을 받는 것이 왜 중요한지를, 그래서 특정 질환에 맞는 올바른 운동을 할 수 있다는 것을 보여준다.

다음 챕터들은 특정 질환별로 구성되어 있고, 시작은 비특이적 요통부터이다. 우리는 각 질환(condition)을 정의하고, 물리적 구조에 무슨 일이 일어났는지 설명하고, 해당 질환의 금기에 대해 논의한 다음, 당신이 무엇을 해야 하고 어떤 운동이 당신의 질환에 적합할지를 설명할 것이다. 이것이 당신의 허리를 안정화시키고 강화하는 데 필요한 로드맵을 제공할 것이고, 바라건데 당신의 삶의 질을 향상시킬 것이다. 몇몇 기본적이고 어려운 운동들에 대한 추가적인 정보와 선별된 비디오에 대해서는 www.backexercisebook.com를 방문할 수 있다.

이 파트는 이전 챕터보다 더 자세하고 과학적이지만, 겁먹지 마라. 당신의 질환을 속속들이 이해하는게 매우 중요하다. 그래야만 이것을 통제할 수 있기 때문이다. 대부분의 고객들은 그들의 상태나 이것이 무엇을 의미하는지 잘 이해하지 못한다. 그들도 용어(terminology)는 들었겠지만, 그 상태가 그들에게 완전히 이해되지 않았거나 그들이 이해하지 못하는 언어로 설명되었거나, 너무 당황해서 더 이상 질문을 하지 못했을 수 있다. 당신의 몸이다. 이것을 이해하는 것이 치유의 열쇠이다.

상황에 따른 조언 Straight talk

많은 전문가들이 자신들만의 용어로 말하고 있다는 것을 알아챈 적이 있는가? 전문용어는 모든 직업에 있지만, 특히 의학에서 흔하다. 몇몇 의사들은 우리가 의대를 졸업하지 않았다는 것을 잊는 경향이 있다. 나와 같은 운동 생리와 운동학(kinesiology) 분야에서도, 몇몇 개인 트레이너들은 큰 단어(big words)들을 사용한다. 아마도 고객에게 깊은 인상을 심어주거나 자신의 기반 지식에 대한 자신감을 형성하기 위해서다. 그러나 나는 이것이 종종 명료함 보다는 혼란을 유발한다는 것을 확인한다. 이러한 상황에서, 나는 사람들에게 스스로 최고의 대변자가 되고 그들이 질문의 답을 이해한다고 완전히 만족할 때까지 상세한 설명을 요청하도록 상기시킨다. 기억하라, 의사는 당신을 위해 일한다. 당신은 그들의 시간에 대한 대가를 지불하고 있다; 최대한 활용하라.

일단 당신의 질환(condition)에 대한 진단을 받으면, 이것이 무엇인지 이해하고, 수술, 경막외 주사, 물리치료, 또는 운동 등을 포함한 가능한 치료 옵션들에 대해 알아볼 필요가 있다. 모든 의사는 선호하는 치료 방법을 가지고 있고 그들 중 일부는 수술을 선호(만족)하기 때문에, 나는 수술적 치료에 너무 빨리 뛰어들기 전에 항상 다른 의견(second opinion)을 듣는 것을 제안한다. 종종 빠른 통증 완화에 대한 약속이 너무 매력적이기 때문에, 그냥 끝내기 위해 과감하게 치료 방법을 정하려는 유혹이 있다는 것을 깨닫는다. 하지만, 수술은 당신의 구조를 영원히 바꾼다는 것을 기억하라. 한 번 칼을 덴다면 절대 이전 상태와 같지는 않을 것이다. 허리 수술은 가볍게 볼 일이 아니다; 큰 수술이 될 수 있기 때문에, 적어도 비수술적인 치료를 먼저 고려하거나 시도해 볼 가치가 항상 있다. 일단 당신과 당신의 의사가 결정한 치료 옵션으로 당신이 편해졌다면, 당신은 이것을 통해 앞으로 나아갈 수 있다. 많은 사람들에게, 이 책과 다음에 나올 챕터들은 이러한 치료 옵션들을 따르는데 사용될 것이다.

다음 챕터들은 요통을 관리하기 위해 지금 할 수 있는 일들에 대한 설명과 로드맵을 제공해야 한다. 만약 당신이 어떤 형태의 물리치료를 마쳤다면, 이 운동들이 당신에게 친숙하길 바란다. 단지 운동으로 바로 뛰어넘어가지 않고 전체 챕터를 읽는 것이 중요하다. 각 챕터는 당신의 질환에 대해 뿐만 아니라, 리스트에 있는 운동들을 왜 해야 하는지를 가르쳐 줄 것이다. 당신이 왜 특정한 운동이나 일련의 운동을 하고 있는지 이해하면, 당신은 이 운동을 하는 동안 더 신중하고 순응적일 수 있고, 그래서 더 엄청난 결과를 보게 될 것이다.

CHAPTER 7

제 7 장

비특이적 요통
Nonspecific Low Back Pain

생애 몇 지점에서 요통을 경험하는 경우는 80%가 넘는다. 이것은 압도적으로 많은 사람들이다. 요통(LBP)은 의사를 찾는 두 번째 가장 많은 이유이다. 감기 바로 다음으로. 만약 당신이 이 글을 읽고 있다면, 당신은 현재 요통을 앓고 있거나 과거에 고통을 겪었을 가능성이 있다. 최상의 경우, 당신은 이미 의사로부터 진단을 받았고 당신의 질환(condition)에 적용되는 챕터로 건너 뛸 수 있다. 다만, 요통이 있는 사람 중 많은 수는 특정 질환이나 진단이 없다. 그들의 질환(condition)은 *일반화된 요통(generalized low back pain)* 또는 더 정확하게 *비특이적 요통(nonspecific low back pain)* 범주에 속한다.

정의 Definition

비특이적 요통은 인지할 수 있고 잘 알려진 특정 질병(예: 감염, 종양, 골다공증, 요추 골절, 구조적 기형, 염증 질환, 신경뿌리 증후군, 또는 말총증후군[cauda equina syndrome])에 기인하지 않는 요통으로 정의된다.[1] 다시 말해, 특별한 원인이 없고; 많은 다른 요인에 의해 발생할 수 있다.

그렇게 흔함에도 불구하고, 요통(LBP)을 앓을 때 의사에게 가지 않는 사람들의 수가 의사를 찾는 사람들의 수보다 2배는 많다.[2] 요통은 특정 연령 또는 인구통계적 제한이 없다. 남녀노소 모두 동일하게 허리 통증을 경험한다. 사실, 우리는 요통을 가진 십대들의 수가 증가하는 것을 보고 있다.[3]

원인 Causes

요통을 유발하는 많은 기여 인자들이 있다. 우선, 기계적인 요인이 있다. 잘못된 자세, 물건을 들어올릴 때 잘못된 기술, 비틀거나 구부리는 것과 같은 어색한 동작, 레이크질이나 삽질과 같은 반복적인 동작은 모두 근육에 무리(strain)를 주거나 과사용 손상(overuse injury)을 유발할 수 있다. 이것들이 외상성 이벤트는 아니지만, 축적된 손상(accumulation injury)으로 간주된다. 오랜 기간에 걸쳐 일어난 사건(손상)들이다, 그러나, 속담 속의 낙타 등을 부러뜨린 지푸라기처럼, 당신의 허리를 결국 아프게 하는 순간만 기억에 남는다.

이것을 카드로 만든 집처럼 생각하라. 몇 년 동안 당신은 한 번에 하나의 카드를 설정해 왔다. 카드 각각은 완벽하게 균형을 잡았지만, 위태롭게 서 있었다. 어느 날 갑자기 소동이 일어나 탑 전체가 무너질 때까지 말이다. 당신의 허리는 시간이 지남에 따라 약해졌지만 이것이 증상으로 발현되기까지는 단 한 가지 사건만 있으면 된다. 그 한 번의 이벤트는 허리를 손상시키지 않는다—단지 그냥 모서리에 넘어졌을 뿐이다.

요통을 유발할 수 있는 또 다른 요인은 과체중이나 비만이다.[4] 여기에는 여러 가지 이유가 있다. 첫째, 증가된 무게는 디스크에 증가된 압력을 유발한다. 또한, 과체중이거나 비만인 사람들은 척주로부터 더 멀리 튀어나온 배를 가지고, 요추 전만(lordosis, arching)에 대한 당김이 증가하고, 그리고 디스크와 몸통의 기립을 유지하기 위한 요추근육들(척추기립근[erectors], 요방형근[quadratus lumborum], 척추안정화근[spinal stabilizers])의 압력을 증가시킨다. 우리는 요통을 겪고 있는 사람들이 개인의 코어 근육들(갈비뼈에서 엉덩이까지의 모든 근육을 생각해라)이 약하다는 것을 볼 수 있다. 이 경우, 닭이 먼저인지 달걀이 먼저인지의 문제일 수 있다. 약한 코어 근육이 허리 통증을 유발한 것일까, 아니면 허리통증으로 근육이 약해진 것일까? 판단은 아직 시기상조이다. 어느 쪽이든, 이것들은 당신이 운동하는 동안 집중할 근육들이다.

요통과 어느 정도 연관이 있는 것으로 보이는 조금은 덜 알려진 요인들이 있다.
흡연(smoking)은 허리통증과 관련이 있다, 비록 "왜"인지는 미스터리로 남아 있다.[5] 유전적 요인(genetic factors)도 요통과 관련이 있는데, 이는 아마도 관절염 인자들이 세대별로 전해졌기 때문일 것이다. 우리는 또한 신체 활동을 너무 안하거나 너무하는 두 그룹에서도 요통을 볼 수 있다. 운동을 전혀 하지 않고 주로 앉아서 생활하는 사람들은, 운동전에 충분한 휴식과 회복이 없이 매우 격렬한 신체활동을 추구하는 사람들만큼 요통이 생길 가능성이 높다.[6]

증상
Symtoms

통증의 정도와 기간에 대해 이야기 해보자. 손상이 있다면 3개의 범주가 있다: 급성기(6주 미만), 아급성기(6~12주), 그리고 만성기(12주 이상).[7] 급성기 케이스의 10~15%만 만성으로 진행한다.[8] 약복용과 시간이 흐르면, 문제는 저절로 해결되기 시작하나, 종종 추악한 녀석의 머리 내밀기가 기다리기도 한다(카드의 집을 기억하나?). 적절한 운동과 근력강화를 통해 요통이 재발하는 것을 막을 수 있다.

주의 깊게 구성된 치료와 강화가 없다면, 요통이 돌아오는 것은 시간문제일 뿐이다; 이러한 증상들의 빈도와 지속 시간은 다양하다. 하지만, 근육과 척추 안정화근을 강화하면 통증 발생의 시간이 짧아지고 간격이 점점 더 멀어질 수 있다. 수개월마다 4~6주씩 쇠약해지는 통증을 경험하는 대신, 9~12개월마다 5~10일로 줄일 수 있다. 때때로 손상을 언제 입었는지를 잃어 버릴 정도로 허리 통증을 수년 동안 막을 수도 있다.

치료 옵션
Treatment Options

의사들은 종종 요통 치료에 약을 사용한다: 항염증약(NSAIDS), 그리고, 만약 필요하다면 근이완제도. 그들은 물리치료(physical therapy)를 제안할 수 있다. 만약 그렇게 한다면, 나는 강력하게 추천한다. 물리치료사는 이 책에서 본 많은 운동들을 가르칠 것이고, 당신은 특정한 문제(issue)에 맞춘 실제적인 학습과 훈련을 받을 것이다. 나는 또한 크고, 질 좋은 젤 아이스 팩을 추천한다. 특히, Chattanooga Colpac Oversized Ice Pack.(채터누가 콜팩 오버사이즈 아이스팩)을 추천한다. 나는 12×18.5인치 사이즈를 사용한다. 그러나 이것들은 다양한 사이즈들을 가지고 있다. 나의 냉장고에는 교대로 사용 가능하도록 2개가 들어 있는데, 한 번에 20분 동안 팩을 사용하고 40분 동안 쉬면서, 이것을 반복한다.

다른 제안된 치료 방법으로는 카이로프랙틱, 침술, 그리고 도수요법(마사지)이 있다. 이 모든 것들은 문제(issue), 환자, 그리고 치료자(실무자)에 따라 각각 이점이 있다. 만병통치약은 없다. 비록 비전통적인 형태의 치료들이 나오면서 과학은 나뉘어지지만, 이것을 뒷받침하는 많은 일화적인 증거들이 있다. 나는 이런 관점에 동의한다. 나는 마사지 치료사, 카이로프랙터, 침술사와 함께 성공적으로 일한 많은 사람들을 알고 있으며, 담당 의사와 상의하고 책임 있는 치료자가 선택된다면 이러한 치료법을 추천할 것이다.

상황에 따른 조언 Straightalk

"나는 허리에 아이싱(ice) 할 시간이 없어요"라고 많은 고객들이 말한다. 그러나 아이싱(ice) 할 순간들은 항상 있다. 나는 허리에 또는 다른 필요로 하는 신체 부위에 아이싱을 하기 위해 아침과 오후의 통근시간을 이용한다. 아이싱은 얼음이 몸에 있는 시간 그 이상의 이점을 제공한다는 것을 기억하라. 아이싱은 정기적으로 시행할 때 염증(inflammation)의 장기적인 감소를 촉진할 수 있다. 아침에, 나는 출근하는 30~40분 동안 얼음 팩을 등 뒤에 둔다. 처음 몇 분 동안은 힘들지만, 금방 익숙해지고 심지어 거기 있다는 것을 잊는다. 일단 직장에 가면, 나는 운이 좋게도 냉장고가 있어서 거기에 두었다가 퇴근하는 길에 아이싱을 반복한다. 이런 방식으로, 나는 잊지 않고, 매일 여러 차례 시행한다. 만약 하루 일과가 끝날 때 집에서 아이싱하는 것을 기억하려고 노력한다면, 종종 잊어버릴 것이다. 이 방법은 습관이자 일상의 일부가 되었다. 당신이 하루 종일 앉아서 생활했든, 들어 올리고, 비틀고, 구부렸든, 두 가지 유형의 행동이 똑같이 허리에 염증을 일으킬 수 있다는 것을 기억하라. 아이싱은 염증을 줄이는 가장 쉬운 방법 중 하나이다. 이것을 할 시간을 계획하라.

훈련 주안점
Training Focus

표 7.1에서 7.6까지에 설명된 운동 프로그램들은 급성기 요통이 아닌 사람들에게 가장 효과적일 것이다. 근육의 경련(spasm)을 겪고 있거나 극도의 통증을 앓고 있다면, 증상이 조금 가라앉을 때까지 기다렸다가 시작하라. 만약 당신이 이미 의사나 물리치료사를 만났고, 앞으로의 증상을 예방하는 데 도움이 되는 강화나 유지 프로그램이 필요하다면, 이 운동들은 당신을 위한 것이다. 다시 말하지만, 당신이 허리 경련(spasm)을 겪고 있을 때 이러한 운동을 시작하는 것은 추천하지 않는다. 이 운동들은 역효과를 낼 것이다; 당신이 인내심을 갖고 상황이 조금 완화될 때까지 기다릴 필요가 있다. 그러면 이 운동들은 훨씬 더 큰 이점이 있을 것이다. 매달, 당신은 새로운 운동을 추가하거나 현재 운동 중 일부를 더 발전된(advanced) 운동으로 대체할 것이다. 목표는 진전(progression)이다. 당신은 진전이 있기를 바라고, 그렇게 하는 유일한 방법은 변수 중 하나를 조정하여 조금 더 열심히 운동하는 것이다. 이러한 변수들은 양(volume, 세트 수 및 반복 횟수, 또는 총 운동 횟수), 부하(load, 들어 올리는 무게의 양), 빈도(frequency, 주당 운동 일수)이다. 매달, 당신은 운동 프로그램의 변화를 기대할 수 있고, 당신이 어떠한 증가된 통증을 경험하지 않는 한, 다음 달까지 새로운 운동 프로그램을 따라 갈 것이다. 통증이 더 심해진다면, 이전 달로 돌아가서 또 다른 일주일 동안, 새로운 운동 프로그램을 다시 시도해보라.

모든 운동들이 모든 몸에 맞는 것은 아니라는 것을 명심하라. 다른 사람들에게는 심각한 불편감을 유도하지만 한 사람에게는 잘 맞는 운동이 있을 수 있다. 아픈 운동은 일단 멈추고 피하라. 당신이 통증 없이 이것을 할 수 있을 만큼 충분히 강해졌는지 보기 위해서는 그 달 말 또는 심지어 다음 달에 그 운동으로 돌아가라. 나의 개인적, 직업적인 경험으로 볼 때, 당신이 절대 할 수 없는 운동이 있을 수 있고, 그건 괜찮다. 만약 당신이 이 한 가지 운동을 할 수 없다고 해서, 이것이 당신을 성공하거나 실패하게 하지 않는다. 통증을 유발하지 않는 것을 하라.

어떤 통증이 괜찮은지 안 괜찮은지에 대해 논의해 보자. 일반적으로, 우리는 고객에게 약간의 불편함은 받아들이도록 지시한다. 통증 척도를 1부터 10으로 볼 때, 1은 전혀 통증이 없는 것이고 10은 상상할 수 있는 최악의 통증이다. 당신이 운동할 때 통증을 어느 정도 순위로 매길 건가? 만약 1에서 3이라면 이겨내도 좋다, 이것은 가벼운 불편감을 포함할 것이다. 그러나, 통증이 심하다면, 그날은 운동을 하지 마라. 당신은 운동의 첫 번째 또는 두 번째 반복에 약간의 고통을 느낄 수 있고 즉시 멈추기를 원할 수 있다. 몇 번 더 반복하고 통증이 사라지는지 확인해 보라. 가끔 그럴 것이다. 하지만, 통증이 레벨 3 이상으로 계속된다면, 무리하게 진행하지 마라. 오늘은 그만하고 다음 운동으로 넘어가라.

당신은 운동에 익숙해지고 규칙적으로 운동하는 습관을 확립하기 시작할 것이다. 나는 고객들에게 매일 운동했으면 좋겠다고 말하곤 한다. 이것은 많은 것처럼 들리겠지만 현실을 직시해 보자: 대부분의 사람들은 일주일에 3~4회 운동을 할 것이다. 이것은 완벽하다. 하지만, 내가 그들에게 일주일에 서너 번 하라고 하면, 그들은 한두 번 밖에 안 할 수 있다. 성공은 당신의 일관성에 달려있다. 당신이 더 많이 할수록, 더 강해질 것이다.

시작하기 전:
척추 중립을 찾고 케겔을 참여시켜라(Engaging Kegels)

척추 중립(neutral spine)은 1장에서 처음 자세히 논의되었지만, 특히 당신의 비특이적인 요통과 다음에 나올 운동 프로그램에서 처방된 운동들에 적용되기 때문에 반복할 가치가 있다. 요통을 말할 때, 척추 중립은 거의 또는 전혀 고통 없이 유지할 수 있는 척추 위치이다. 다음 운동들은 통증이 없는 척추 중립에서 수행해야 한다.

*척추 중립*의 임상적 정의는 전상장골극(ASIS)과 후상장골극(PSIS)이 같은 평면에 있는 위치이다. 이러한 해부학적 랜드마크는 많은 의료 전문가들에게는 의미가 있지만, 일반인들에게는 쉽게 잘 전달되지 않는다. 우리 중 나머지 사람들을 위해, 척추의 중립은 척추에 대한 스트레스가 가장 적은 위치로, 경추와 흉추, 요추의 곡선이 서로 지지하며 척추를 최적으로 완충할 수 있는 자세이다. 우선 요추에 초점을 맞출 것이지만, 만약 당신이 한 부위의 각도를 바꾸면, 다른 부위들도 바뀔 것이라는 것을 기억하라. 좋게든 또는 나쁘게든.

전통적인 척추 중립으로 너무 높지도 낮지도 않은 척추의 아취(arch)를 생각하도록 하라. 만약 당신이 바닥에 누워있다면, 손을 허리 아래쪽에 놓아라. 공간이 많나? 작은 코이 연못(koi pond 잉어를 키우는 만든 연못) 위에 놓인 다리가 아니라 금문교를 나타낸다면, 이것은 너무 크다. 갈비뼈를 엉덩이 쪽으로 조금 내리고 등을 조금 펴야 한다. 만약 이것이 머리와 목에 불편을 초래하고, 목에 큰 아취가 생긴다면, 가능한 한 중립을 유지하기 위해서 베개나 말아놓은 수건을 목 아래에 놓도록 하라. 또는, 당신의 등이 바닥과 완전히 편평하다면, 이 또한 이상적이지 않다. 약간의 아취가 있어야 한다. 손가락이 허리 아래로 들어갈 수 있을 정도 높이나 손 전체가 들어가서는 안되고, 주먹 전체는 절대 안 된다. 이 전통적인 척추 중립이 불편하거나 통증을 유발한다면, 편안함을 느낄 수 있도록 자세를 수정하라. 당신이 더 강해질수록, 전통적인 척추중립 자세에 가까워지도록 노력하라.

당신은 당신의 척추 중립을 찾고 유지하는 것이 첫 번째 달 운동이라는 것을 알게 될 것이다. 통증이 거의 또는 전혀 발생하지 않는 자세로 등을 대고 눕거나, 등의 이완(to relax)을 유지하면 통증이 가라앉는다. 다음으로, 당신의 케겔 근육을 찾아라. 이것들은 보통 소변의 흐름을 억제하는 것을 돕는 근육으로 묘사된다. 이것들은 골반저근육들(pelvic floor muscles)로, 내부 코어(inner core)의 일부를 구성하는 근육 그룹이고, 그들은 이러한 운동을 하는 동안 약간씩 참여되어야 한다. 이것들을 세게 쥐지(grip) 말고, 가볍게 쥐어라; 최대치의 30%를 생각하라. 약 20초에서 30초 동안 유지하라. 당신이 더 강해질수록, 이것을 유지하기가 더 쉬워질 것이다. 각 운동 동안 골반저 근육을 계속 참여시키는 데 집중하라. 쉽지 않을 수 있고, 잊어버릴 수도 있다. 일단 척추 중립을 찾고 골반저 근육을 참여시킬 수 있다면, 이제 운동들로 넘어갈 시간이다.

표 7.1 첫 번째 달 운동

1. Neutral spine and Kegel (척추 중립과 케겔)	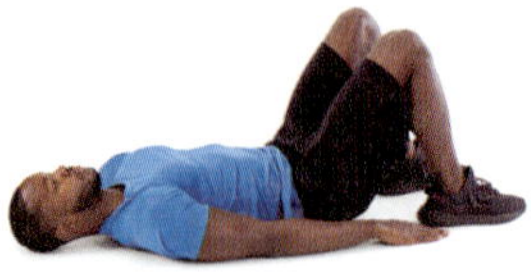	30초 유지	
2. Bent-knee fallout (벤트-니 폴아웃)	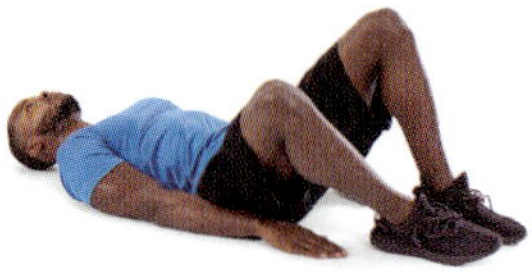	10회 반복, 2세트, 양측	55쪽
3. Heel slide(힐 슬라이드)	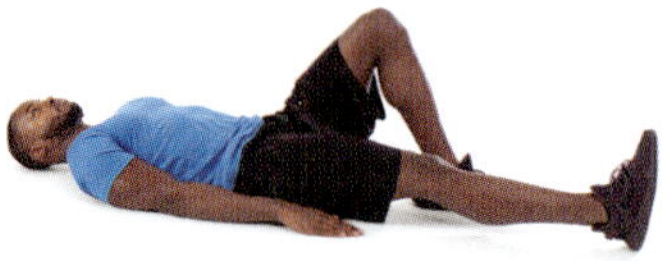	10회 반복, 2세트, 양측	56쪽
4. Marching(마아칭)	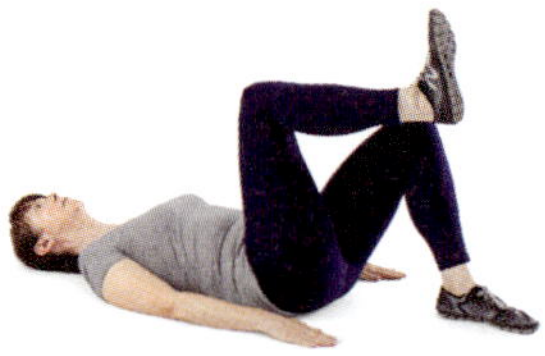	10회 반복, 2세트, 양측 (교대로)	57쪽
5. Lying overhead reach (라잉 오버헤드 리치) (한손 또는 양손)	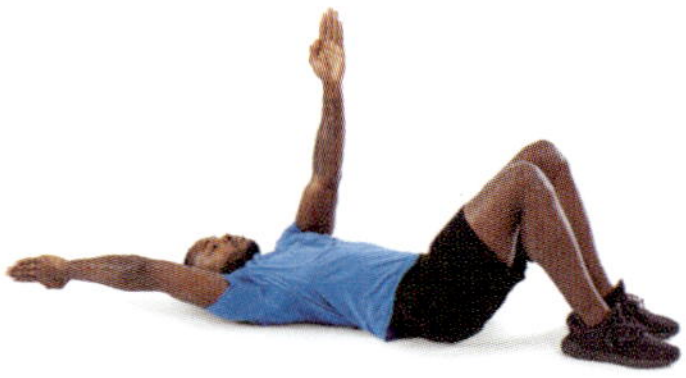	15회 반복, 2세트씩. 양측 요통의 경우, 좋은 자세를 유지하고 허리에 아취를 만들지 않고 한 팔 또는 양팔 버전을 실시	63쪽
6. Pelvic press hold (펠빅 프레스 홀드)	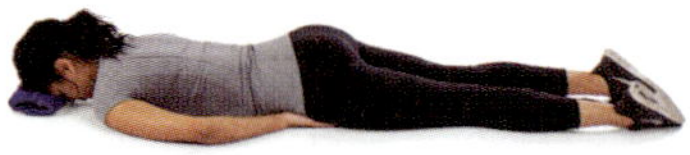	5초 유지, 5회 반복	70쪽
7. Pelvic press hip extension (펠빅 프레스 힙 익스텐션)	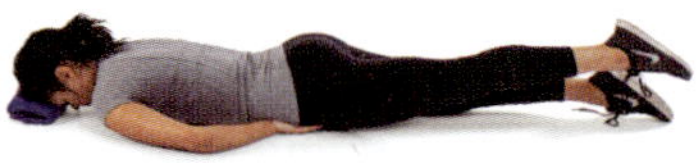	10회 반복, 2세트, 양측(교대로)	71쪽
8. Pelvic press shoulder retraction (펠빅 프레스 숄더 리트렉션)	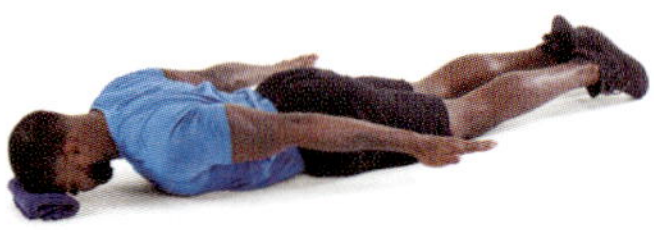	5초 유지, 5회 반복, 2세트	72쪽

표 7.1 첫 번째 달 운동

9. Togu pelvic tilt (토구 펠빅 틸트)	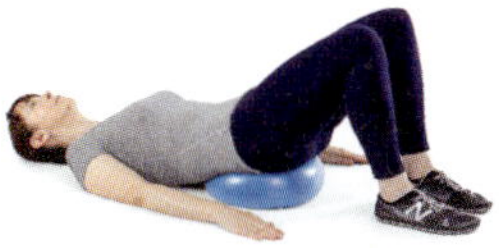	12회 반복, 2세트	65쪽
10. Kneeling hip flexor stretch (닐링 힙 플렉서 스트레치)	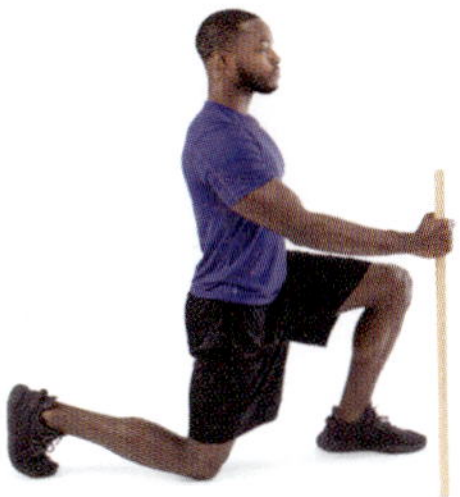	30초 유지, 2회 반복, 양측	111쪽
11. Doorway hamstring stretch or strap hamstring stretch (도어웨이 햄스트링 스트레치 또는 스트랩 햄스트링 스트레치)	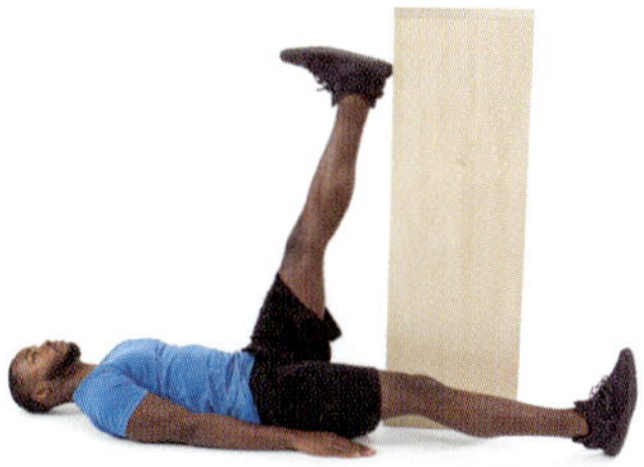 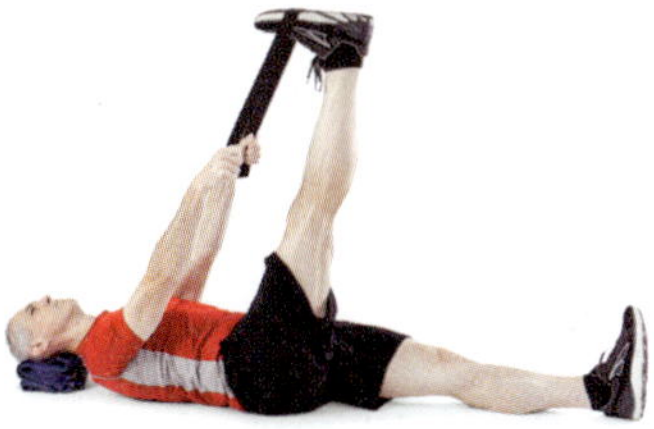	60초 유지, 2회 반복, 양측	112쪽 또는 113쪽
12. Knee-to-chest stretch (니-투-체스트 스트레치)	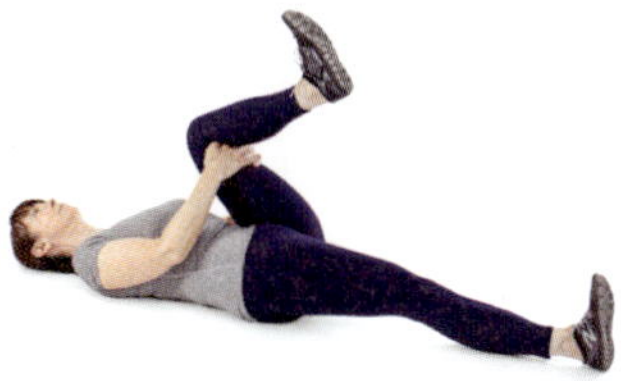	30초 유지, 2회 반복, 양측	116쪽
13. Seated side bend (싯티드 사이드 벤드)	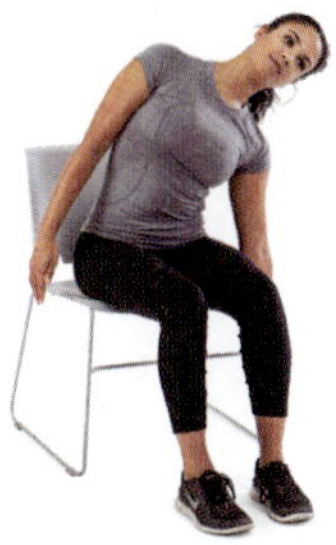	2초 유지, 12회 반복, 양측	86쪽

표 7.2 두 번째 달 운동

운동	사진	횟수	쪽
1. March-up(마치-업)	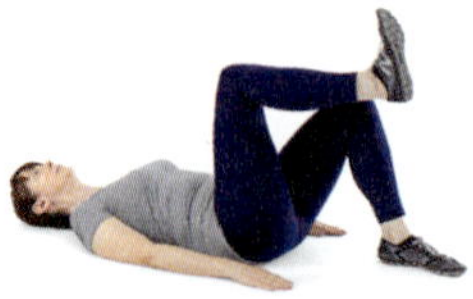	8회 반복, 2세트, 양측(교대로)	58쪽
2. Leg lowering(레그 로어링)	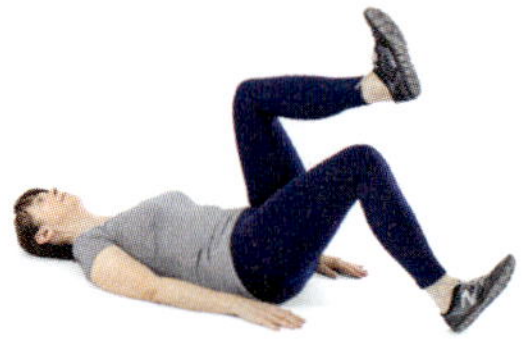	10회 반복, 2세트, 양측(교대로)	59쪽
3. Dying bug(다잉 버그)	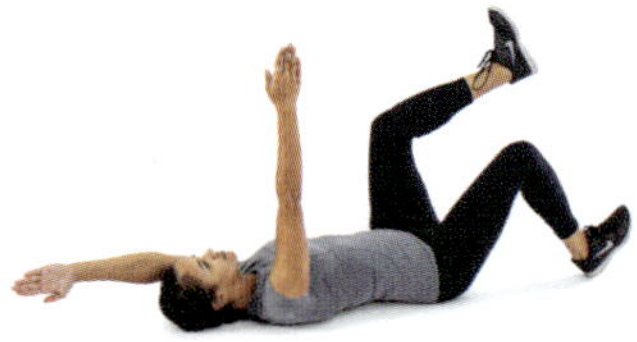	8회 반복, 2세트, 양측	61쪽
4. Clamshell(클램쉘)	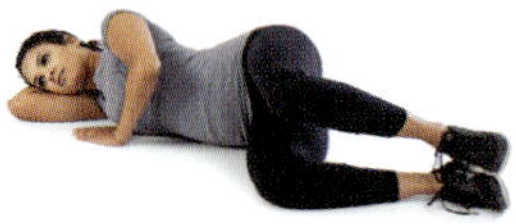	15회 반복, 2세트, 양측	62쪽
5. Pelvic press hip extension (펠빅 프레스 힙 익스텐션) (준비 됐다고 느낄 때 반대쪽 팔 같이 올리기)	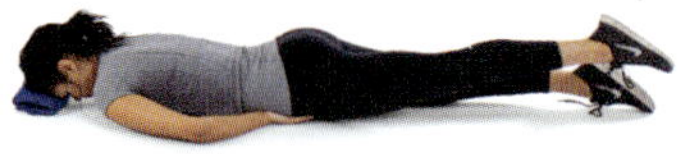	8회 반복, 2세트, 양측(교대로)	71쪽
6. Pelvic press shoulder retraction (펠빅 프레스 숄더 리트렉션)	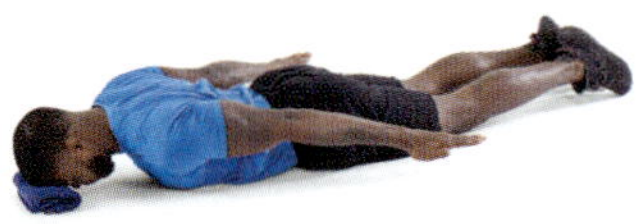	5초 유지, 8회 반복, 2세트	72쪽
7. Pelvic press W (펠빅 프레스 더블유)	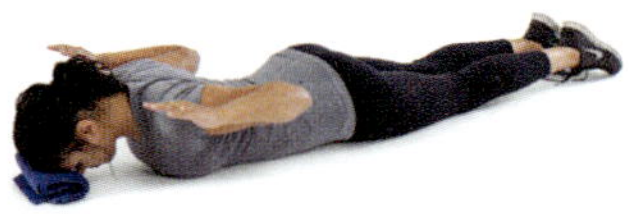	5초 유지, 5회 반복, 2세트	73쪽
8. Articulating bridge (아티큘레이팅 브릿지)	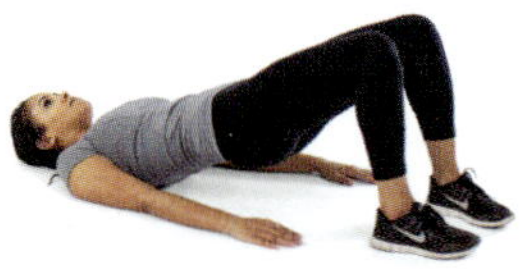	10회 반복, 2세트	108쪽
9. Kneeling hip flexor stretch (닐링 힙 플렉서 스트레치)	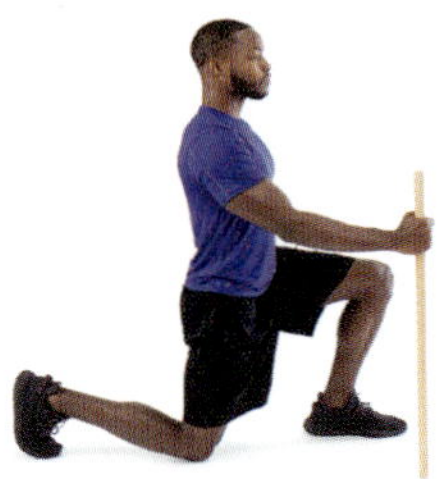	30초 유지, 2회 반복, 양측	111쪽

표 7.2 두 번째 달 운동

10. Strap hamstring stretch (스트랩 햄스트링 스트레치)	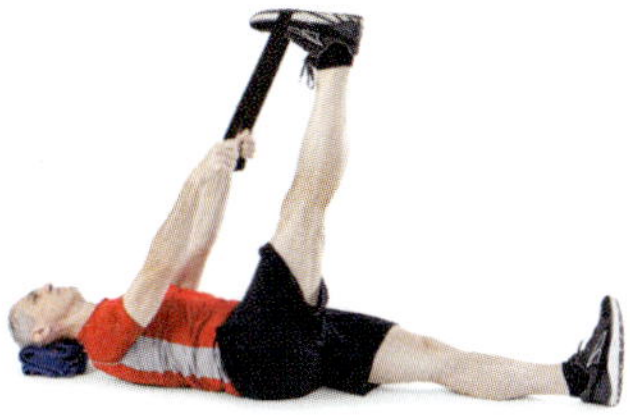	30초 유지, 2회 반복, 양측	113쪽
11. Knee-to-chest stretch (니-투-체스트 스트레치)	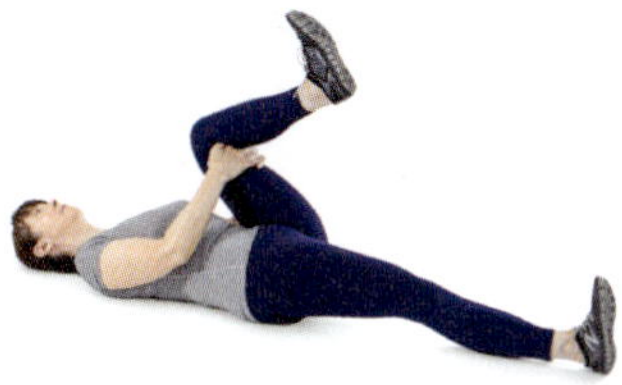	30초 유지, 2회 반복, 양측	116쪽
12. Supine or seated piriformis stretch (누운 자세 또는 앉은 자세 이상근 스트레치)	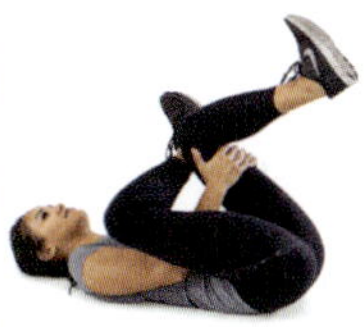 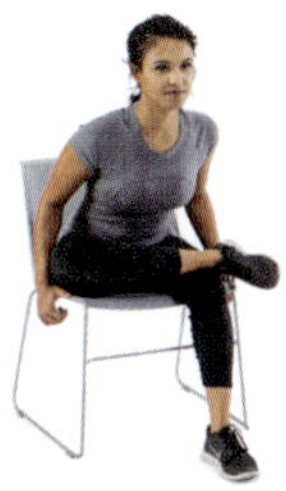	30초 유지, 2회 반복, 양측	118쪽 또는 119쪽

표 7.3 Month 3 Exercises — 세 번째 달 운동들

1. Leg lowering(레그 로어링)	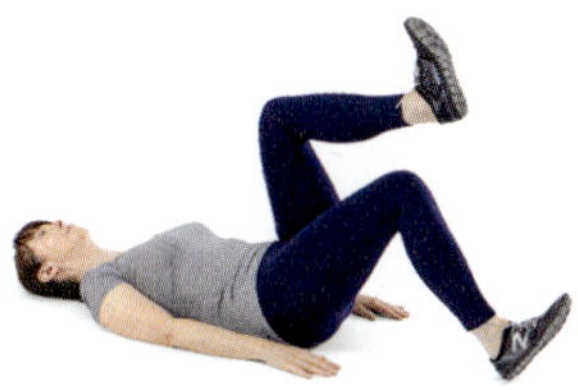	15회 반복, 2세트, 양측(교대로)	59쪽
2. Dying bug(다잉 버그)	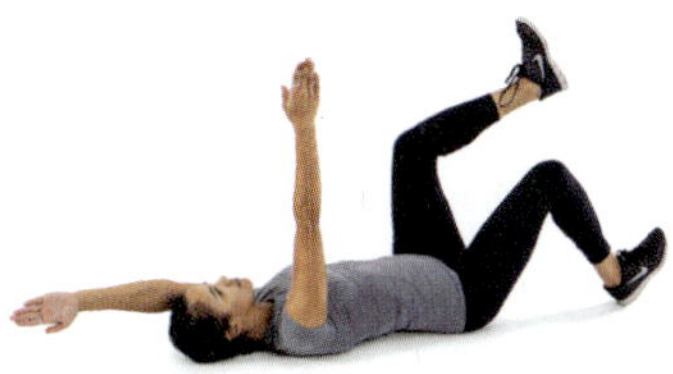	15회 반복, 2세트, 양측	61쪽
3. Advanced kick-out (어드밴스드 킥-아웃)	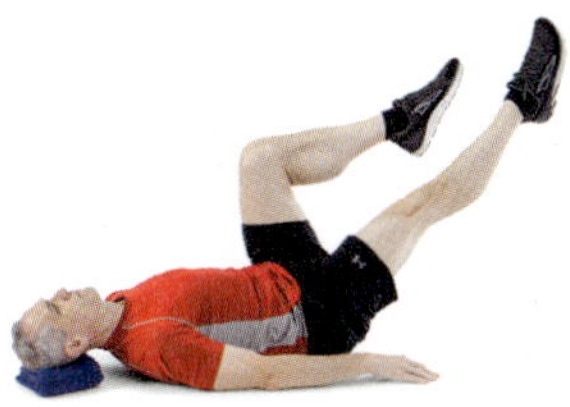	10회 반복, 2세트, 양측	60쪽

(계속)

표 7.3 세 번째 달 운동 *(이어서)*

<table>
<tr><td>4. Full plank(풀 플랭크)</td><td>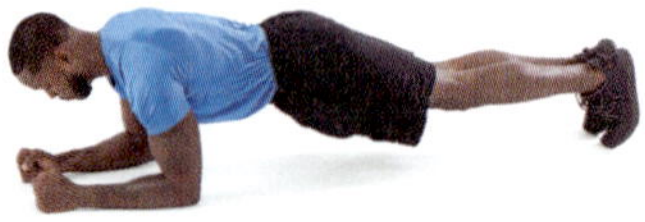</td><td>10초 유지, 3회 반복, 2세트, 반복 사이 3초 휴식</td><td>82쪽</td></tr>
<tr><td>5. Side plank
(사이드 플랭크, 필요하다면 무릎으로)</td><td>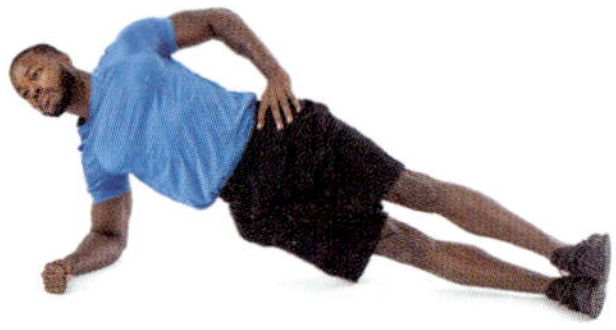</td><td>15초 유지, 2회 반복, 양측</td><td>83쪽</td></tr>
<tr><td>6. Quadruped hold with opposite-arm tap
(쿼드러페드 홀드 위드 어포짓-암 탭)</td><td>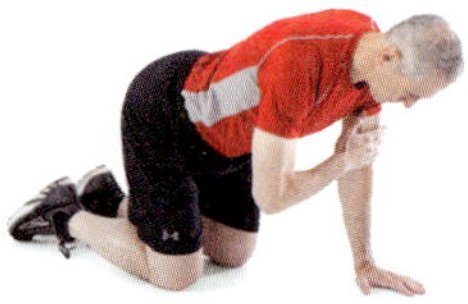</td><td>12회 반복, 2세트, 양측</td><td>77쪽</td></tr>
<tr><td>7. Quadruped hip extension lift
(쿼드러페드 힙 익스텐션 리프트)</td><td>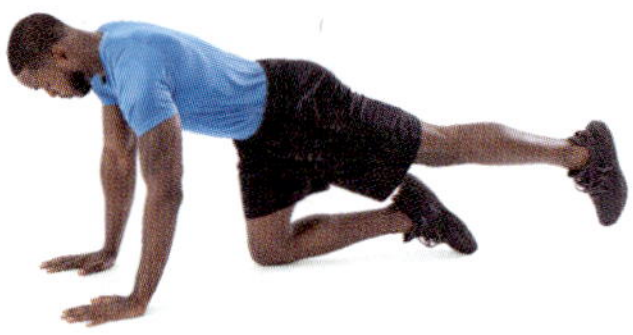</td><td>12회 반복, 2세트, 양측</td><td>79쪽</td></tr>
<tr><td>8. Tail wag
(테일 웨그)</td><td>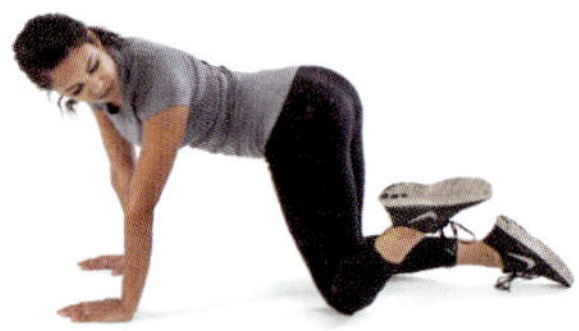</td><td>15회 반복, 2세트, 양측</td><td>107쪽</td></tr>
<tr><td>9. Standing telescope arms
(스탠딩 텔레스콥 암즈)</td><td>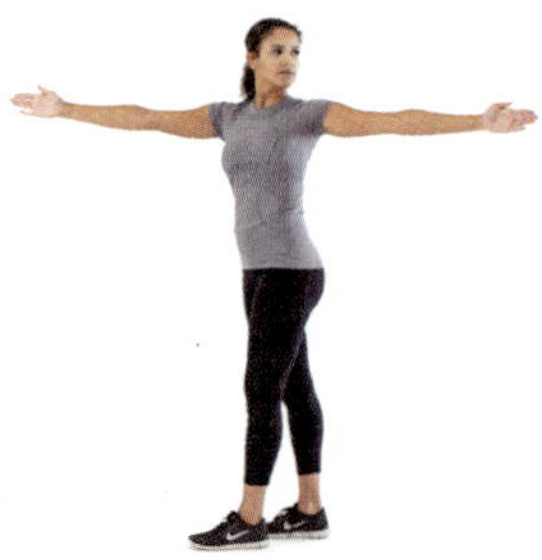</td><td>8회 반복, 2세트, 양측</td><td>105쪽</td></tr>
<tr><td>10. Kneeling hip flexor stretch
(닐링 힙 플렉서 스트레치)</td><td>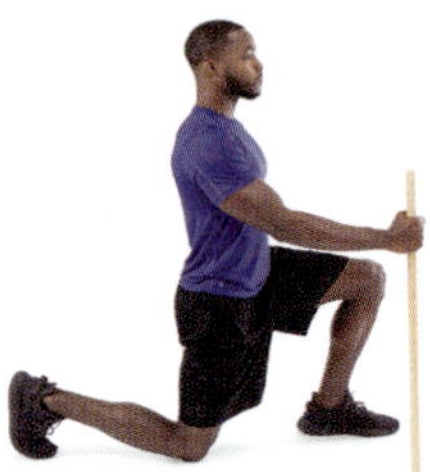</td><td>30초 유지, 2회 반복, 양측</td><td>111쪽</td></tr>
</table>

표 7.3 세 번째 달 운동 *(이어서)*

11. Strap hamstring stretch (스트랩 햄스트링 스트레치)	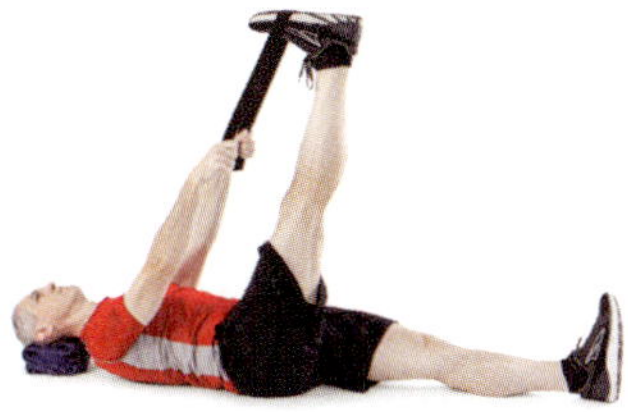	30초 유지, 2회 반복, 양측	113쪽
12. Knee-to-chest stretch (니-투-체스트 스트레치)	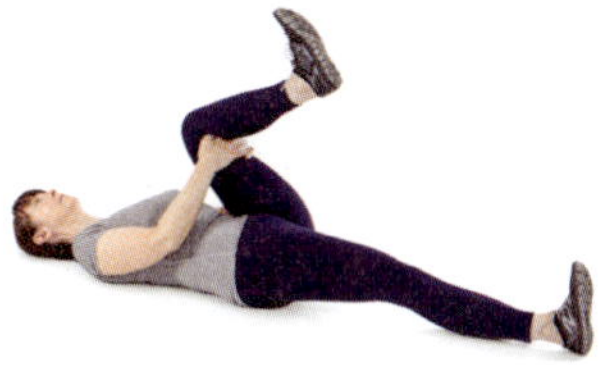	30초 유지, 2회 반복, 양측	116쪽
13. Supine or seated piriformis stretch (누운 자세 또는 앉은 자세 이상근 스트레치)	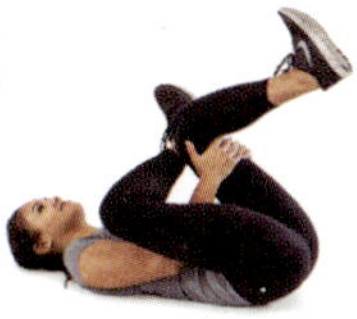 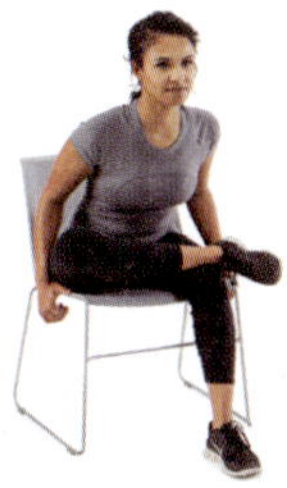	30초 유지, 2회 반복, 양측	118쪽 또는 119쪽

표 7.4 Month 4 Exercises — 네 번째 달 운동

1. Dying bug(다잉 버그)	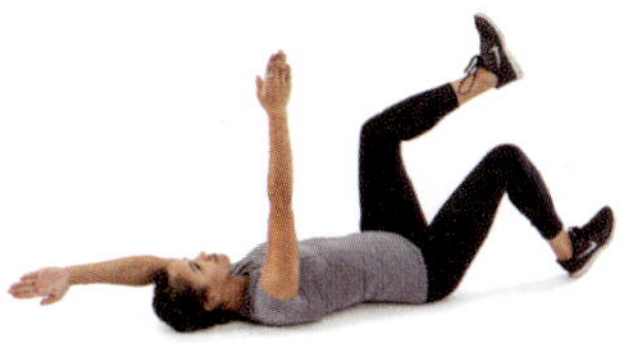	15회 반복, 2세트, 양측	61쪽
2. Advanced kick-out (어드밴스드 킥-아웃)	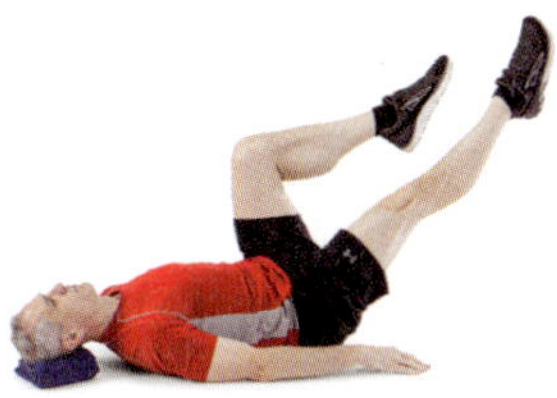	10회 반복, 2세트, 양측	60쪽
3. Full plank(풀 플랭크)	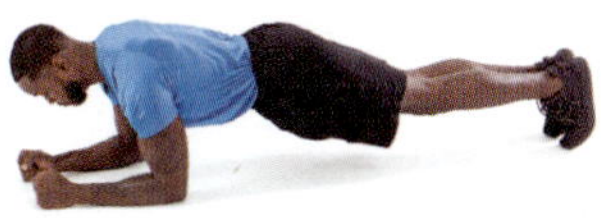	10초 유지, 3회 반복, 2세트, 반복 사이 3초 휴식	82쪽
4. Side plank(사이드 플랭크)	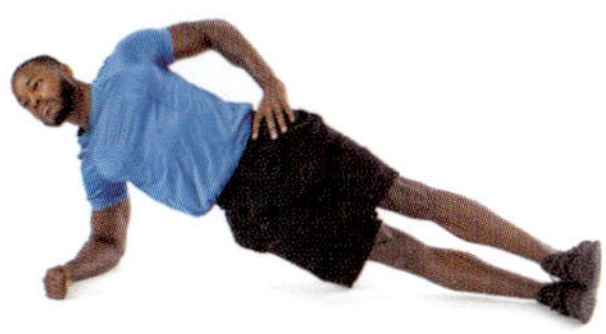	20초 유지, 2회 반복, 양측	83쪽

(계속)

표 7.4 네 번째 달 운동(이어서)

5. Stability ball seated hip shift (스테빌리티 볼 싯티드 힙 시프트)	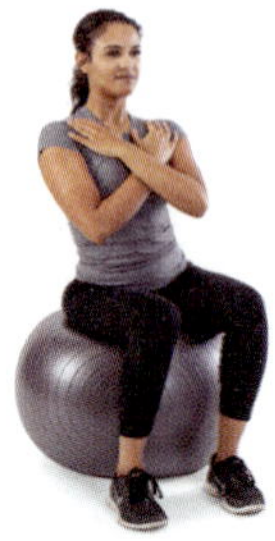	15회 반복, 2세트, 양측	87쪽
6. Stability ball seated knee lift (스테빌리티 볼 싯티드 니 리프트)	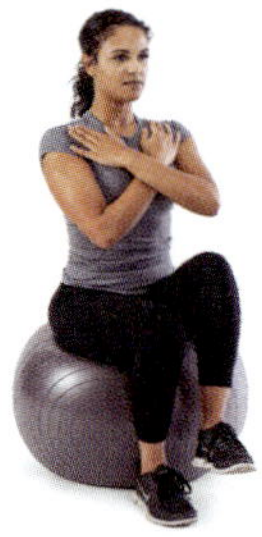	10회 반복, 2세트	88쪽
7. Stability ball hip extension hold (스테빌리티 볼 힙 익스텐션 홀드)	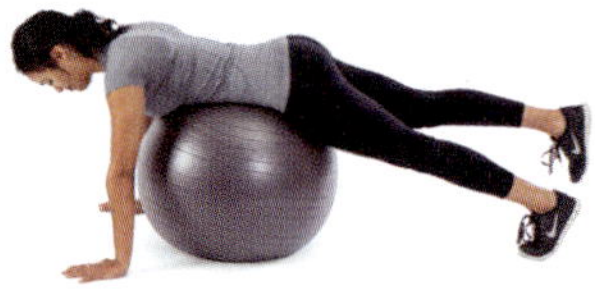	5초 유지, 6회 반복, 2세트, 양측. 작은 가동범위에 집중하고, 아취를 만들지 않는다.	90쪽
8. Quadruped birddog (쿼드러페드 버드도그)	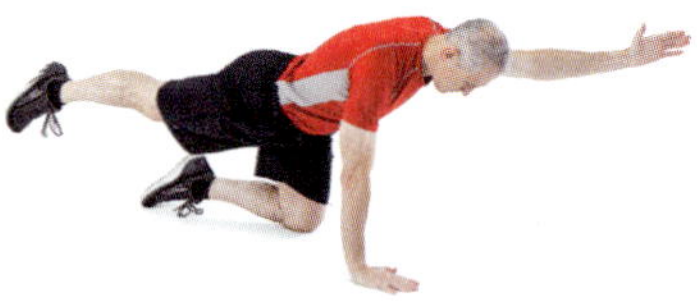	8회 반복, 2세트, 양측	80쪽
9. Stand-up-sit-down (스탠드-업-싯-다운)	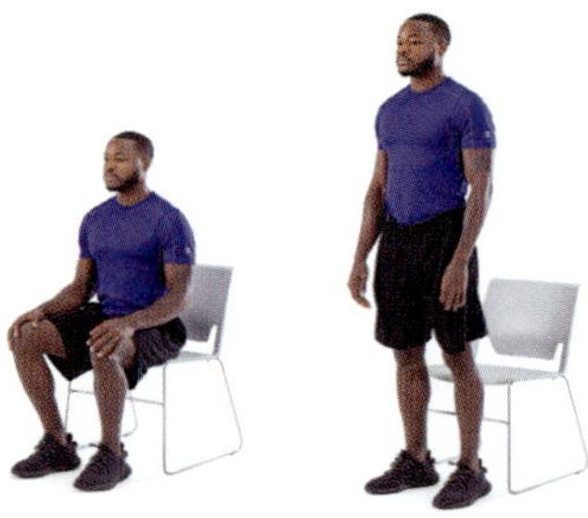	20회 반복, 2세트	99쪽
10. Standing telescope arms (스탠딩 텔레스콥 암즈)	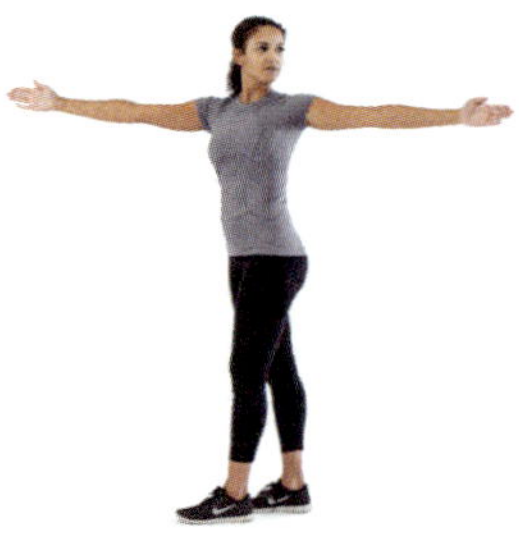	8회 반복, 2세트, 양측	105쪽

표 7.4 네 번째 달 운동

11. Kneeling hip flexor stretch (닐링 힙 플렉서 스트레치)	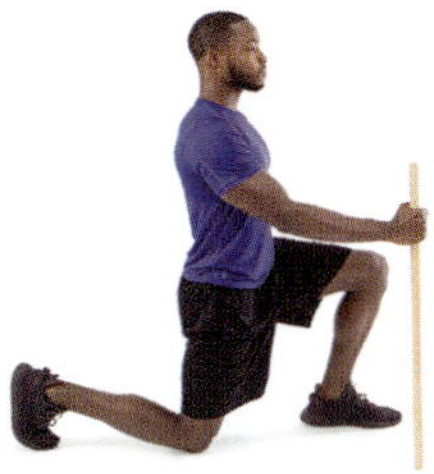	30초 유지, 2회 반복, 양측	111쪽
12. Strap hamstring stretch (스트랩 햄스트링 스트레치)	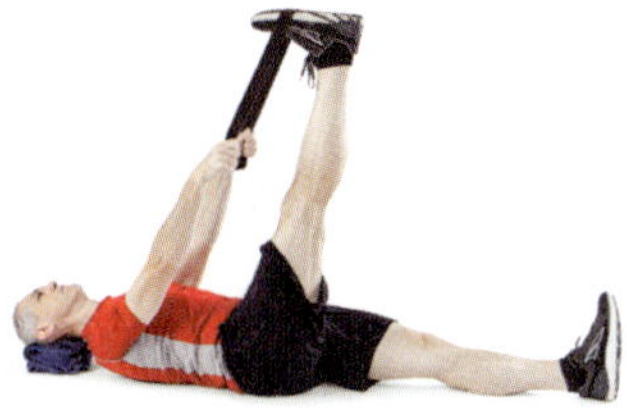	30초 유지, 2회 반복, 양측	113쪽
13. Knee-to-chest stretch (니-투-체스트 스트레치)	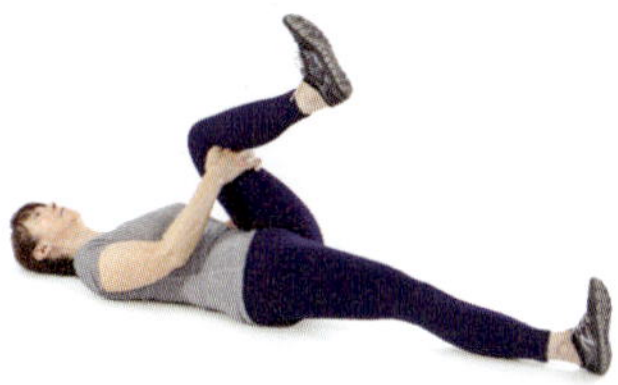	30초 유지, 2회 반복, 양측	116쪽
14. Supine or seated piriformis stretch (누운 자세 또는 앉은 자세 이상근 스트레치)	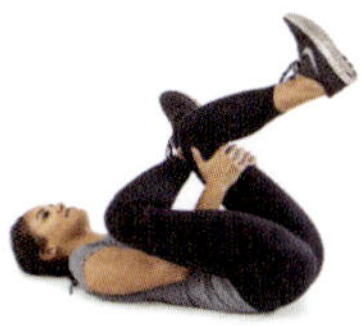 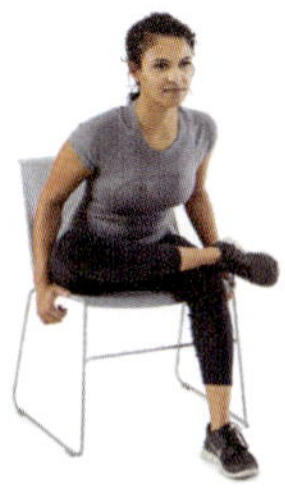	30초 유지, 2회 반복, 양측	118쪽 또는 119쪽

표 7.5 다섯 번째 달 운동

1. Full plank(풀 플랭크)	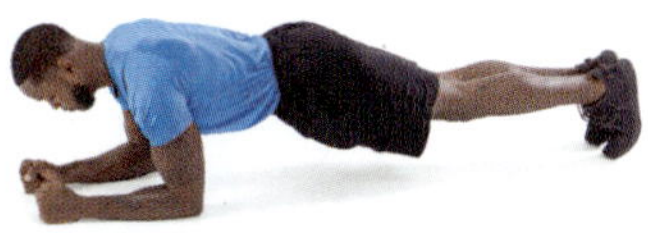	30초 유지, 3회 반복	82쪽
2. Side plank(사이드 플랭크)	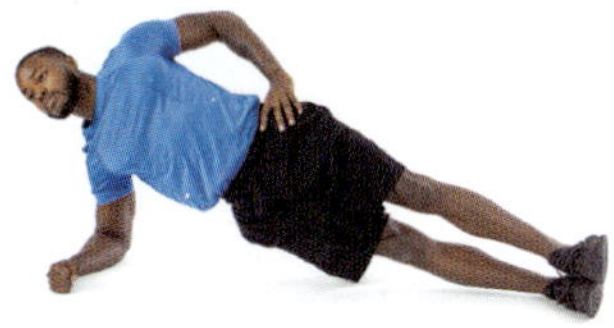	30초 유지, 3회 반복, 양측	83쪽

(계속)

표 7.5 다섯 번째 달 운동(이어서)

3. Articulating bridge (아티큘레이팅 브릿지)	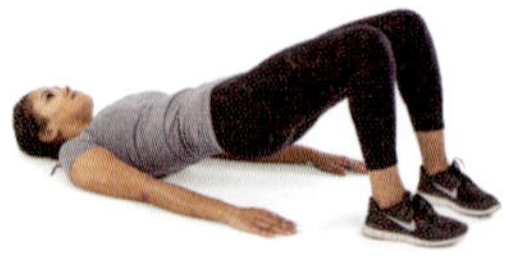	15회 반복, 2세트	108쪽
4. Tube press-out (튜브 프레스-아웃)	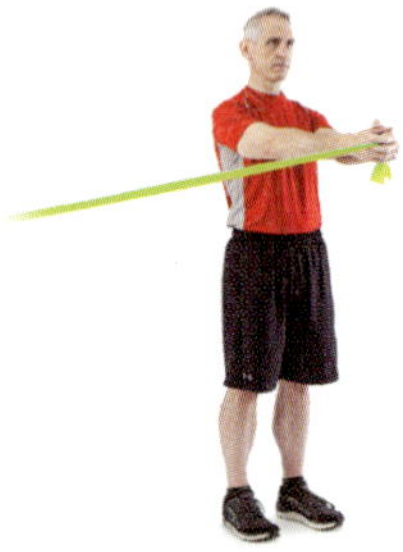	15회 반복, 2세트, 양측	93쪽
5. Tube circle (튜브 써클)	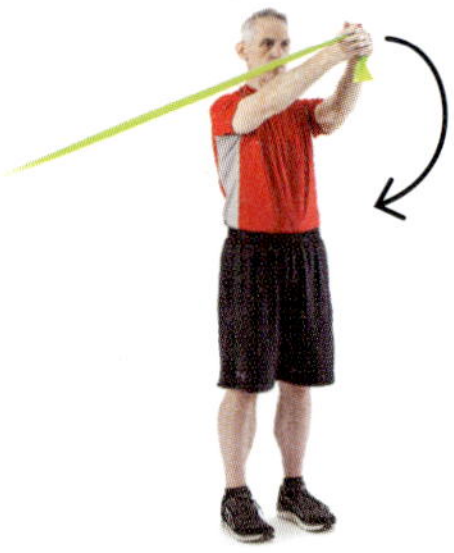	15회 반복, 2세트, 양측, 두 방향	94쪽
6. Tube walk-out (튜브 워크-아웃)	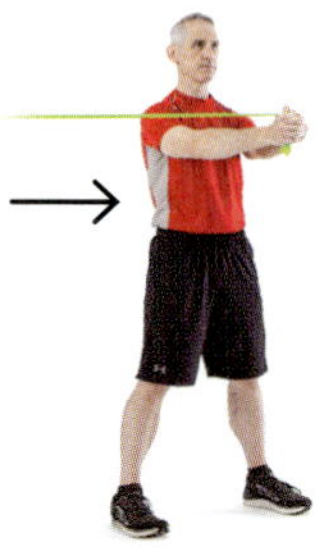	15회 반복, 2세트, 양측	95쪽
7. Clock step (시계 스텝)	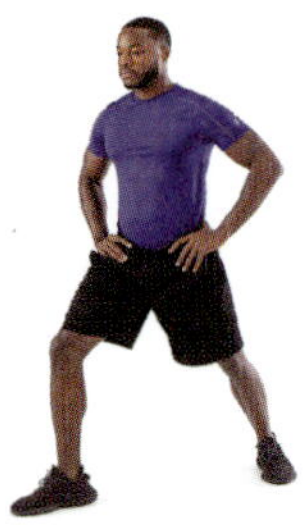	5회 반복, 2세트, 양측 (12시, 2시 & 3시; 그리고 12시, 10시 & 9시)	98쪽
8. Stability ball seated knee lift (스테빌리티 볼 싯티드 니 리프트)	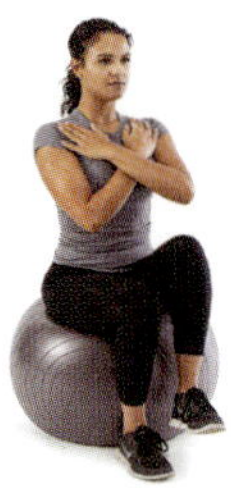	12회 반복, 2세트, 양측	88쪽

표 7.5 다섯 번째 달 운동

9. Chicken wing(치킨 윙)	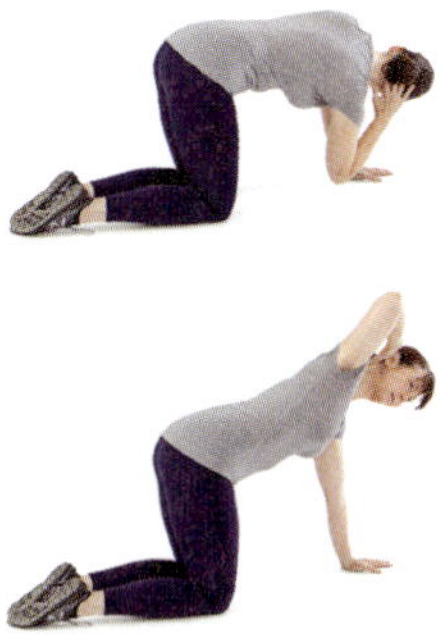	10회 반복, 2세트, 양측	106쪽
10. Kneeling hip flexor stretch (닐링 힙 플렉서 스트레치)	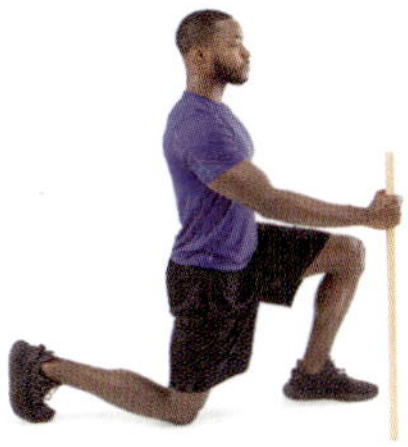	30초 유지, 2회 반복, 양측	111쪽
11. Strap hamstring stretch (스트랩 햄스트링 스트레치)	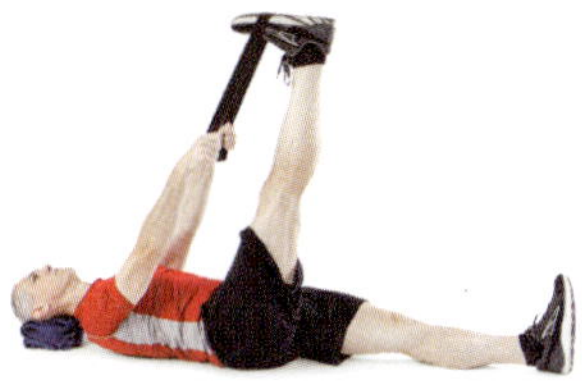	30초 유지, 2회 반복, 양측	113쪽
12. Knee-to-chest stretch (니-투-체스트 스트레치)	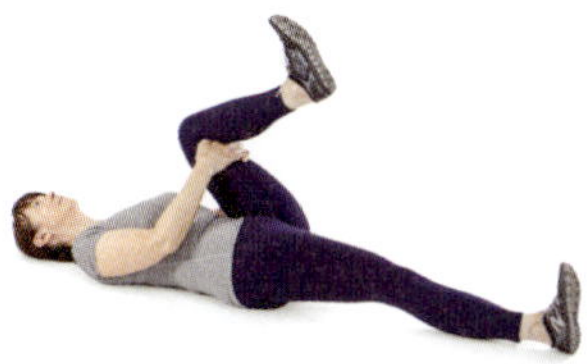	30초 유지, 2회 반복, 양측	116쪽
13. Supine or seated piriformis stretch (누운 자세 또는 앉은 자세 이상근 스트레치)	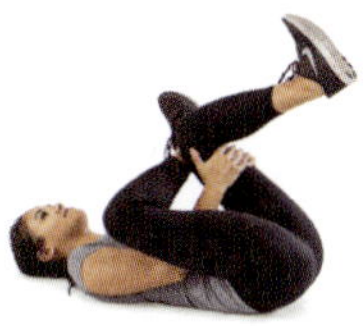 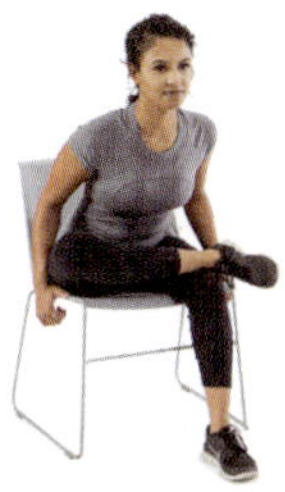	30초 유지, 2회 반복, 양측	118쪽 또는 119쪽
14. Adductor stretch (고관절 내전근 스트레치)	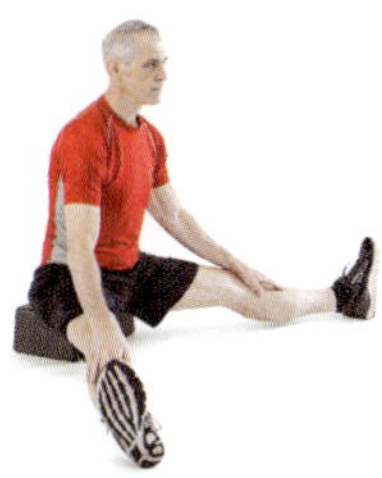	30초 유지, 2회 반복	117쪽

표 7.6 여섯 번째 달 운동

1. Full plank (풀 플랭크)	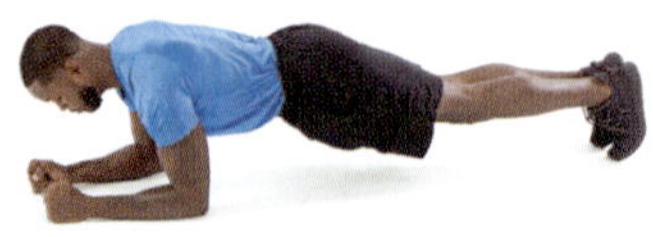	45초 유지, 3회 반복	82쪽
2. Side plank (사이드 플랭크)	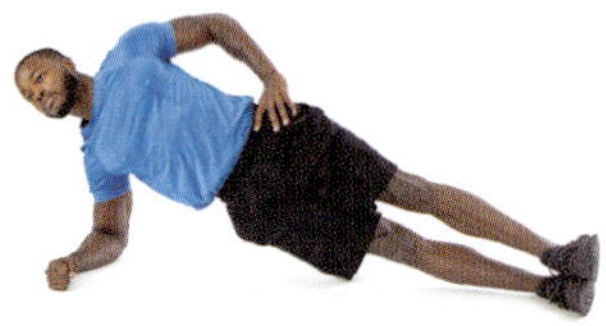	30초 유지, 3회 반복, 양측	83쪽
3. Articulating bridge (아티큘레이팅 브릿지)	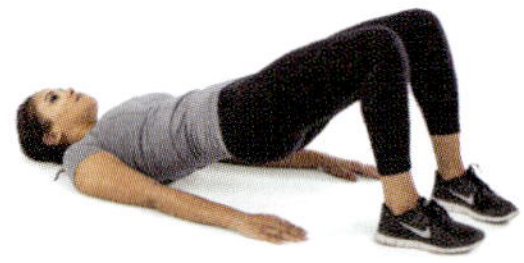	15회 반복, 2세트	108쪽
4. Tube circle (튜브 써클)	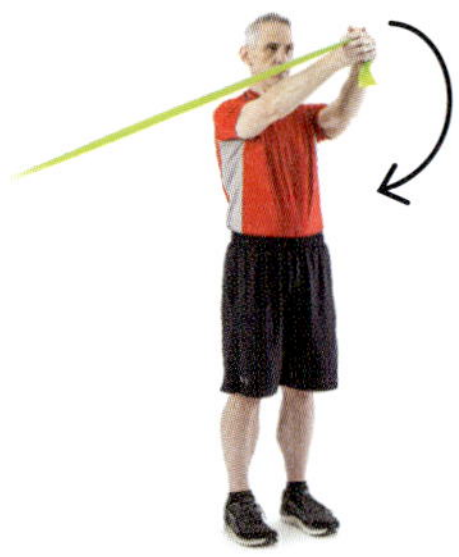	15회 반복, 2세트, 양측, 두 방향	94쪽
5. Tube walk-out (튜브 워크-아웃)	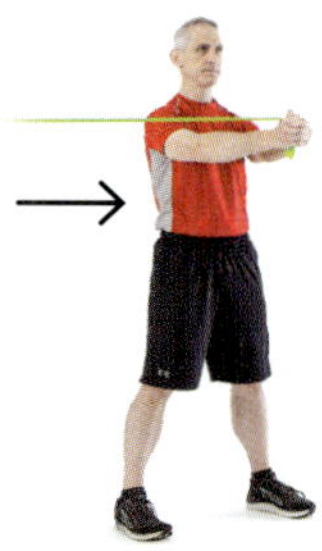	15회 반복, 2세트, 양측	95쪽
6. Stand-up-sit-down (single-leg) (스탠드-업-싯-다운, 한 다리)	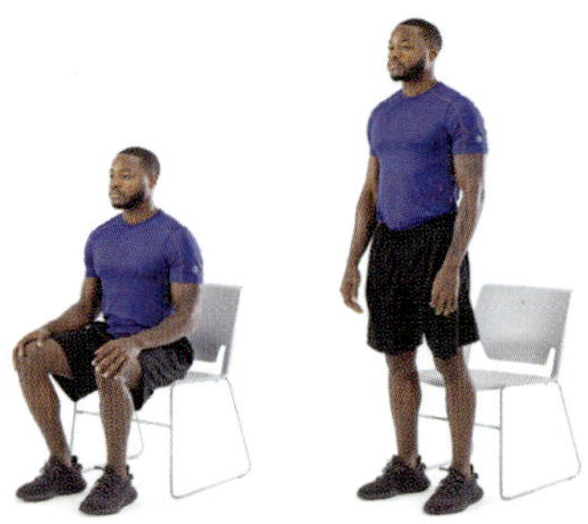	8회 반복, 2세트. 요통이 있을 때, 한쪽 다리로 너무 힘들면, 양쪽 다리를 사용한다.	99쪽

표 7.6 여섯 번째 달 운동

운동	사진	반복/세트	쪽
7. Side-lying telescope arms (사이드-라잉 텔레스콥 암즈)	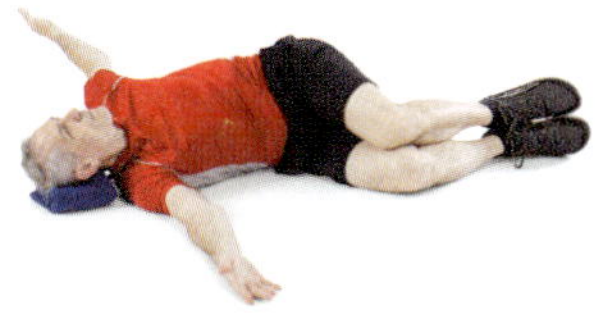	12회 반복, 2세트, 양측	104쪽
8. Sphinx(스핑크스)	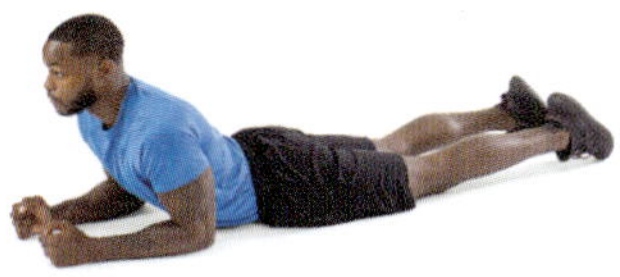	30초 유지, 2회 반복	109쪽
9. Chicken wing(치킨 윙)	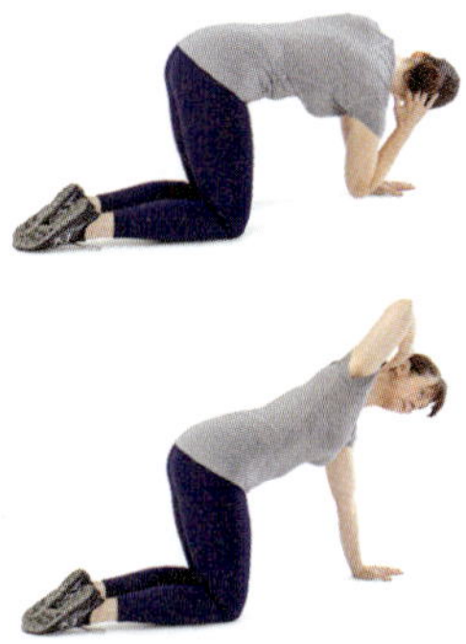	10회 반복, 2세트, 양측	106쪽
10. Stability ball seated knee lift (스테빌리티 볼 싯티드 니 리프트)	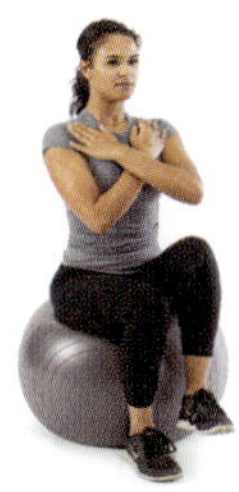	12회 반복, 2세트, 양측	88쪽
11. Stability ball walk-out (스테빌리티 볼 워크-아웃)	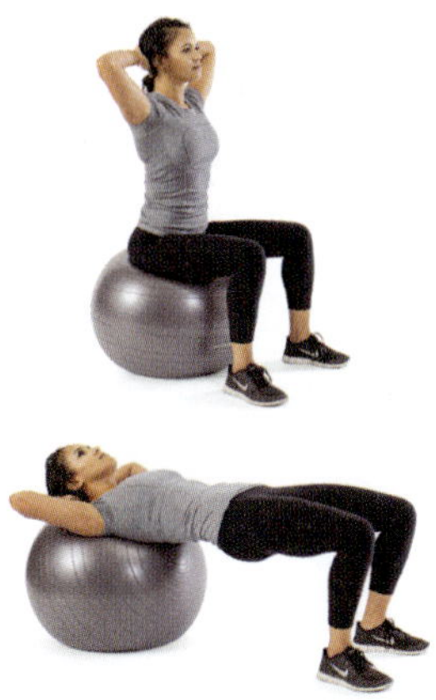	12회 반복, 2세트. 골반 후방기울기 상태로 걸어나가기 시작한다.	89쪽

(계속)

표 7.6 여섯 번째 달 운동*(이어서)*

12. Kneeling hip flexor stretch (닐링 힙 플렉서 스트레치)	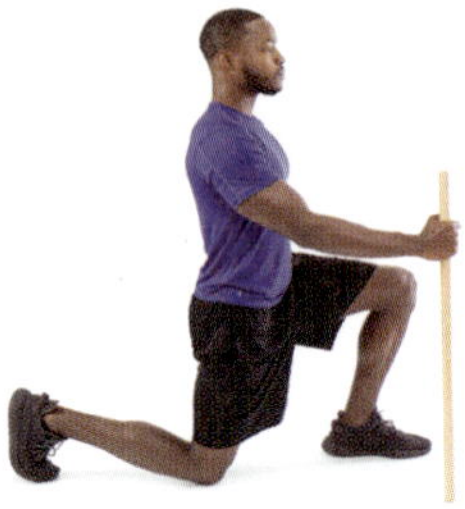	30초 유지, 2회 반복, 양측	111쪽
13. Strap hamstring stretch (스트랩 햄스트링 스트레치)	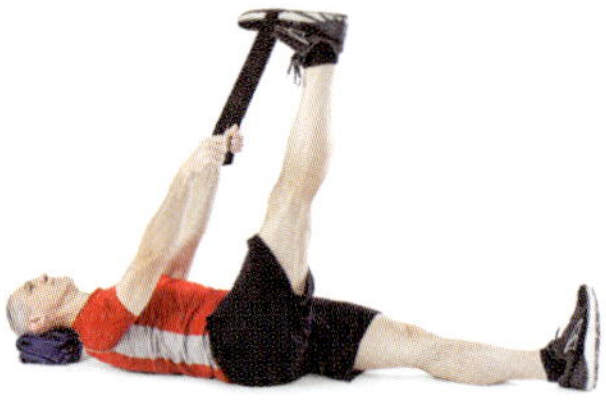	30초 유지, 2회 반복, 양측	113쪽
14. Supine or seated piriformis stretch (누운 자세 또는 앉은 자세 이상근 스트레치)	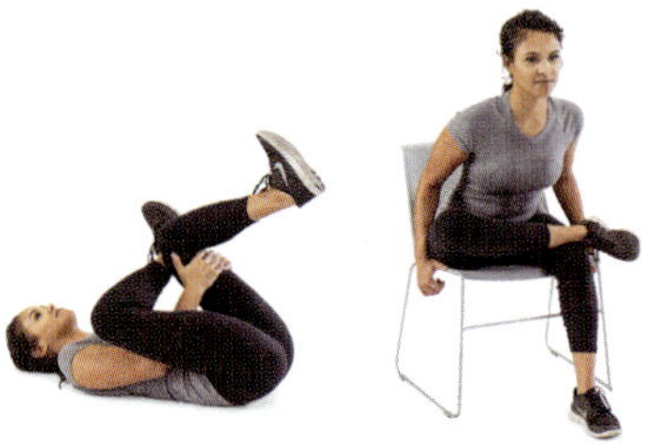	30초 유지, 2회 반복, 양측	118쪽 또는 119쪽
15. Adductor stretch (고관절 내전근 스트레치)	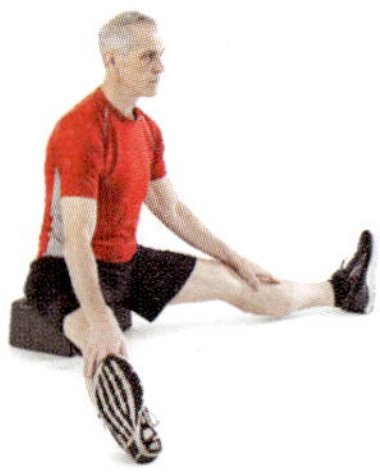	30초 유지, 2회 반복	117쪽
16. Chest stretch (가슴 스트레치)	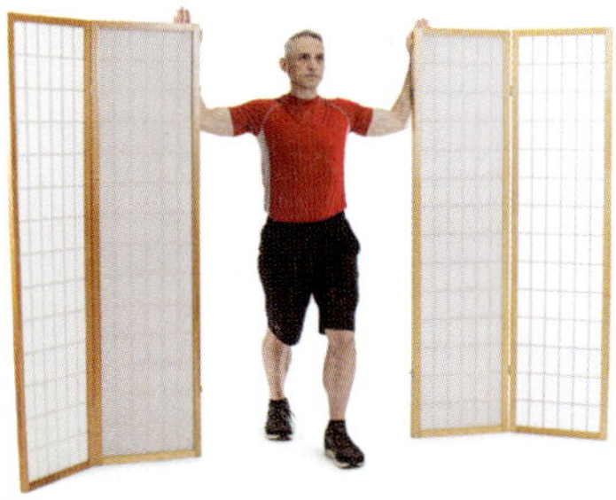	30초 유지, 2회 반복	120쪽

훈련을 유지하면서
Continuing Your Training

6개월째가 끝날 때쯤이면, 당신은 주어진 운동으로 당신의 요통을 관리할 수 있어야 한다. 어떤 운동이든 운동을 하는 내내 당신의 코어를 안정되게 유지하도록 유의하라. 나는 이 훈련 시기에 머신(machine) 사용을 강력히 추천한다. 왜냐하면 머신들은 역기를 다시 들어 올리는 비교적 안전한 방법이기 때문이다. 이것들은 당신을 적절한 운동 경로에 있게 한다, 이것이 프리웨이트(free weight)의 본질적인 불안정성의 일부를 제거한다. 이것은 과거에 몇몇 트레이너들이 당신에게 말한 것과 상반될 수 있지만, 당신은 이제 당신의 몸에 웨이트 트레이닝을 재도입하는 것이고, 만약 당신의 몸에 한 번에 너무 많은 것(예: 코어와 척추, 고관절, 다리, 무릎, 견갑골, 팔)을 안정시키도록 요구한다면, 당신의 몸은 준비되지 않을 수 있고 실패하여 퇴보할 수 있다. 이것은 일시적인(temporary) 것이고, 앞으로 몇 주, 몇 달 동안 더 강해질수록 프리웨이트를 당신의 루틴에 다시 도입할 수 있고 또 그래야 한다는 것을 명심하라. 이것은 당신이 많은 다른 방향의 움직임에서 안정되도록 시도할 것이고 당신이 준비가 된다면 힘을 기르는 데 중요한 부분이 될 것이다. 또한, 하체를 단련하는 것을 잊지 마라 — 당신의 고관절과 다리는 당신이 생각하는 것보다 아래 허리를 더 많이 지지한다. 웨이티드 스텝-업(weighted step up), 스쿼트(squat), 그리고 런지(lunge)와 같은 운동들은 다른 척추 질환과 같은 제한이 없기 때문에 비특이적 요통을 가진 사람에게 완벽하다.

또한, 당신은 이제 필라테스, 요가 또는 스트레칭과 같은 그룹 운동 수업을 할 수 있어야 하지만, 조심해야 한다. 수업 강사들이 좋은 의도를 가지고 있겠지만, 그들은 당신에게 지금 당신의 척추가 할 수 있는 것보다 더 많은 것을 요구할지도 모른다. 천천히 시작하고 당신의 몸에 귀를 기울여라. 만약 안에 있는 작은 목소리가 당신에게 멈추라고 말한다면, 그렇게 하라. 당신은 당신의 고통이 다시 폭발하는 것을 원치 않으니까.

나는 모든 사람이 체육관에 소속되어 있는 것은 아니라는 것을 인지하고 있다. 그런 경우라면, 당신은 5개월째, 6개월째 운동을 무제한으로 할 수 있다. 하지만 신체는 규칙적으로 하는 일에 익숙해지고, 상황을 조금도 바꾸지 않는다면 시간이 지남에 따라 정체되고 약해질 것이라는 것을 기억하라. 당신이 좀 더 흥을 돋우기(jazz it up) 위해 반복 횟수, 세트 수 또는 심지어 유지시간(hold)을 늘릴 수 있다. 당신의 몸을 자극하기 위해(challenge), 나는 7개월 이후 다음 두 가지 옵션 중 하나를 제안한다.

<옵션 1>

7 개월째와 10 개월째 : 네 번째 달 운동하기
8 개월째와 11 개월째 : 다섯 번째 달 운동하기
9 개월째와 12 개월째 : 여섯 번째 달 운동하기

<옵션 2>

1주차, 4주차, 7주차, 10주차 : 네 번째 달 운동하기
2주차, 5주차, 8주차, 11주차 : 다섯 번째 달 운동하기
3주차, 6주차, 9주차, 12주차 : 여섯 번째 달 운동하기

4주 정도마다 운동을 바꿈으로써, 당신의 몸이 정체되지 않도록 도전적인 상태를 유지하게 된다. 신체는 항상성(homeostasis)을 추구하며, 같은 일을 계속해서 반복하면 결국 더 효율적이 된다. 이것은 운동을 하는 데 필요한 근육의 양을 줄이는 결과를 가져오고, 따라서 시간이 지남에 따라 약해진다. 이것을 피하기 위해서는, 더 많은 반복이나 더 많은 세트를 하거나 더 오랜 시간 동안 운동을 함으로써 상황을 변화시켜라. 이 모든 것이 효과가 있을 것이다. 당신이 운동 프로그램을 완전히 바꿈으로써(과거에 했던 운동들로부터), 당신의 몸은 운동 프로그램에 결코 익숙해지지 않고 계속 발전할 것이다. 이 챕터에 주어진 운동들을 당신의 기반이자 닻으로 생각하라. 이러한 운동들은 당신의 요통을 감소시키고 더 탄력적으로 부상에 저항하는 더 강한 신체를 만드는데 도움을 줄 새로운 안정과 코어 힘을 강화하기 위해 당신이 언제든(again and again) 돌아올 수 있는 운동들이다.

만약 당신이 운동 프로그램을 만드는 데 더 많은 도움이 필요하다면, 나는 당신의 더 강한 몸을 위한 추가적인 프로그램을 디자인하기 위해 개인 트레이너(PT)나 필라테스 강사를 고용하는 것을 강력히 추천한다; 이것은 당신이 스스로 하거나 또는 그들의 주의 깊은 시선 아래서 따를 수 있는 것들이다. 비특이적 요통을 앓은 사람과 일한 경험이나 이에 대한 이해도가 있는지 확인하라. 나는 필라테스가 코어를 튼튼하게 하고 건강을 유지하는 좋은 방법이기 때문에, 필라테스를 기반으로 하는 사람과 운동하는 것을 강력하게 추천한다.

CHAPTER 8

제 8 장

디스크(추간판) 팽윤과 탈출
Disc Bulge and Herniation

척추의 디스크는 척추의 분절 안에서 움직임의 양(amount of mobility) 때문에 탈출(herniation)에 취약하다. 만약 우리가 정기적으로 그 가동범위를 초과한다면, 손상은 종종 발생할 것이다. 따라서 디스크 팽윤과 탈출은 요통의 가장 흔한 원인 중 하나이다.

일반적으로, 2대 1의 비율[1]로 남성이 여성보다 더 자주 발생하고 30~50대 연령[2]에서 가장 높은 발병율을 보인다. 디스크 탈출의 95%는 하부 요추(L4-5, L5-S1)[3]에서 발생하며, 나머지 5%는 경추와 흉추에서 발생한다. 이 챕터에서는 허리 디스크 탈출에 대해 자세히 설명하겠다.

정의
Definition

디스크 팽윤(disc bulge)은 섬유륜(annulus fibrosis)의 외부 고리가 변형을 일으켜 디스크로부터 바깥쪽으로 뻗어 나가는 것처럼 보이는 팽대부를 만드는 것을 말한다(그림 8.1 참조). 완전한 (디스크)탈출은 모든 섬유륜의 고리가 깨지고 핵(necleus)이 고리 밖으로 밀려나오면서 발생한다(그림 8.2 참조).

대부분의 디스크 팽윤과 탈출은 디스크의 후외측(posterio-lateral)에서 발생한다. 이것을 시계라고 생각하면, 디스크의 맨 앞쪽을 12시라고 할 때, 5시와 7시 방향일 것이다. 이 5시와 7시 부위는 디스크 앞쪽과 같은 인대의 강화(reinforecement)가 없기 때문에 탈출에 더 취약하다. 불행히도, 척수가 이 부분에 위치하고 있으며, 척수에서 몸 곳곳의 말초로 나가는 신경들도 위치한다. 이 곳은 밀집된 영역이다: 공간에 대한 수요가 많고 공유하기 충분하지 않다. 이것이 디스크를 신경근(신경뿌리, nerve root)에 밀어 넣어 통증을 유발한다.

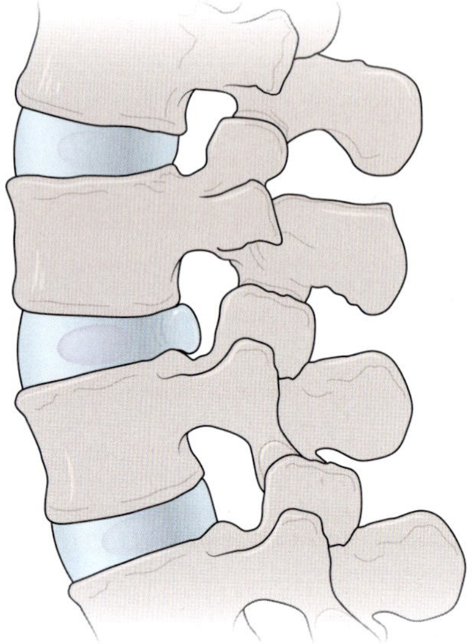

그림 8.1 디스크 팽윤

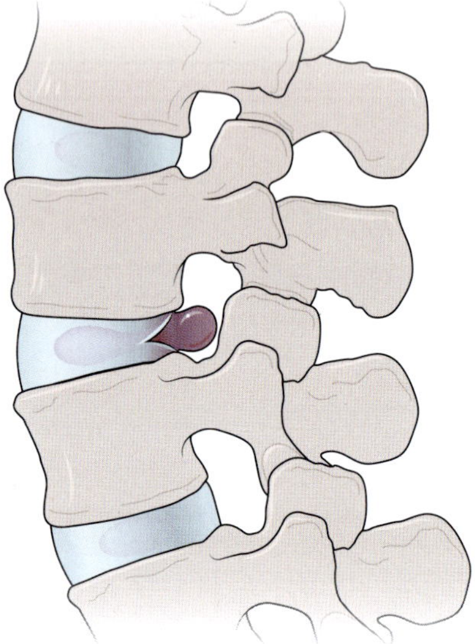

그림 8.2 디스크 탈출

상황에 따른 조언 Straight Talk

디스크 팽윤은 내가 개인적으로 경험을 가지고 있는 질환이다. 20대 초반(어리고, 고집 세고, 내가 다 안다고 생각하는)에 허리를 심하게 다쳤다. 나는 어머니의 퍼스널 트레이닝 시설에서 일하고 있었다. 우리는 새 카펫을 설치하고 있었고, 모든 장비를 현재 공간에서 옆 스위트룸으로 옮겨야 했다. 나는 모든 프리웨이트(free weight)들을 네 바퀴-짐수레에 싣고 옆 방으로 밀고 가서, 프리웨이트를 짐수레에서 내려놓기 위해 몸을 구부렸다. 정확한 무게를 알 수는 없지만, 말할 필요도 없이 내 능력 밖이었다. 그 웨이트들을 들어 올리자, 엉덩이부터 척추까지에 립코드(낙하산줄 같은)가 당겨지는 느낌을 받았다. 움직이기 두려워서 얼어붙은 듯이 거기에 서 있었다. 하지만 몇 초 후에 움직였고 기분이 별로 나쁘지 않았다. 하지만 다음 날 아침, 걸을 수 없었다. 이것은 과장이 아니다. 화장실을 기어가야 했다. 그 후 48시간 동안 마사지와 카이로프랙틱 처치(chiropratic care)를 받았고 이것은 놀라웠고(23세에도 도움이 되었다), 나는 이것에 대해 아무 생각도 하지 않았다. 나는 완치되었다. 이 허리 통증이 내 인생 전반에 걸쳐 반복해서 추한 결과를 가져올지 많이 알지 못했다. 이것이 제 허리 문제의 시초였고, 안타깝게도 수년간 마모되고 찢어져서 더 악화되었다. 나의 진단명은 다분절(multilevel) 디스크 팽윤(disc bulge)이다. 운동을 통해서, 통증 없이 지낼 수 있지만, 팽윤된 디스크를 강하고 안정적으로 유지하기 위해 성실함과 주의가 필요하다.

원인 Causes

대부분의 경우, 디스크 팽윤과 탈출은 누적된 부상들이며, 이는 장기간에 걸쳐 발생한다는 것을 의미한다. 비록 자동사 사고, 여러 계단에서 넘어지기, 또는 너무 무거운 웨이트 들기 시도 같은 극단적인 상황에서 발생할 수는 있지만, 한 번의 사고나 외상으로 인해 발생하는 경우는 많지 않다. 일반적으로 섬유륜의 벽은 시간이 지남에 따라 천천히 찢어진다.

이전에 언급했듯이, 우리는 사람들에게서 낙타의 허리를 부러뜨리는 볏짚이 있다는 말을 자주 듣는다. 이 순간은 보통 약간의 회전(rotation)과 몸의 구부림(bending)을 포함하고 있다. 나는 이런 상황에 처한 고객들에게 허리를 날려버린 이유는 신문이나 연필을 집어들어서가 아니라 그 이전에 행해진 수천 번의 반복이었다고 말한다. 다른 위험 요인으로는 흡연(smoking), 역도와 같은 무거운 무게를 버텨내는 활동, 반복적으로 들어올리는 직업 관련 특정 동작이 포함될 수 있다.[4]

증상 Symptoms

디스크 팽윤과 탈출의 증상은 유사하며 식별하기 매우 용이하다. 다리의 저림과 따금거림은 첫 번째 증상 중 하나이다; 다리로 내려가는 방사통은 (신경근병증, radiculopathy)은 또 다른 증상이다. 이러한 증상은 신경의 자극이나 압박의 결과로 발생한다. 디스크 팽윤과 탈출은 신경근(nerve root)을 압박할 수 있고, 이것은 다리 아래로 신호를 보낸다. 당신이 이전에 다리의 저림을 느껴본 적이 있다면, 디스크 손상에 의해 느끼는 저림(numbness)이나 따금거림(tingling)과 비슷한 느낌이다. 이것은 사라지지 않을 것처럼 보이기 때문에 약간의 불편감에서부터 심각하게 짜증나는 것까지 범위가 다양하다. 저에게도 이런 일이 일어났는데, 적절한 warm up 없이 고객들에게 운동을 시연하다가 발생했다. 그 후 일주일 동안 오른발 발가락에 저림증상이 나타났고 없어지지 않았다. 그건 극도로 성가셨고 다른 일에 집중하기 어렵다는 것을 알았다.

연관통(referred pain)과 방사통(radiating pain) 신호들은 디스크 팽윤과 탈출의 일반적인 증상이다. 연관통은 손상 이외의 부위에서 느끼는 반면, 방사통은 한 부위에서 시작하여 사지를 따라 퍼지며, 디스크 부상의 경우 대개 다리로 퍼진다. 나는 허리의 통증은 미미하지만 허벅지나 무릎 안쪽의 통증을 호소하는 고객들이 많았다.

상황에 따른 조언 Straight Talk

흥미로운 사실은 요통이 없는 사람들 중 19~27%가 MRI에서 디스크 탈출을 갖고 있는 것으로 밝혀졌다.[5] 요통이 있는 사람이라면 누구나 그게 어떻게 가능한 일인지 의아해 할 수 있지만, 돌출부(protrusion)가 신경을 누르지 않고 자극하지 않으면, 통증은 없다. 돌출된 디스크와 신경의 간격이 1 mm 미만 일 수 있지만, 접촉이 없는 한 통증은 없다.

디스크의 팽윤이나 탈출을 진단하는데 도움이 되는 다양한 의학적 근육 검사들(muscle test)이 있다; 그러나, 유일하게 정확한 진단법은 MRI를 사용하는 것이고, 이것은 문제점과 위치를 정확하게 나타낼 수 있다. 이것은 경도의 디스크 팽윤, 완전 디스크 탈출 상태, 또는 그 중간의 상태를 나타낼 수 있다. 어떠한 추가적인 영상학적 검사를 하지 않고 정확히 무엇이 잘못되었는지 알고 있다고 주장하는 사람들을 조심하라 – 디스크 탈출은 X-ray로 볼 수 없다. 의심은 할 수 있지만, MRI가 진실을 말해줄 것이다.

치료 옵션
Treatment Options

치료 옵션은 의사가 얼마나 보수적(conservative) 인지에 따라 휴식, 얼음(icing), 소염제에서 물리치료(Physical therapy)와 결국 수술에 이르기까지 다양하다. 선택(option)은 지금까지 발견된 것들을 바탕으로 당신과 당신의 의사에게 달려있다. 좋은 물리치료를 받으면, 결과는 긍정적일 수 있을 뿐 아니라, 종종 완전히 회복될 수 있다. 다만, 수술이 필요한 경우도 있다. 만약 당신의 의사가 수술의 필요성에 대해 말한다면, 특히 당신이 다른 치료적 옵션을 얻을 수 있다면, 여러 의견을 듣는 것을 제안한다. 매우 보존적 치료(conservative treatments)를 통한 일부 호전은 표준이다. 약 10%의 사람들만이 6주 후에도 수술을 고려할 정도의 통증을 갖고 있다. 실제로, 추적 MRI를 통해 탈출하거나 팽윤된 부분들이 시간이 지날수록 줄어드는 경향이 있으며, 환자의 3분의 2는 6개월 후에 일부 또는 완전한 해결이 된다.[6]

물리치료는 일반적으로 매우 유용한 처방이고, 통상 의사가 수술을 하기 전에 제안된다. 이상적으로, 물리치료는 염증을 줄이고, 근육 경련을 이완하며, 코어 및 척추 안정화근을 재교육할 것이다. 당신이 이 챕터와 다른 챕터에서 읽은 것의 대부분은 물리치료에 참여함으로써 얻은 지식을 기반으로 한다; 하지만, 이 텍스트는 이것을 대체하도록 설계되지는 않았다. 물리치료는 건강에 큰 도움이 될 수 있다. 당신이 이것을 이용하고 나서, 여기의 운동들을 따를 것을 강력히 추천한다. 좋은 물리치료사는 운동 중 적절한 신체의 위치, 정확한 리프팅 메커니즘 그리고 작업 및 가정에서의 인체공학에 대해 가르쳐 줄 것이며, 이 모든 것들은 당신의 디스크 팽윤이나 탈출에 특정되어 있다. 훌륭한 치료사가 당신의 병을 성공적으로 관리할 수 있도록 도와줄 것이다.

금기 Contraindications

제1장 말미에, 방향성 선호(directional preference) 또는 골반 편향(bias)의 개념을 소개했다. 만약 당신이 디스크 탈출이나 팽윤이 있다면 어떤 운동들은 당신을 위해 금지될 것이다. 당신은 가능한 빨리 목표를 달성하기 위해서라면 올바른 운동을 하고 있는지 확인할 필요가 있다. 만약 디스크 팽윤이나 탈출이 있다면, 주요 금기는 척추 굴곡(spinal flexion)이다. 무슨 수를 써서라도 이것은 피해야 한다.

척추 굴곡은 허리디스크에 압력을 가하고 디스크 팽윤이나 탈출에 의한 신경뿌리 압력을 증가시킨다.

당신은 *척추의 신전 편향(extension bias)*이 있어야 한다(18쪽 그림 1.6b 예시를 참조), 이것은 당신의 허리가 항상 아취(arch)를 가지고 있어야 한다는 것을 의미한다. 골반이 앞으로 기울어지거나 뒤로 기울어지는 것에 대해 얘기했던 것이 기억 나나? 만약 이것(골반)이 물로 채워진 그릇이었다면, 신전 편향(extension bias)은 당신의 골반을 앞쪽으로 기울이도록 하는 것이고, 이것은 만약 당신이 허리에 아취를 만들면 골반이 앞으로 기울어져 몸 앞쪽으로 물이 쏟아질 것이라는 것을 의미한다(그림 8.3 참조). 당신이 허리에 아취를 만들면 디스크를 앞쪽으로 밀어내 신경근(nerve root)의 압력을 줄이고 신경근을 완전히 감압시킬 수 있다. 디스크 팽윤이나 탈출이 있는 많은 사람들이 일어서고, 몸을 뒤로 젖히고 허리에 아취를 만들 때 완화(relief)되는 것을 알게 된다. 사실, 이것은 진단을 받고 종종 처방되는 유명한 맥켄지(Mckenzie) 운동 중 하나이다. 맥켄지 운동은 1981년 뉴질랜드 물리치료사 로빈 맥켄지에 의해 개발되었다.[7] 맥켄지가 개발한 일반적인 운동은 척추 신전, 또는 신전 편향 운동을 포함한다. 최근 한 연구는 만성 요통 관리에 있어 맥켄지 방법의 효과를 도수치료와 비교하여 평가하였으며, 맥켄지 방법은 단기적으로 통증을 줄이고 장기적으로는 기능을 향상시키는 성공적인 치료법이라는 결론을 내렸다.[8] 이 챕터에서 제안하는 운동의 대부분은 신전 편향 위치에 있을 것이다. 등을 대고 누울 때, 당신은 등이 편평하지 **않도록 해야 한다!** 당신은 허리의 아취가 필요하다.

나에게는 디스크 탈출(herniation)로 심한 요통을 가진 고객이 있었고 그녀는 결코 고통에서 벗어나지 못할 것이라고 생각했다.

신전 편향(extension bias)으로 올바른 운동을 함으로써, 95%의 완화를 달성할 수 있었다. 그럼에도 불구하고, 정원 가꾸기 같은 특정한 활동들은 허리통증을 재발하기 때문에, 많이 구부리거나 앞으로 굴곡하는 동작들을 할 때는 주의를 기울여야 한다. 이러한 자세들은 그녀의 허리를 편하게 해주는 자세와 정반대이다. 심지어 남편의 낮은 차 안에 앉아 있는 것조차 그녀의 허리를 심하게 굴곡시키고 자극할 수 있다. 그녀는 허리통증을 피하기 위해 신전 편향(extension bias)을 유지해야 한다. 이처럼 그녀가 차를 타고 내릴 때, 그리고 정원 가꾸기를 할 때 어떻게 움직이는지를 수정할 필요가 있다. 그녀는 모든 활동 동안 허리 아취를 유지하는데 집중해야 한다.

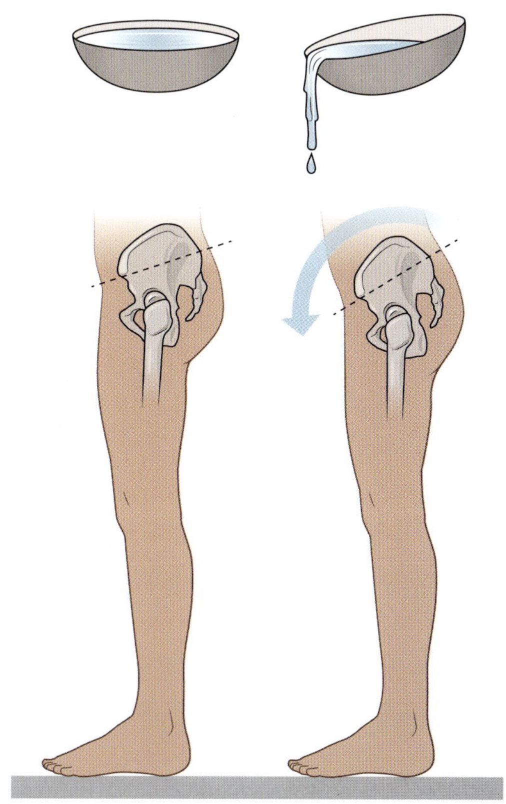

그림 8.3 골반을 전방경사로 물이 앞쪽으로 쏟아지는 물그릇으로 시각화

이러한 운동을 할 때, 신전 편향으로 아취를 이루는 척추 중립을 유지하라. 누워있든 앉아있든 서 있든 상관없이 척추 중립은 당신 허리에 아취를 유지할 것이다.

훈련의 주안점
Training Focus

표 8.1에서 8.6까지 설명된 다음 운동 프로그램은 당신 디스크의 팽윤이나 탈출을 관리하는데 도움이 될 것이다. 매달, 새로운 운동을 추가하거나 당신의 현재 운동 중 일부를 더 발전된 운동으로 대체할 것이다. 목표는 진전(progression): 앞으로 나아가길 원한다면, 유일한 방법은 변수(variable) 중 하나를 조정하여 조금 더 열심히 운동하는 것이다. 이러한 변수는 볼륨(volume, 세트 및 반복 횟수, 또는 총 운동 횟수), 부하(load, 들어올리는 무게의 양), 빈도(frequency, 주당 운동 일수)이다. 매달, 운동 프로그램의 변화를 기대할 수 있으며, 통증이 증가하지 않는 한 다음 달까지 새로운 운동 프로그램을 계속 진행할 것이다. 통증이 증가하면, 한두 주 더 전월로 돌아간 다음, 새로운 운동 프로그램을 다시 시도해 보라.

모든 운동이 모두를 위한 것은 아니라는 것을 명심하라. 한 사람에게는 효과가 있을 수 있지만 다른 사람에게는 상당한 불편을 줄 수 있다. 아픈 운동은 간단하게 피하라. 당신이 통증 없이 이것을 할 수 있을 만큼 충분히 강해졌는지 보기 위해 그 달 말 또는 심지어 다음 달에 그 운동으로 돌아와라. 나는 개인적, 직업적인 경험으로 볼 때, 당신이 결코 할 수 없는 운동이 있을 수 있다는 것을 안다, 그리고 괜찮다. 당신이 이 한 개의 운동을 할 수 없다고 해서 성공과 실패가 좌우되지 않는다. 통증을 유발하지 않는 운동을 하고 통증을 유발하는 운동을 피하라.

그러나, 때때로, 가벼운 불편함은 당신이 이전의 능력 이상으로 스트레칭하고 굴곡하고 있다는 신호이다. 어떤 통증은 괜찮고 어떤 통증은 안 괜찮을까? 우리들은 보통 고객들에게 약간의 불편함은 괜찮다고 가르친다. 1부터 10까지의 척도 중, 1은 전혀 통증이 없고, 10은 당신이 상상 가능한 최악의 통증으로, 당신이 운동을 할 때 통증은 어느 정도 척도일까? 만약 1에서 3 정도라면, 이것을 극복하는 것은 괜찮다. 이것은 약간의 불편감을 포함할 것이다. 하지만, 통증이 심하다면, 그날 운동을 하지 마라. 당신은 운동의 첫 번째 또는 두 번째 반복에서 약간의 통증을 느낄 수 있고, 즉시 멈추기를 원할 수 있다. 나는 몇 번 더 반복하고 통증이 사라지는지 확인해 보길 권한다. 종종 그럴 것이다. 그러나, 레벨 3 이상의 통증이 지속된다면, 강행하지 마라. 오늘은 그만하고 다음 연습으로 넘어가라. 그리고 만약 모든 운동이 레벨 3 이상의 불쾌감을 유발한다면, 하루나 이틀 동안 운동을 중단하라. 이것들을 다시 시도하기 전에 안정을 취하라. 통증이 지속된다면 의사에게 문의하라.

당신은 운동에 익숙해지고 규칙적으로 운동하는 습관을 확립하기 시작할 것이다. 나는 고객들에게 매일 운동했으면 좋겠다고 말하곤 한다. 이것은 많은 것처럼 들리겠지만 현실을 직시해 봐라: 대부분의 사람들은 일주일에 3~4회 운동을 할 것이다. 이것은 완벽하다. 하지만, 내가 그들에게 일주일에 서너번 하라고 하면, 그들은 한두 번밖에 안할 수 있다. 성공은 당신의 일관성에 달려있다. 당신이 더 많이 할수록, 더 강해질 것이다.

시작하기 전: 척추 중립을 찾고 케겔을 참여시켜라(Engaging Kegels)

척추 중립(neutral spine)은 1장에서 처음 자세히 논의 되었지만, 특히 당신의 디스크 팽윤과 탈출과 다음에 나올 운동 프로그램에서 처방된 운동들에 적용되기 때문에 반복할 가치가 있다. 요통을 말할 때, 척추 중립은 거의 또는 전혀 고통 없이 유지할 수 있는 척추 위치이다. 다음 운동들은 통증이 없는 척추 중립에서 수행해야 한다.

*척추 중립*의 임상적 정의는 전상장골극(ASIS)과 후상장골극(PSIS)이 같은 평면에 있는 위치이다. 이러한 해부학적 랜드마크는 많은 의료 전문가들에게는 의미가 있지만, 일반인들에게는 쉽게 잘 전달되지 않는다. 우리 중 나머지 사람들을 위해, 척추의 중립은 척추에 대한 스트레스가 가장 적은 위치로, 경추와 흉추, 요추의 곡선이 서로 지지하며 척추를 최적으로 완충할 수 있는 자세이다. 우선 요추에 초점을 맞출 것이지만, 만약 당신이 한 부위의 각도를 바꾸면, 다른 부위들도 바뀔 것이라는 것을 기억하라. 디스크 팽윤이나 탈출이 있는 사람의 경우, 골반은 앞쪽으로 기울기(신전 편향)가 있어야 함으로, 허리에 더 큰 아취(arch)가 있는 것은 드물지 않을 것이고 아마도 느낌이 더 좋고 덜 아플 것이다. 더 큰 아취가 있는 이 자세는 당신의 척추 중립으로 간주될 것이다.

당신은 디스크 탈출이나 팽윤을 관리하는 과정에서 다양한 상태에 있을 수 있으며, 신전 편향(extension bias)이 통증이나 불편감을 유발할 수도 있다. 억지로 고통스러운 자세를 취하지 마라. 당신에게 협착증(stenosis)이나 전방전위증(spondylolisthesis)이 있다면 계속 하기 전에 해당 챕터를 읽어야 한다. 약간의 후방전위(posterior pelvic tilt, a flat back posture)가 좀 편하게 느껴질 가능성도 있다. 이 챕터의 운동들은 당신이 하기에 더 안전할 수 있다. 당신의 몸이 하는 소리를 잘 들어라. 만약 당신의 허리가 약간이든 완전히든 편평할 때 편하게 느낀다면, 당신의 다른 상태에 해당하는 챕터의 운동을 하라.

당신은 당신의 척추 중립을 찾고 유지하는 것이 첫 번째 달 운동이라는 것을 알게 될 것이다. 통증이 거의 또는 전혀 발생하지 않는 자세로 등을 대고 눕거나, 등의 이완(to relax)을 유지하면 통증이 가라앉는다. 다음으로, 당신의 케겔 근육을 찾아라. 이것들은 보통 소변의 흐름을 억제하는 것을 돕는 근육으로 묘사된다. 이것들은 골반저근육들(pelvic floor muscles)로, 내부 코어(inner core)의 일부를 구성하는 근육 그룹이고, 그들은 이러한 운동을 하는 동안 약간씩 참여되어야 한다. 이것들을 세게 쥐지 말고(수축, grip), 가볍게 쥐어라: 최대치의 30%를 생각하라. 약 20초에서 30초 동안 유지하라. 당신이 더 강해질수록, 이것을 유지하기가 더 쉬워질 것이다. 각 운동 동안 골반저 근육들(pelvic floor muscles)을 계속 참여시키는 데 집중하라. 쉽지 않을 수 있고, 잊어버릴 수도 있다. 일단 척추 중립을 찾고 골반저 근육을 참여시킬 수 있다면, 이제 운동으로 넘어갈 시간이다.

표 8.1 첫 번째 달 운동

1. Neutral spine and Kegel (척추 중립과 케겔)	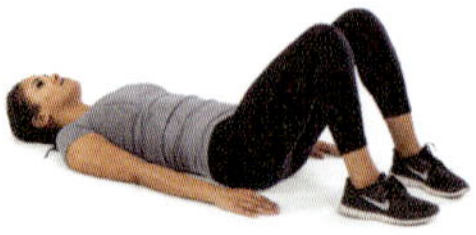	30초 유지	
2. Bent-knee fallout (벤트-니 폴아웃)	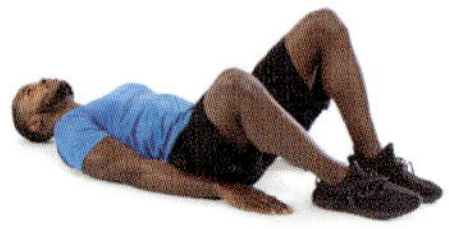	10회 반복, 2세트, 양측	55쪽
3. Heel slide(힐 슬라이드)	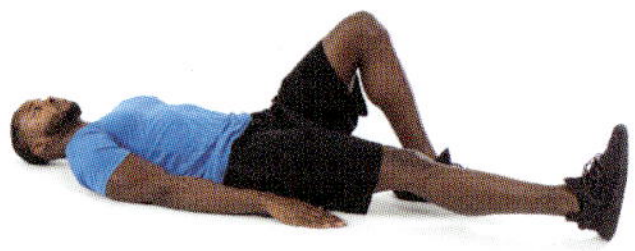	10회 반복, 2세트, 양측(교대로)	56쪽
4. Marching(마아칭)	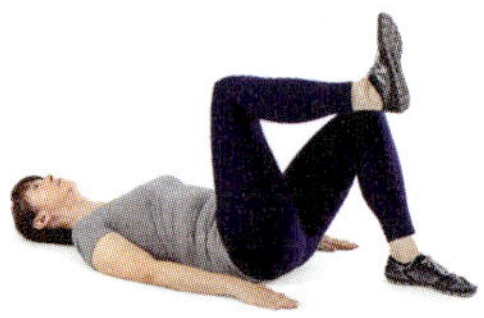	10회 반복, 2세트, 양측(교대로)	57쪽
5. Pelvic press hold (펠빅 프레스 홀드)	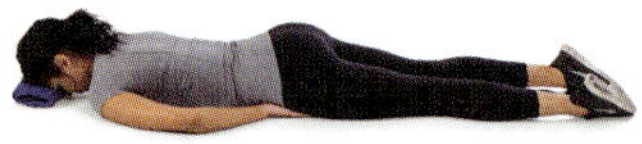	10초 유지, 5회 반복	70쪽
6. Pelvic press hip extension (펠빅 프레스 힙 익스텐션)	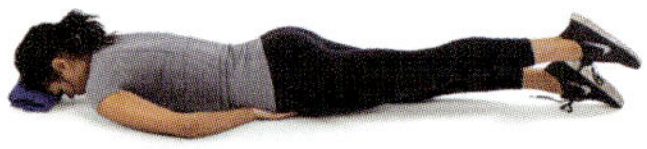	1초 유지, 10회 반복 2세트, 양측(교대로)	71쪽
7. Kneeling hip flexor stretch (닐링 힙 플렉서 스트레치)	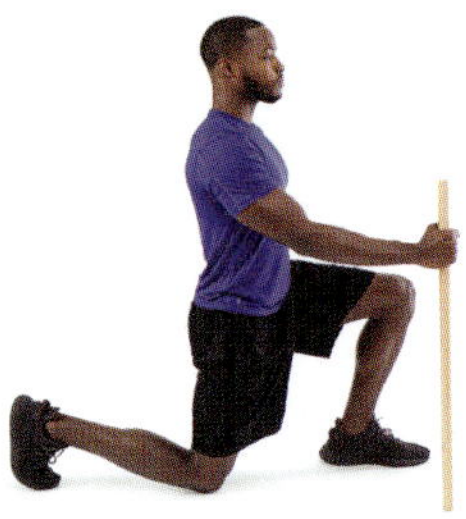	30초 유지, 2세트, 양측	111쪽
8. Doorway hamstring stretch (도어웨이 햄스트링 스트레치)	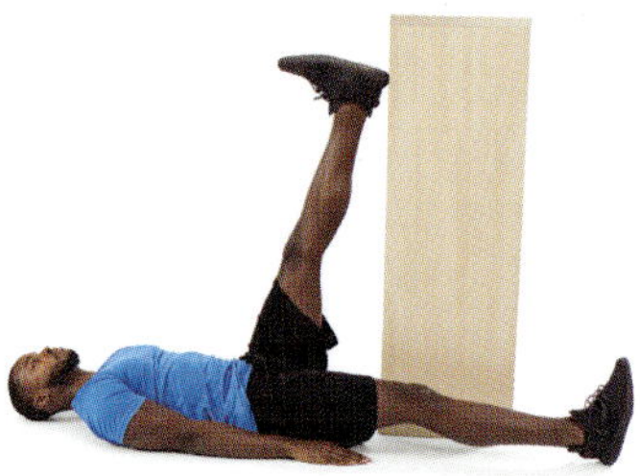	60초 유지, 2세트, 양측	112쪽

표 8.2 두 번째 달 운동

1. Bent-knee fallout (벤트-니 폴아웃)	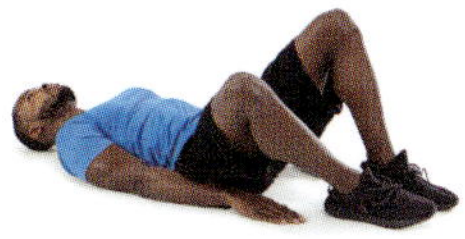	20회 반복, 2세트, 양측	55쪽
2. Marching(마아칭)	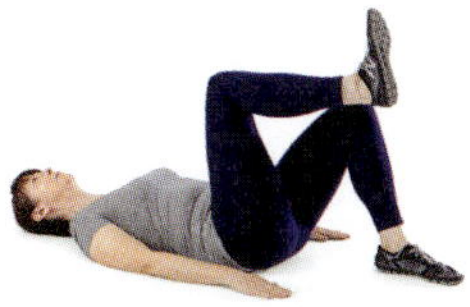	20회 반복, 2세트, 양측(교대로)	57쪽
3. March-up(마치-업)	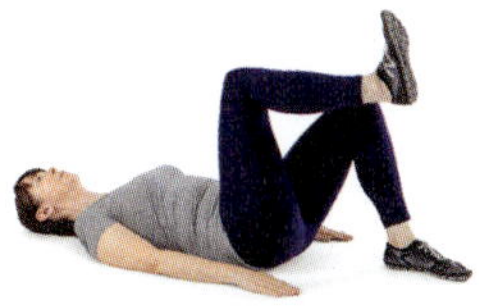	10회 반복, 2세트, 양측(교대로)	58쪽
4. Leg lowering(레그 로어링)	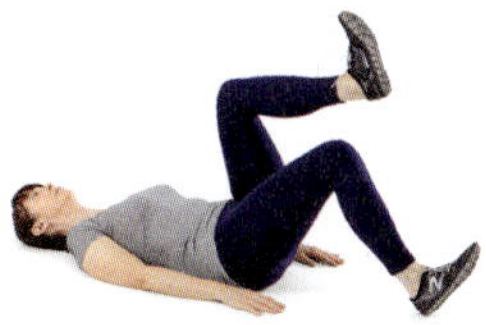	10회 반복, 2세트, 양측(교대로)	59쪽
5. Straight-back bridge (스트레이트-백 브릿지)	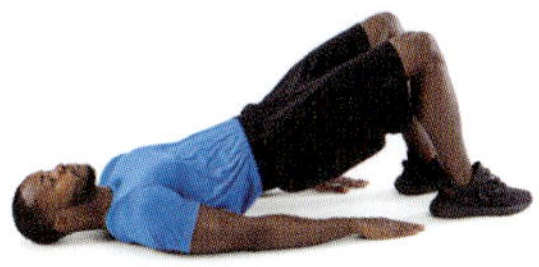	10회 반복, 2세트	64쪽
6. Pelvic press hip extension (펠빅 프레스 힙 익스텐션)	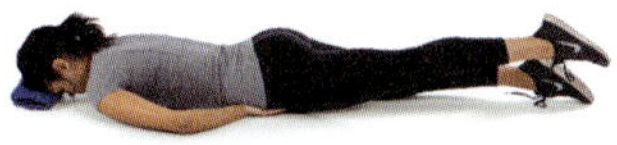	1초 유지, 10회 반복 2세트, 양측(교대로)	71쪽
7. Pelvic press shoulder retraction (펠빅 프레스 숄더 리트렉션)	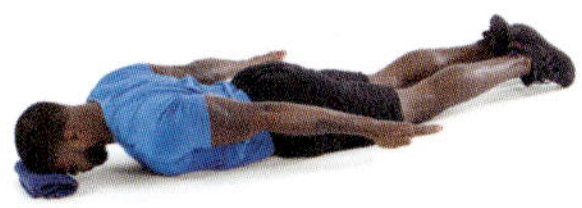	5초 유지, 5회 반복, 2세트	72쪽
8. Kneeling hip flexor stretch (닐링 힙 플렉서 스트레치)	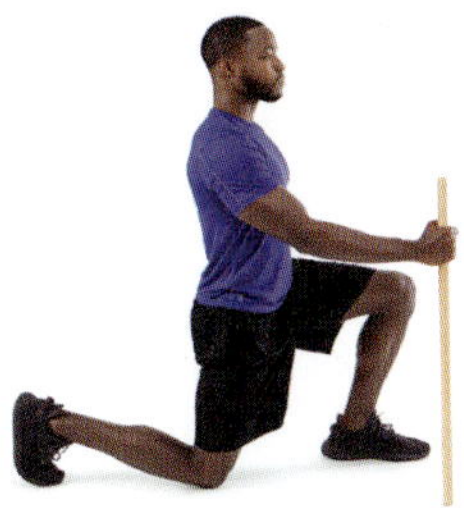	30초 유지, 2세트, 양측	111쪽
9. Doorway hamstring stretch (도어웨이 햄스트링 스트레치)	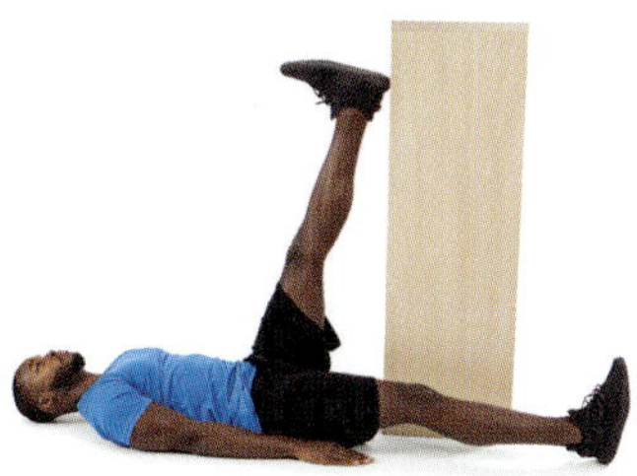	60초 유지, 2세트, 양측	112쪽

표 8.3 세 번째 달 운동

1. March-up(마치-업)	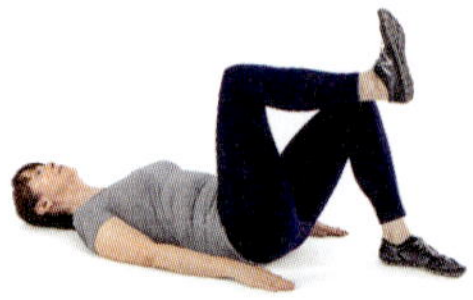	20회 반복, 2세트, 양측(교대로)	58쪽
2. Leg lowering(레그 로어링)	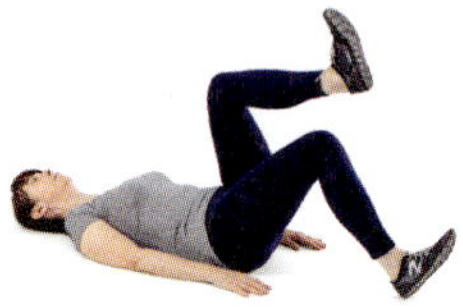	20회 반복, 2세트, 양측(교대로)	59쪽
3. Dying bug(다잉 버그)	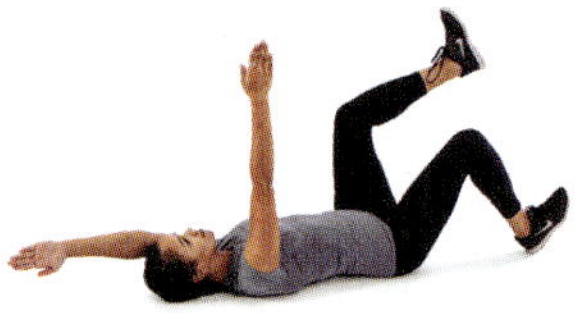	20회 반복, 2세트, 양측	61쪽
4. Advanced kick-out (어드밴스드 킥-아웃)	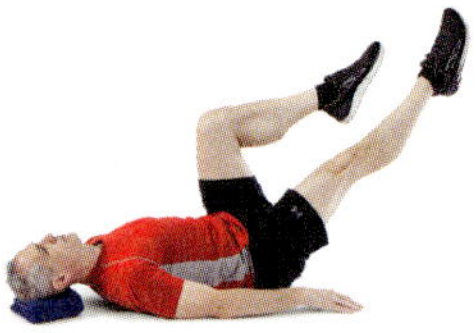	8회 반복, 2세트, 양측	60쪽
5. Straight-back bridge (스트레이트-백 브릿지)	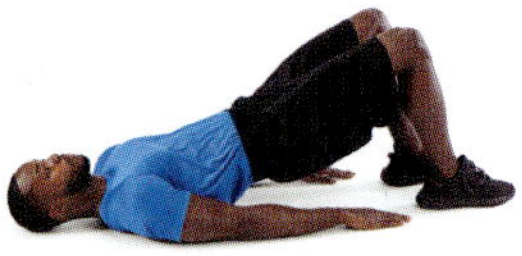	20회 반복, 2세트	64쪽
6. Quadruped hip extension lift (쿼드러페드 힙 익스텐션 리프트)	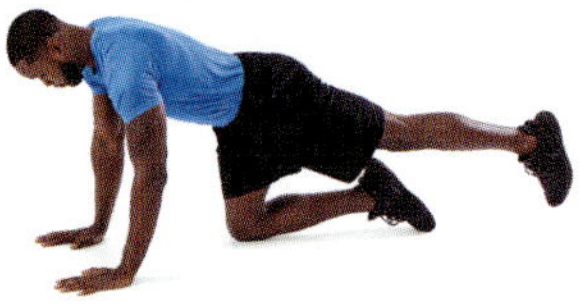	10회 반복, 2세트	79쪽
7. Quadruped birddog (쿼드러페드 버드도그)	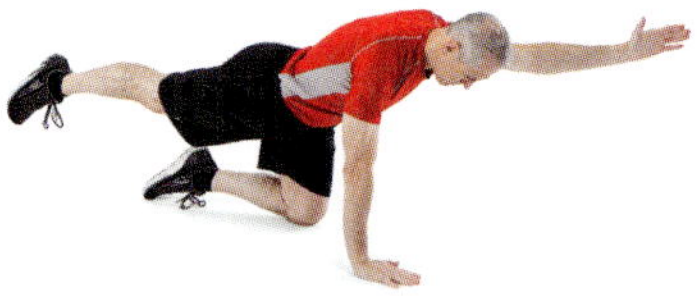	10회 반복, 2세트, 양측	80쪽
8. Kneeling hip flexor stretch (닐링 힙 플렉서 스트레치)	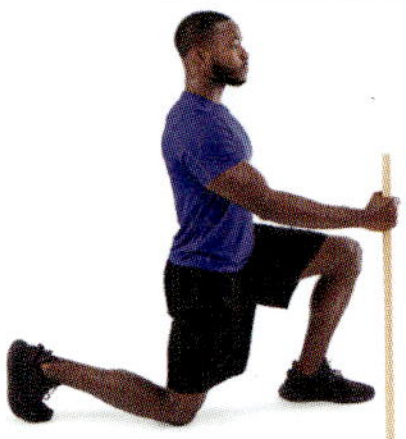	30초 유지, 2세트, 양측	111쪽
9. Strap hamstring stretch (스트랩 햄스트링 스트레치)	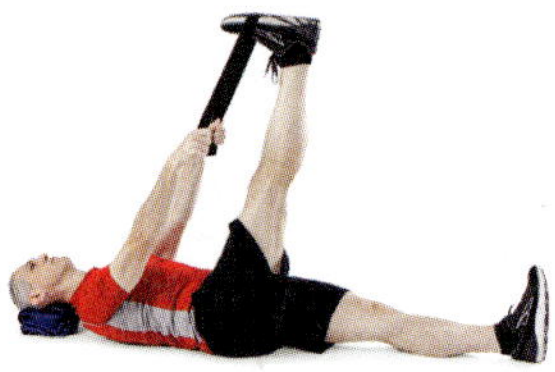	60초 유지, 2세트, 양측	113쪽

표 8.4 네 번째 달 운동

1. Dying bug(다잉 버그)	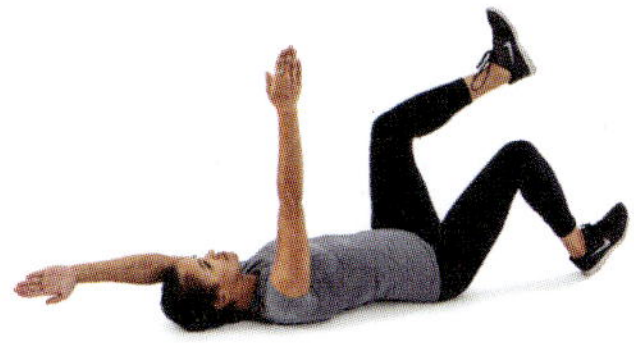	20회 반복, 2세트, 양측	61쪽
2. Advanced kick-out (어드밴스드 킥-아웃)	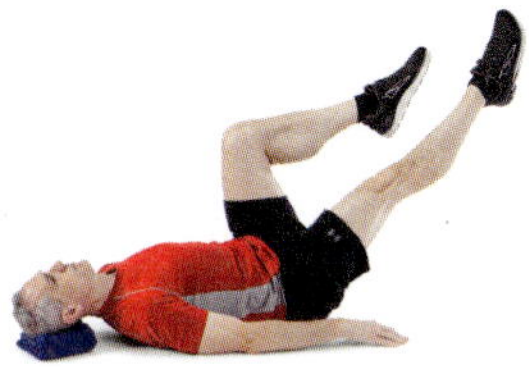	12회 반복, 2세트, 양측	60쪽
3. Straight-back bridge (스트레이트-백 브릿지)	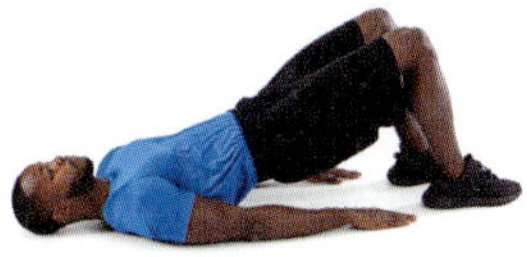	20회 반복, 2세트	64쪽
4. Stability ball hip extension hold (스테빌리티 볼 힙 익스텐션 홀드)	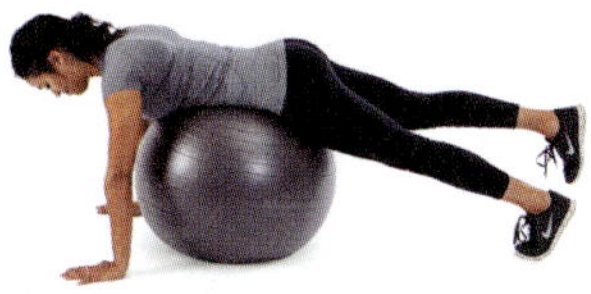	10초 유지, 5회 반복, 2세트. 작은 가동범위에 초점을 맞추고, 허리에 아취를 만들지 않는다.	90쪽
5. Ball birddog(볼 버드도그)	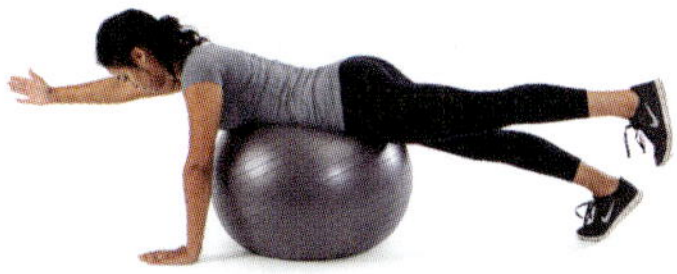	8회 반복, 세트, 양측. 후방 골반기울임 자세로.	91쪽
6. Tube press-out (튜브 프레스-아웃)	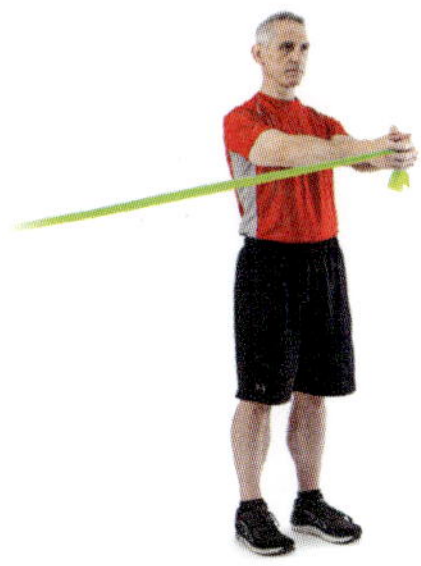	12회 반복, 2세트, 양측	93쪽
7. Tube circle(튜브 써클)	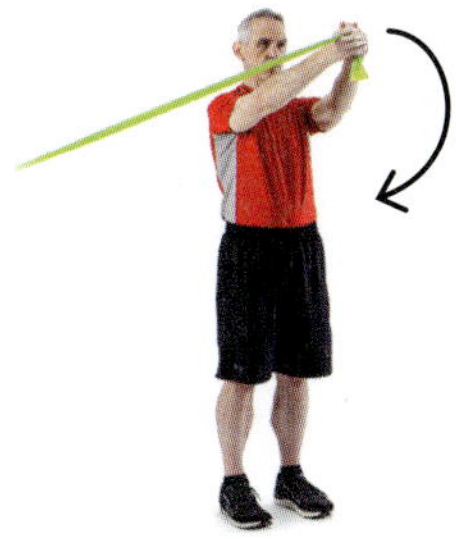	12회 반복, 2세트, 양측, 두 방향	94쪽

(계속)

표 8.4 네 번째 달 운동(이어서)

8. High plank(하이 플랭크)	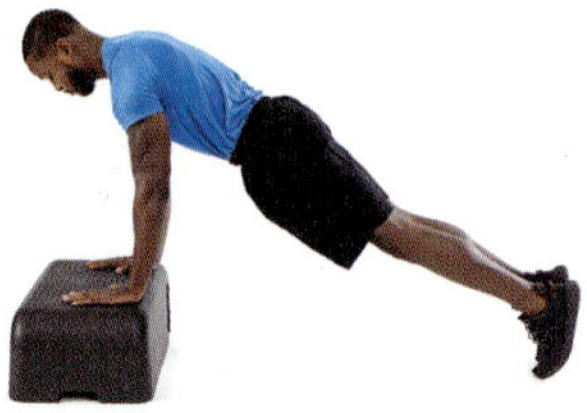	10초 유지, 2세트, 최대 30초 유지	81쪽
9. Standing telescope arms (스탠딩 텔레스콥 암즈)	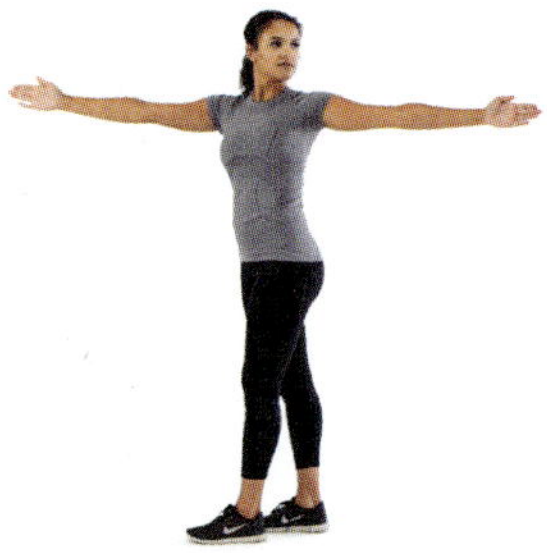	8회 반복, 양측	105쪽
10. Kneeling hip flexor stretch (닐링 힙 플렉서 스트레치)	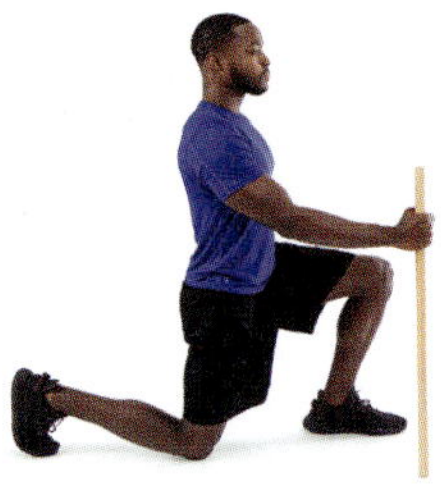	30초 유지, 2세트, 양측	111쪽
11. Strap hamstring stretch (스트랩 햄스트링 스트레치)	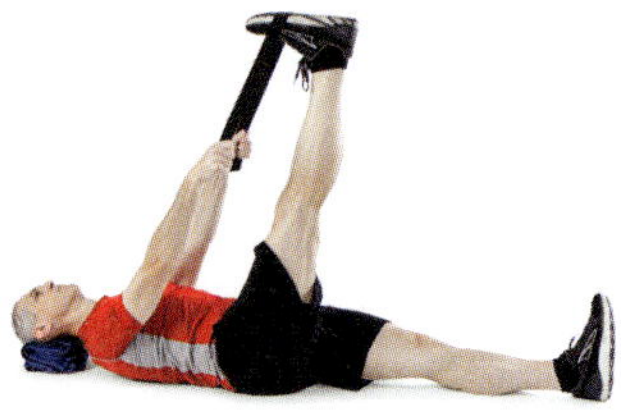	60초 유지, 2세트, 양측	113쪽

표 8.5 다섯 번째 달 운동

1. Tube press-out (튜브 프레스-아웃)	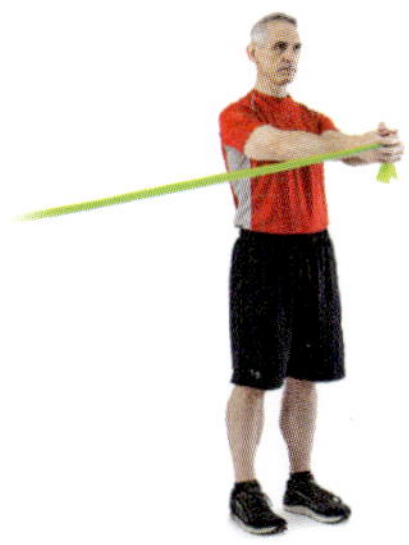	12회 반복, 2세트, 양측	93쪽
2. Tube circle(튜브 써클)	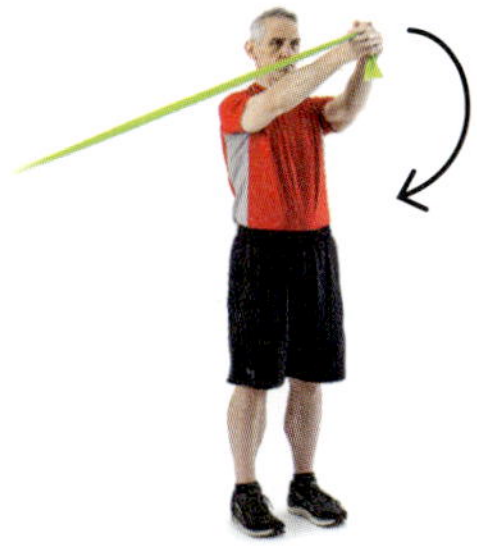	12회 반복, 2세트, 양측, 두 방향	94쪽
3. Tube walk-out (튜브 워크-아웃)	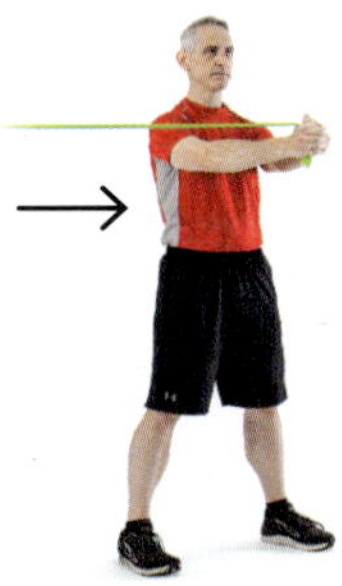	5회 반복, 2세트	95쪽
4. Full plank(풀 플랭크)	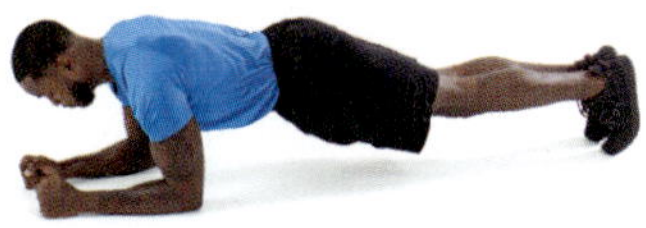	10초 유지, 3회 반복, 2세트, 반복 사이 10초 휴식	82쪽
5. Stability ball hip extension hold (스테빌리티 볼 힙 익스텐션 홀드)	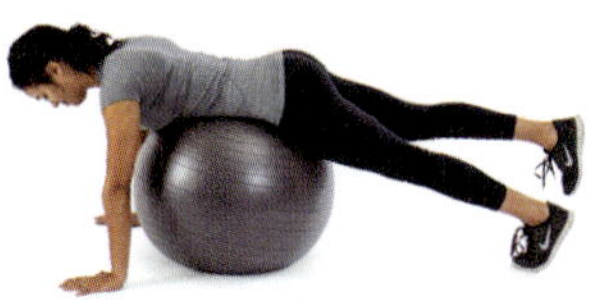	10초 유지, 5회 반복, 2세트. 작은 가동범위에 초점을 맞추고, 허리에 아취를 만들지 않는다.	90쪽
6. Ball birddog (볼 버드도그)	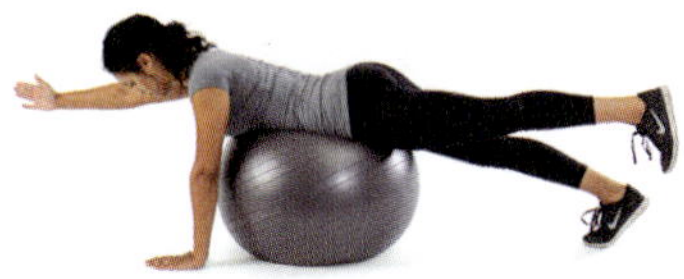	8회 반복, 2세트, 양측. 허리에 아취를 만들지 않는다.	91쪽

(계속)

표 8.5 다섯 번째 달 운동(*이어서*)

7. Stand-up-sit-down (스탠드-업-싯-다운)	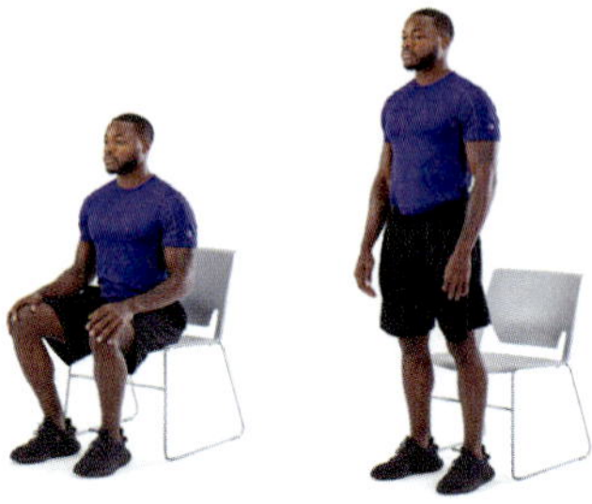	30회 반복, 2세트	99쪽
8. Clock step(시계 스텝)	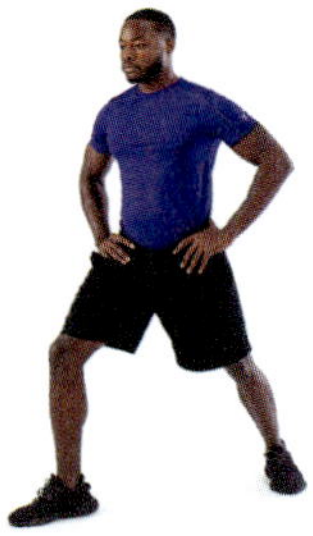	5회 반복, 2세트, 양측 (12시, 2시 & 3시; 그리고 12시, 10시 & 9시)	98쪽
9. Standing telescope arms (스탠딩 텔레스콥 암즈)	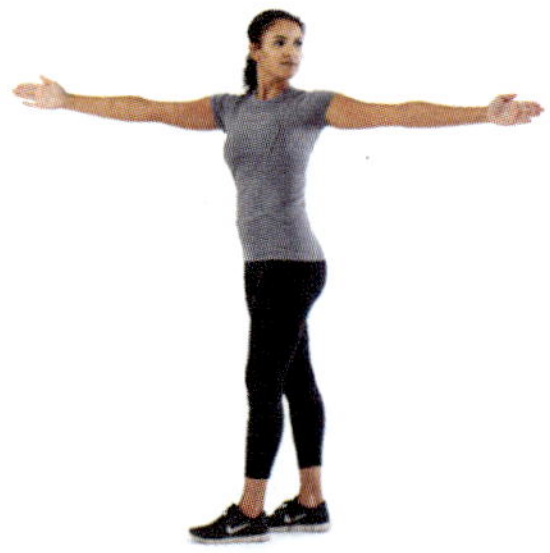	8회 반복, 2세트, 양측	105쪽
10. Kneeling hip flexor stretch (닐링 힙 플렉서 스트레치)	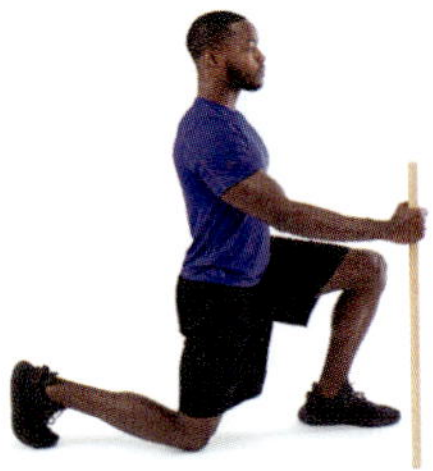	30초 유지, 2세트, 양측	111쪽
11. Strap hamstring stretch (스트랩 햄스트링 스트레치)	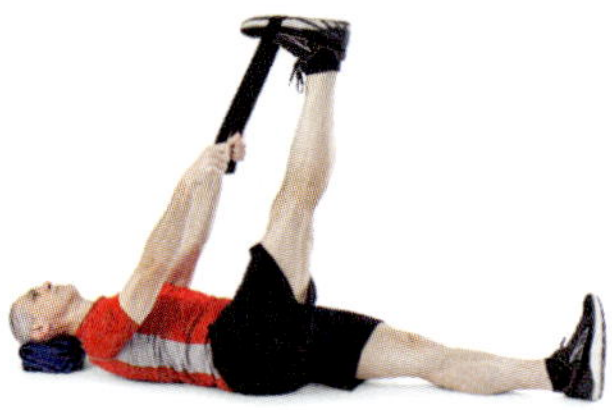	60초 유지, 2세트, 양측	113쪽

표 8.6 여섯 번째 달 운동

1. Tube press-out (튜브 프레스-아웃)	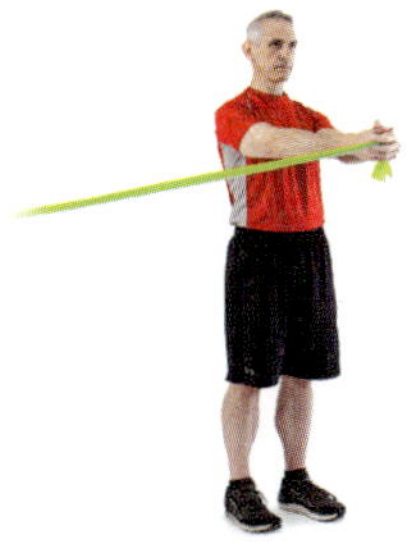	12회 반복, 2세트, 양측	93쪽
2. Tube circle(튜브 써클)	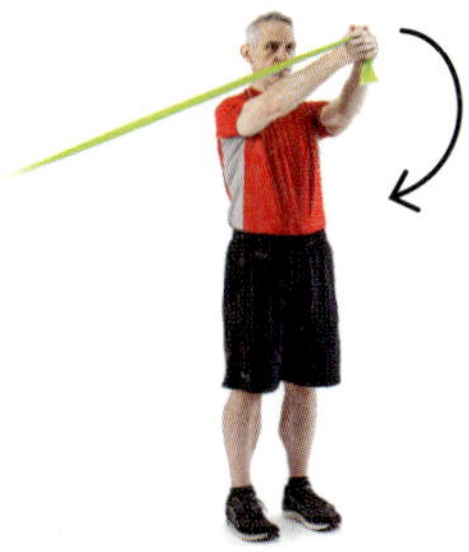	12회 반복, 2세트, 양측, 두 방향	94쪽
3. Tube walk-out (튜브 워크-아웃)	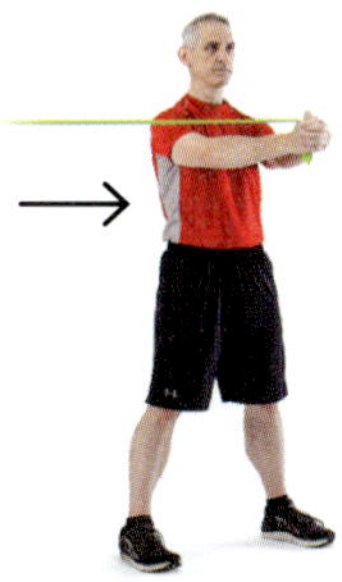	5회 반복, 2세트,	95쪽
4. Full plank(풀 플랭크)	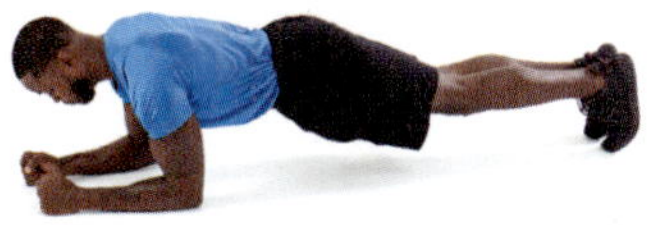	10초 유지, 5회 반복, 2세트, 반복 사이 3초 휴식	82쪽
5. Chicken wing(치킨 윙)	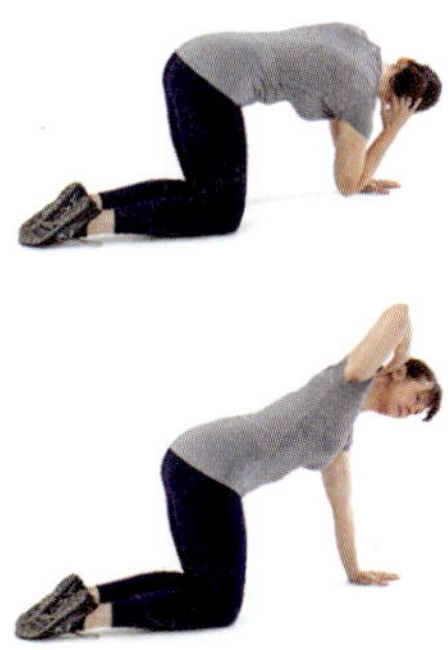	12회 반복, 1세트, 양측	106쪽

(계속)

표 8.6 여섯 번째 달 운동 *(이어서)*

6. Tube single-arm row (튜브 싱글-암 로우)	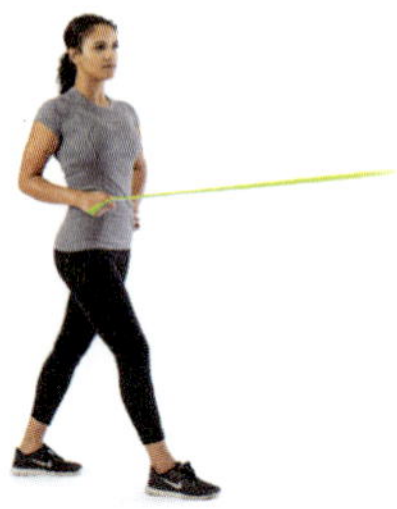	10초 유지, 5회 반복, 2세트, 양측	96쪽
7. Tube single-arm press (튜브 싱글-암 프레스)	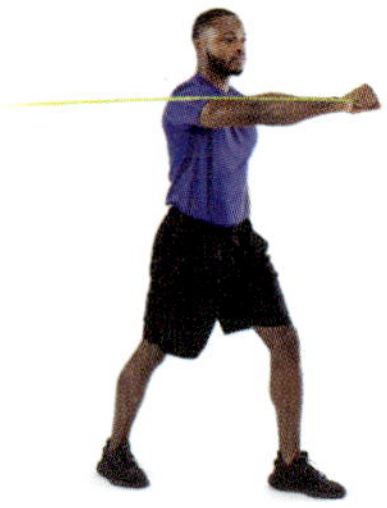	8회 반복, 2세트, 양측	97쪽
8. Stand-up-sit-down (스탠드-업-싯-다운)	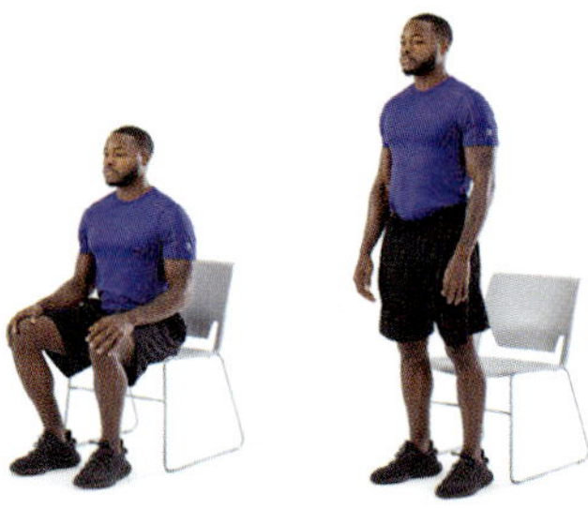	30회 반복, 2세트	99쪽
9. Clock step(시계 스텝)	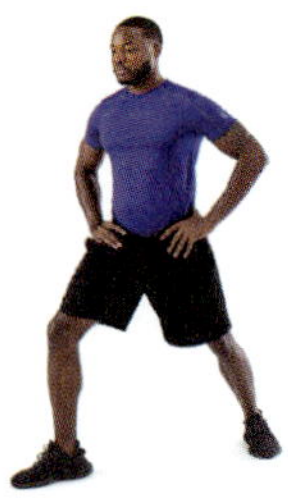	5회 반복, 2세트, 양측 (12시, 2시 & 3시; 그리고 12시, 10시 & 9시)	98쪽
10. Kneeling hip flexor stretch (닐링 힙 플렉서 스트레치)	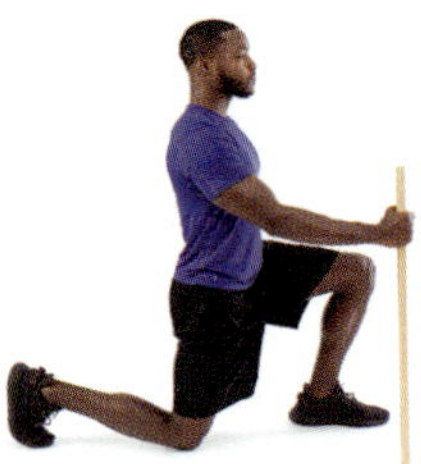	30초 유지, 2회 반복, 양측	111쪽
11. Strap hamstring stretch (스트랩 햄스트링 스트레치)	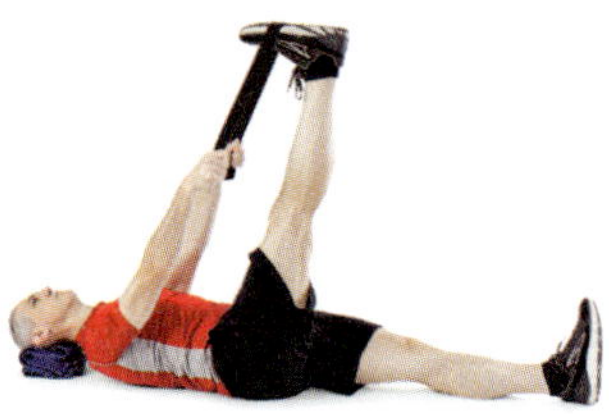	60초 유지, 2회 반복, 양측	113쪽

훈련을 유지하면서
Continuing Your Training

6개월째가 끝날 때쯤이면, 당신은 운동 프로그램에 일반적인 웨이트 트레이닝을 포함할 수 있을 것이다. 요령은 당신 몸에 너무 많은 것을 너무 빨리 요구하지 않는 것이므로, 더 가벼운 무게를 사용하여 작게 시작하고 점차 늘려 가라. 나는 이 훈련 시기에 머쉰(machine) 사용을 강력히 추천한다. 왜냐하면 머쉰들은 역기를 다시 들어올리는 비교적 안전한 방법이기 때문이다. 이것들은 당신을 적절한 운동 경로에 있게 한다. 이것이 프리웨이트의 본질적인 불안정성의 일부를 제거한다. 이것은 과거에 몇몇 트레이너들이 당신에게 말한 것과 상반될 수 있지만, 당신은 이제 당신의 몸에 웨이트 트레이닝을 재도입하는 것이고, 만약 당신 몸에 한 번에 너무 많은 것을 요구한다면, 이것은 실패하고 당신을 뒤로 돌려보낼지도 모른다. 이는 일시적(temporary)이라는 것을 명심하라; 당신이 더 강해질수록, 당신은 운동 프로그램에 프리웨이트를 다시 도입할 수 있다. 이것은 당신이 많은 다른 방향의 움직임(planes of motion)에서 안정되도록 시도할 것이고, 당신이 준비가 된다면 힘을 기르는 데 중요한 부분이 될 것이다.

각각의 운동, 특히 앉아서 하는 운동에서, 당신은 디스크 팽윤이나 탈출이 있기 때문에 허리 아취를 더 잘 유지하고 있는지 확인할 필요가 있다. 척추의 신전 편향(extension bias)을 유지하는데 집중하라. 앉을 때 꼬리뼈를 오므리(tuck)거나 허리를 편평해지지 않도록 해야 한다. 운동하는 내내 허리에 아취(arch)를 유지하라.

나는 모든 사람이 체육관에 소속되어 있는 것은 아니라는 것을 인지하고 있다. 이런 경우라면, 당신은 5개월째 운동을 무제한으로 할 수 있다. 하지만 신체는 규칙적으로 하는 일에 익숙해지고, 상황을 조금도 바꾸지 않는다면 시간이 지남에 따라 정체되고 약해질 것이라는 것을 기억하라. 당신이 좀 더 흥을 돋우기(jazz it up) 위해 반복 횟수, 세트 수 또는 심지어 유지(hold)시간을 늘릴 수 있다. 당신의 몸을 자극하기 위해(challenge), 나는 7개월 이후 다음 두 가지 옵션 중 하나를 제안한다.

<옵션 1>

7개월째와 10개월째 : 네 번째 달 운동하기
8개월째와 11개월째 : 다섯 번째 달 운동하기
9개월째와 12개월째 : 여섯 번째 달 운동하기

<옵션 2>

1주차, 4주차, 7주차, 10주차 : 네 번째 달 운동하기
2주차, 5주차, 8주차, 11주차 : 다섯 번째 달 운동하기
3주차, 6주차, 9주차, 12주차 : 여섯 번째 달 운동하기

4주 정도마다 운동을 바꿈으로써, 당신의 몸이 정체되거나 퇴보하지 않도록 도전적인 상태를 유지하게 된다. 신체는 항상성(homeostasis)을 추구하며, 같은 일을 계속해서 반복하면 결국 더 효율적이 된다. 이것은 운동을 하는 데 필요한 근육의 양을 줄이는 결과를 가져오고, 따라서 시간이 지남에 따라 약해진다. 이것을 피하기 위해서는, 더 많은 반복이나 더 많은 세트를 하거나 더 오랜 시간 동안 운동을 함으로써 상황을 변화시켜라. 이 모든 것이 효과가 있을 것이다. 당신이 운동 프로그램을 완전히 바꿈으로써(과거에 했던 운동들로부터), 당신의 몸은 운동 프로그램에 결코 익숙해지지 않고 계속 진전(progress)이 있을 것이다. 진전됨에 따라, 당신은 더 강해질수록 통증과 불편함이 천천히 감소하게 될 것이다. 당신의 증상은 심각성(중증도, severity)이 줄어들고, 시간이 지남에 따라 희망적으로 줄어들 것이다. 목표는 척추의 안정이라는 것을 기억하라. 점점 더 안정됨에 따라, 또한 당신 스스로가 좀 더 기능적으로 변해가는 것을 발견하게 될 것이다.

만약 당신이 운동 프로그램을 만드는 데 더 많은 도움이 필요하다면, 나는 개인 트레이너를 고용해서 당신이 스스로 따를 수 있는 프로그램을 설계하는 것을 제안한다. 디스크 팽윤 또는 탈출이 있는 사람을 위해 일하는데 어느 정도 이해도가 있는지 확인하라. 나는 또한 필라테스를 기반으로 하는 사람과 운동하는 것을 강력하게 추천한다. 필라테스는 코어를 튼튼하게 하고 건강을 유지하는 좋은 방법이고, 많은 필라테스 강사들은 디스크 팽윤과 탈출이 있는 사람들을 위해 일한 경험을 가지고 있다.

CHAPTER 9

제 9 장

척추전위증
Spondylolisthesis

Spondylolisthesis(척추전위증)은 한 척추체가 다른 척추체를 미끄러져 나와 있는 질환으로, 주로 요추 4번(L4)과 요추 5번(L5) 사이의 요천추부(lumbosacral region)에서 호발한다. 퇴행(degeneration)이 주요 원인으로 보이기 때문에 50대 미만에서는 거의 볼 수가 없다. 여성이 남성보다 5배 많다.[1] 척추전위증은 대부분의 사람들이 자기공명영상(MRI) 결과를 나에게 전달할 때 소홀한 질환이다. 왜 일까? 많은 경우에, 그들이 이것이 무엇인지 모르고, 발음도 할 수 없기 때문에, 그들은 이것에 대해 잊어버린다.

정의 Definition

*척추전위증(Spondylolisthesis)*의 어원은 그리스 어로 탈구(dislocation) 또는 미끄러짐(slipping)을 뜻하는 단어에서 유래했다. 이것은 특정 척추 분절(두 개의 척추체와 그 사이의 디스크)에서, 위쪽 척추체가 아래쪽 척추에서 미끄러졌다는 것을 의미한다. 가장 일반적인 형태는 전방전위증(anterolisthesis)이라고 불리며, 위쪽 척추체가 아래쪽 척추체 위에서 앞쪽으로 미끄러진 것이다(그림 9.1 참조).

요추의 자연스러운 전만(lordosis, curve)을 생각해보면, 척추체는 요추의 하부에서 아래로 기울어져 있다.

중력은 지속적으로 그들을 끌어당기고 있으며, 한 이론에서는 여성에서 높은 체질량 지수(BMI)와 척추전위증의 발생의 상관관계를 보여준다.[2] 더 많은 연구가 필요하지만, 척추의 하중 증가는 전방전위증의 한 요인이 될 수 있다.[3]

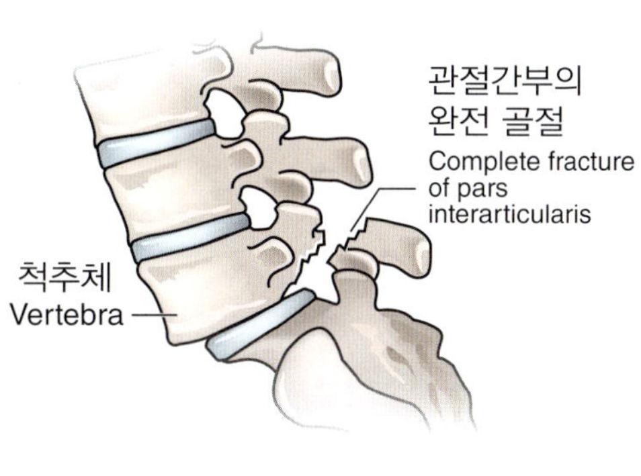

그림 9.1 척추의 전방전위증(anterolisthesis)

척추전위증은 종종 그 중증도(severity)를 구별하기 위해 미끄러진 정도를 가리키는 "등급(grade)"으로 진단되기도 하다. 다음과 같이 grade I에서 V까지 구분된다:

- *Grade I* : 1~25 % 미끄러짐
- *Grade II* : 26~50 % 미끄러짐
- *Grade III* : 51~75 % 미끄러짐
- *Grade IV* : 76~100 % 미끄러짐
- *Grade V* : 완전 탈구, 100% 이상

클리블랜드 클리닉(Cleveland clinic)에 따르면, grade 1과 2은 일반적으로 외과적 개입이 필요하지 않고 우선적으로 보존적인 접근법이 고려된다. 그러나, grade 3과 4, 특히 5는 통증이 지속되고 기능적 손상이 있으면 수술이 필요할 수 있다.[4]

원인
Causes

척추전위증의 가장 일반적인 2가지 형태는 외상성(traumatic)과 퇴행성(degenerative)이다. 외상성 척추전위증은 하나의 척추체가 다른 척추체에서 미끄러짐과 동시에 척추의 후방구조물을 포함하는 뼈 또는 연조직의 급성 외상성 손상의 결과이다.[5] 즉, 하나의 척추체와 다른 척추체가 미끄러질 정도의 힘으로 척추에 가해지는 외상의 한 형태이다. 이것은 대부분 교통사고와 심한 낙상 — 즉, 신체와 특히 척추에 많은 전단력을 가하는 사건에서 발생한다. 가장 흔한 발생 부위는 척추의 가장 아랫부분인 L5에서 S1, 요천접합부(lumbosacral junction)이다. 이러한 유형의 전위증은 종종 그 부위에 불안정성을 유발하는 골절을 동반하곤 하는데 이것이 미끄럼을 유발한다.

척추전위증의 두 번째 유형은 — 가장 많은 유형 — 은 퇴행성이다. 이것은 대부분 나이와 관련이 있으며, 평생 척추 스트레스가 축적되어 디스크와 척추의 퇴행을 초래하기 때문이다. 우리는 보통 L4-L5에서 이런 유형의 척추 전위를 보게 된다. 믿거나 말거나, 이런 전위증은 꽤나 안정적이고, 무언가가 요통을 유발하기 전까지 오랫동안 알지 못할 수 있다. 흥미롭게도, 디스크의 퇴행이 심할수록 — 즉, 디스크의 높이가 낮을수록 — 그 영역은 더 안정적이다.

한 가지 가설은 퇴행의 과정이 "그 이상의 미끄러짐의 진행에 대한 자기 제한적(self limiting)인 억제 조절(inhibitory control)"과 함께 작용한다는 것이다.[6] 디스크가 퇴행할 수록 미끄러짐은 줄어든다. 하지만, 이것은 그 사람이 통증이 없다는 것을 의미하지는 않는다. 제10장에서 우리는 디스크가 퇴행되고 공간이 좁아져 통증을 유발하는 협착증(stenosis)에 대해서 논의할 것이다.

상황에 따른 조언 Straight talk

처음에는 퇴행성 형태의 척추전위증에 의한 심한 통증으로 찾아온 고객이 있었다. 시간이 지남에 따라, 그는 더 강해졌고 대체적으로 허리통증이 없었다. 통증이 줄어든 이유 중 하나는 허리의 퇴행이 진행되어 통증이 없는 위치와 접목(fused)이 되었을 가능성이 있어 보인다. 이것은 퇴행 과정의 잠재적인 결과 중 하나이다. 하지만, 항상 이런 식으로 끝나는 것은 아니다: 그의 허리는 신경을 압박하는 방식으로 접목(fused)될 수도 있었고, 이것은 그에게 더 큰 불편함과 통증을 주었을 것이다. 이것이 뽑기 운이었는지, 아니면 그가 성실하게 운동하고 적절한 골반 자세를 유지했기 때문인지는, 우리는 아무도 모른다. 하지만 그는 우리가 몇 년 동안 그를 강하고 안정적으로 유지할 수 있게 했다는 것에 감사해야 한다.

증상 Symptoms

외상성 척추전위증의 첫 번째 증상은 통증이다. 척추전위증 환자의 약 절반은 운동(근육 포함)이든 감각(무감각, 따금거림 또는 방사통)이든 신경학적 문제에 의해 영향을 받는데, 이는 종종 척추에서 나오는 추간공의 신경근(nerve root)의 압박에 의해 발생한다.[7] 퇴행성 척추전위증에서 자주 볼 수 있는 증상은 일반적인 허리 통증이나 경련, 근육통, 따끔거림(tingling) 또는 다리로의 (radiculopathy pain 신경근병증 통증)이다. 이런 증상들은 간헐적일 수도 있고 지속될 수도 있다.

척추전위증의 진단은 보통 X-ray로 진단되지만, 자기공명영상(MRI)은 훨씬 더 자세한 정보를 보여주고, 신경과 조직에서 실제로 무슨 일이 일어나고 있는지에 대한 더 나은 영상을 제공할 것이다.

치료 옵션 Treatment Options

보존적, 비수술적 치료가 흔히 취하게 되는 첫 번째 조치이다. 여기에는 비스테로이드성 항염증제(NSAID, 엔세이드), 경막외 또는 스테로이드 주사, 물리치료(physical therapy)가 포함될 수 있다. NSAID와 경막외 주사는 염증을 줄이고 그 부위를 진정시키는데 도움을 준다. 물리치료는 근육을 재교육시키고 자극(각성)시켜 척추를 더 안정시킬 수 있도록 하는데, 이것이 바로 정확하게 당신이 하게 될 운동이다. 다시 말하면, 이러한 운동들은 물리치료를 대신하는 것이 아니고, 물리치료 과정 동안 배운 것을 향상시키고 완성시킬 수 있다.

대부분의 경우, 환자들은 보존적 치료 옵션에 지쳤을 때만, 수술을 고려해야 한다. 수술은 종종 후궁절제술(laminectomy) 또는 척추 고정술(spinal fusion)(수술에 대한 자세한 정보는 11장 참조)의 한 종류일 것이다. 후궁절제술은 신경 감압에 도움을 줄 것이고, 반면 척추 고정술은 이것들을 제자리에 고정시킴으로써 관절을 안정시킬 것이다. 척추 고정술은 여러 가지 방법으로 이루어질 수 있으며, 담당 의사는 환자의 중증도에 따라 특징적(tipically)으로 결정할 것이다. 이것은 매우 심각한 수술이다 — 관절 치환술 만큼이나 파격적인 — 그리고 가볍게 여겨져서는 안 된다. 척추의 구조가 인공물로 대체함으로써 영원히 변하게 된다.

그러나, 척추전위증의 모든 사례가 통증을 초래하는 것은 아니다. 기억하라, 불안정성이 신경을 압박할 만큼 크지 않다면, 이 상태에서 어떠한 통증도 없을 수 있다. 그러나 이것을 진단받을 경우, 이 섹션의 운동들은 도움이 될 것이다 — 실질적으로 현재 통증이 없다고 해서 결고 영원히 통증이 발생하지 않을 것을 의미하진 않는다. 예방적 유지 관리라고 생각하면 된다. 중국 속담에 이르기를, "나무를 심기 가장 좋은 시기는 20년 전이다. 두 번째로 좋은 때는 지금이다." 나는 얼마나 많은 고객이 수년 전부터 시작했었으면 했는지 말로 다할 수 없다, 통증이 더 나빠지기 전에 말이다.

금기
Contraindications

내가 누군가의 MRI에 보고된 척추전위증을 볼 때, 마음속에 붉은 깃발(경고)이 올라갈 것이다. 왜냐하면, 이 질환은 고객의 골반 편향(pelvic bias)을 지시할 것이고, 엄격한 금기 중 일부를 갖고 있기 때문이다. 척추전위증(spondylolisthesis)을 가지고 있는 사람은 누구나 골반의 후방기울기를 유지해야 하는데, 이는 "골반그릇(bowl)"이 물을 머금고 있을 때 물이 그릇 뒤쪽으로 치우쳐 지도록 기울일(tip) 필요가 있다는 의미이다(그림 9.2 참조). 이에 대해 생각하는 다른 방법은 만약 당신이 누워 있다면, 당신의 골반을 밀어 넣어 허리를 바닥에 편평하게 하고자 하는 것이다.

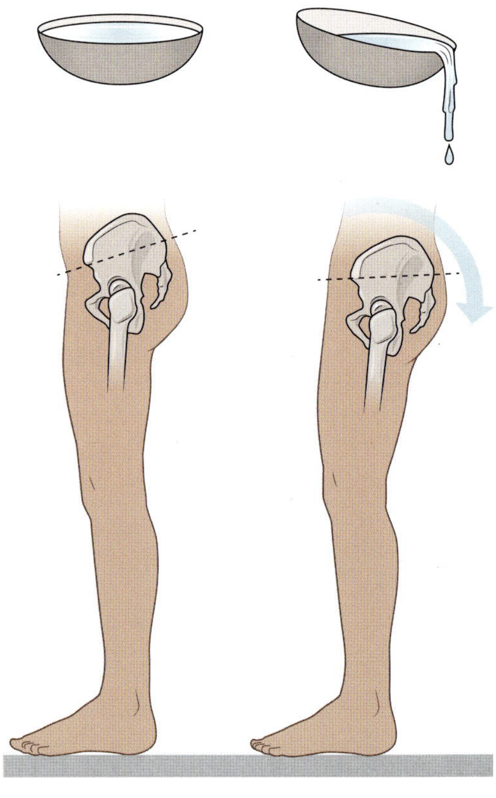

그림 9.2 골반 후방경사 시, 골반을 물이 뒤로 흘러내리는 물그릇으로 시각화

당신 골반을 배꼽 쪽이 6시이고, 양 허벅지 사이에 12시가 있는 시계의 얼굴이라고 생각하라(그림 9.3). 바늘이 회전하는 시계의 중심에, 구슬이 있다고 상상해 보라.

구슬이 6시 방향으로 굴러 갈 수 있도록 골반을 밀어 넣어라(tuck). 그리고 이것을 다시 시계 중앙으로 돌려 놓아라. 골반을 다른 방향으로 기울이지 마라! 그곳은 위험이 도사리고 있다. 당신의 행복한 위치는 골반(tail)을 밀어 넣고 허리를 편평하게 쫙 폈을 때일 것이다.

주된 금기는 허리에 아취를 만드는 것이다. 그러면 안 된다! 골반을 후방기울이기를 했을 때 허리와 척추를 안전하게 유지할 수 있다. 주어진 운동에서 이런 것들을 하는 방법을 연습할 것이다. 운동들은 다음과 같이 진행할 것이다? 바르게 누운 자세, 엎드린 자세, 네발기기 자세, 앉은 자세, 마지막으로 선 자세.

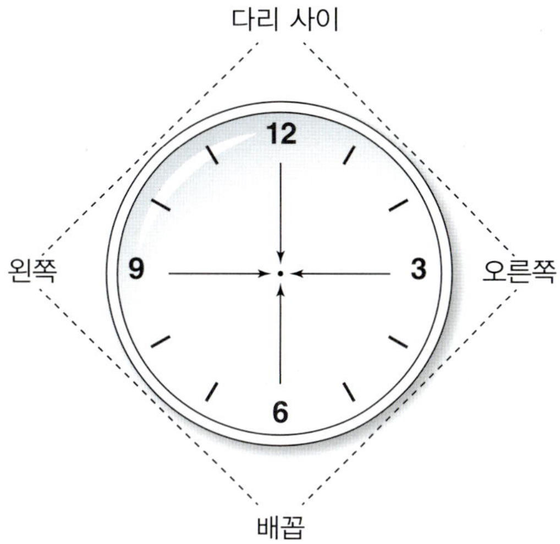

그림 9.3 최적의 6시 골반위치를 찾기 위해 골반을 시계로 시각화

나는 골반을 후방 기울기 상태로 서고 걷는 것이 가슴 아래까지 벨트를 끌어 올린 노인의 모습을 떠오르게 한다는 것은 알고 있지만, 이것은 극단적이다. 당신의 척추를 조금만 편평하게 하고 골반을 약간만 아래로 밀어 넣었으면 하는 것이다. 당신이 척추에서 느낄 수 있는 것은 허리가 부드러워지는 것이다. 이 근육들은 약간 이완되는데, 특히 당신이 척추가 큰 전만(lordosis)이나, 곡선(curve)을 갖고 있는 사람이라면 더욱 그러할 것이다. 이 척추의 근육들은 항상 짧아진 자세를 유지하면서, 지속적인 긴장 상태에 있다. 우리는 이것들이 부드러워지고 유연해지며, 심지어 편안해지기(relax)를 원한다. 하지만 시간이 걸릴 것이다. 인내심을 가져라: 이 근육들은 수년 동안 이 지속적인 긴장 상태에 있었을지도 모른다. 수년 간의 근육 기억(muscle memory)을 되돌리는 데는 시간이 걸릴 수 있다.

훈련의 주안점
Training Focus

표 9.1에서 9.6까지 설명된 다음 운동 프로그램은 당신 척추전위증(전반전위증)을 관리하는데 도움이 될 것이다. 매달, 새로운 운동을 추가하거나 당신의 현재 운동 중 일부를 더 발전된 운동으로 대체할 것이다. 목표는 진전(progression)이다 : 당신은 앞으로 나아가기를 원하고, 유일한 방법은 변수(variable) 중 하나를 조정하여 조금 더 열심히 운동하는 것이다. 이러한 변수는 볼륨(volume, 세트 및 반복 횟수, 또는 총 운동 횟수), 부하(load, 들어올리는 무게의 양), 빈도(frequency, 주당 운동 일수)이다. 매달, 운동 프로그램의 변화를 기대할 수 있으며, 통증이 증가하지 않는 한, 다음 달까지 새로운 운동 프로그램을 계속 진행할 것이다. 당신의 통증이 증가하면, 한두 주 더 전월로 돌아간 다음, 새로운 운동 프로그램을 다시 시도해 보라.

모든 운동이 모두를 위한 것은 아니라는 것을 명심하라. 한 사람에게는 효과가 있을 수 있지만 다른 사람에게는 상당한 불편을 줄 수 있다. 아픈 운동은 간단하게 피하라. 당신이 통증 없이 이것을 할 수 있을 만큼 충분히 강해졌는지 보기 위해 그 달 말 또는 심지어 다음 달에 그 운동으로 돌아와라. 나는 개인적, 직업적인 경험으로 볼 때, 당신이 결코 할 수 없는 운동이 있을 수 있다는 것을 안다, 그리고 괜찮다. 당신이 이 한 개의 운동을 할 수 없다고 해서, 성공과 실패가 좌우되지 않는다. 통증을 유발하지 않는 운동을 하고 통증을 유발하는 운동을 피하라.

어떤 통증은 괜찮고 어떤 통증은 안 괜찮을지에 대해 논의해 보자. 우리들은 보통 고객들에게 약간의 불편함은 괜찮다고 가르친다. 1부터 10까지의 척도 중, 1은 전혀 통증이 없고, 10은 당신이 상상 가능한 최악의 통증이다. 당신이 운동을 할 때 통증은 어느 정도 척도일까? 만약 1에서 3 정도라면, 이것을 극복하는 것은 괜찮다. 이것은 약간의 불편감을 포함할 것이다. 그러나, 통증이 심하다면, 그날 운동을 하지 마라. 당신은 운동의 첫 번째 또는 두 번째 반복에서 약간의 통증을 느낄 수 있고, 즉시 멈추기를 원할 수 있다. 나는 몇 번 더 반복하고 통증이 사라지는지 확인해 보길 권한다. 종종 그럴 것이다. 그러나, 레벨 3 이상의 통증이 지속된다면, 강행하지 마라. 오늘은 그만하고, 다음 연습으로 넘어가라. 그리고 만약 모든 운동이 레벨 3 이상의 불쾌감을 유발한다면, 하루나 이틀 동안 운동을 중단하라. 이것들을 다시 시도하기 전에 안정을 취하라. 통증이 지속된다면, 의사에게 문의하라.

당신은 운동에 익숙해지고 규칙적으로 운동하는 습관을 확립하기 시작할 것이다. 나는 고객들에게 매일 운동했으면 좋겠다고 말하곤 한다. 이것은 많은 것처럼 들리겠지만 현실을 직시해 보자: 대부분의 사람들은 일주일에 3~4회 운동을 할 것이다. 이것은 완벽하다. 하지만, 내가 그들에게 일주일에 서너번 하라고 하면, 그들은 한두 번밖에 안 할 수 있다. 성공은 당신의 일관성에 달려있다. 당신이 더 많이 할수록, 당신은 더 강해질 것이다.

처음 몇 가지 운동으로, 나는 Togu 필라테스 밸런스 볼을 사용하는 것을 제안한다. 나는 특히 이 공이 좋은 촉각 피드백(tactail feedback)을 가지고 있기 때문에 좋아한다; 이것은 그 위에 누울 수 있을 만큼 강하지만 여전히 어느 정도의 탄력을 가지고 있다. 일반적인 비취볼도 가능하다; 이것을 사용한다면, 대부분의 사람들에게 20인치 사이즈를 추천한다. 비취볼은 경제적인 옵션이지만, Togu 볼과 같은 촉각피드백을 제공하지 않을 것이다. 또한, 우리는 Togu 볼의 바람을 대부분 뺀 상태(약 20~25%가 찬)로 사용할 것이다. 공을 불 때 크게 두 숨 불어 넣는다. 거기서부터 시작해서 이것이 어떻게 느껴지는지 보라. 그게 너무 크게 느껴진다면 (당신이 너무 높은 공중에 있는 것처럼) 공기를 빼라. 당신이 공 위에 올랐을 때 바닥에 닿으면 공기가 더 필요하다는 것을 알 것이다.

Togu 볼을 아래 허리 아래가 아니라 골반 밑에 깔고 누워라. 천골(sacrum) 아래에 있어야 하고, 천골이 수평이어야 한다. 이 위치를 찾기 위해서는, 공을 허리 밑에 두고 누워서, 일어나 앉으면서, 가능한 한 당신의 몸의 뒷면을 가능한 많이 밀어 넣는다. 일단 이렇게 했다면, 발을 바닥에 대고 무릎을 90° 정도 굽힌 상태에서 천천히 몸을 등쪽으로 curl down 해준다. 공이 당신의 허리에 아취를 만들려고 하는게 느껴진다면 너무 높다는 것을 알게 될 것이다. 마찬가지로, 이것이 움푹 들어간 위치에 놓이게 한다면 너무 낮다. 둘 중, 특히 척추전위증에서는, 약간 낮은 것이 약간 높은 것보다 더 낫다.

시작하기전:
척추 중립을 찾고 케겔을 참여시켜라(Engaging Kegels)

척추 중립(neutral spine)은 1장에서 처음 자세히 논의 되었지만, 특히 당신의 전방전위증과 다음에 나올 운동 프로그램에서 처방된 운동들에 적용되기 때문에 반복할 가치가 있다. 요통을 말할 때, 척추 중립은 거의 또는 전혀 고통 없이 유지할 수 있는 척추 위치이다. 다음 운동들은 통증이 없는 척추 중립에서 수행해야 한다.

*척추 중립*의 임상적 정의는 전상장골극(ASIS)과 후상장골극(PSIS)이 같은 평면에 있는 위치이다. 이러한 해부학적 랜드마크는 많은 의료 전문가들에게는 의미가 있지만, 일반인들에게는 쉽게 잘 전달되지 않는다. 우리 중 나머지 사람들을 위해, 척추의 중립은 척추에 대한 스트레스가 가장 적은 위치로, 경추와 흉추, 요추의 곡선이 서로 지지하며 척추를 최적으로 완충할 수 있는 자세이다. 우선 요추에 초점을 맞출 것이지만, 만약 당신이 한 부위의 각도를 바꾸면, 다른 부위들도 바뀔 것이라는 것을 기억하라, 좋게든 또는 나쁘게든. 전방전위증이 있는 사람의 경우, 척추와 골반은 굴곡 편향(flexion bias)이 필요한데, 이는 요추는 굽고 골반은 후방경사(164쪽의 그림 9.2 참조)이다. 반듯이 누운 자세(supine)에서 허리를 편평하게(flat back) 하고, 골반은 아래로 밀어 넣은 채로 누워 있는 것을 의미한다. 엎드린 자세(prone)에서 이 flat back 자세를 취하기 위해서는, 배 밑에 한두 개의 베개를 사용하는 것을 제안한다. 이렇게 하면 척추의 굴곡 상태(flexed)를 유지할 수 있기 때문이다.

당신은 당신의 척추 중립을 찾고 유지하는 것이 첫 번째 달 운동이라는 것을 알게 될 것이다. 통증이 거의 또는 전혀 발생하지 않는 자세로 등을 대고 눕거나, 등의 이완(to relax)을 유지하면 통증이 가라 앉는다. 다음으로, 당신의 케겔 근육을 찾아라. 이것들은 보통 소변의 흐름을 억제하는 것을 돕는 근육으로 묘사된다. 이것들은 골반저 근육들(pelvic floor muscles)로, 내부 코어(inner core)의 일부를 구성하는 근육 그룹이고, 그들은 이러한 운동을 하는 동안 약간씩 참여되어야 한다. 이것들을 세게 쥐지 말고(수축, grip), 가볍게 쥐어라; 최대치의 30%를 생각하라. 약 20초에서 30초 동안 유지하라. 당신이 더 강해질수록, 이것을 유지하기가 더 쉬워질 것이다. 각 운동 동안 골반저 근육들을 계속 참여시키는 데 집중하라. 쉽지 않을 수 있고, 잊어버릴 수도 있다. 일단 척추 중립을 찾고 골반저 근육을 참여시킬 수 있다면, 이제 운동으로 넘어갈 시간이다.

표 9.1 첫 번째 달 운동

1. Neutral spine and Kegel (척추 중립과 케겔)	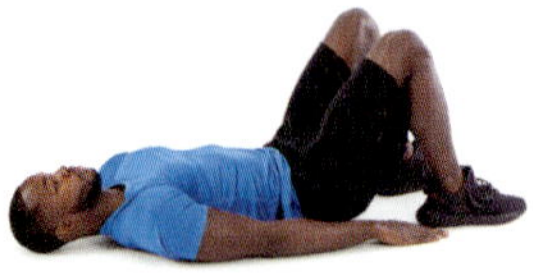	30초 유지	
2. Togu pelvic tilt (토구 펠빅 틸트) (유지하기)	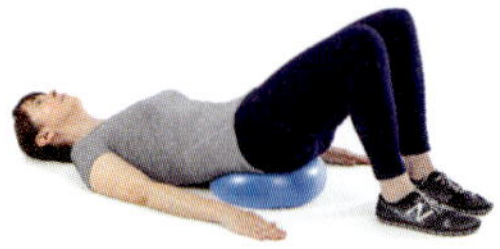	5초 유지 5회 반복, 2세트	65쪽
3. Togu pelvic tilt (토구 펠빅 틸트)	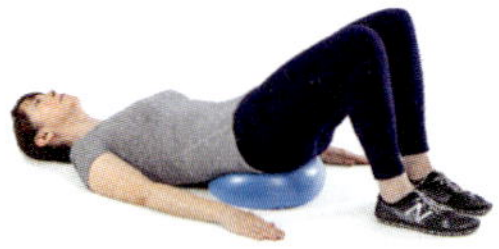	10회 반복, 2세트	65쪽
4. Togu marching (토구 마아칭)	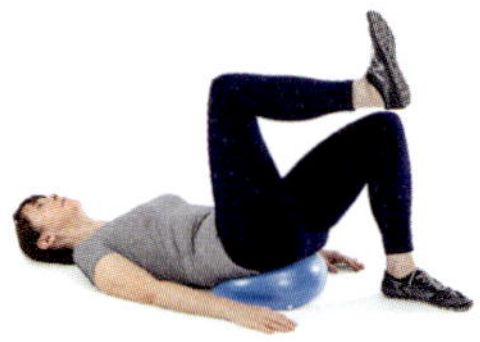	10회 반복, 2세트, 양측(교대로)	66쪽
5. Lying lumbar stretch (누운자세 요추 스트레칭)	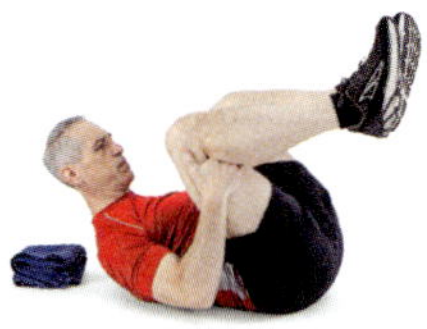	30초 유지, 2세트	114쪽
6. Heel slide(힐 슬라이드)	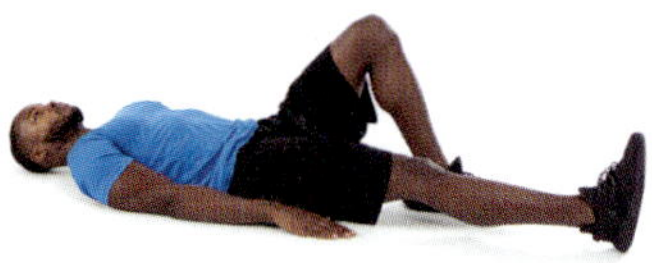	10회 반복, 2세트, 양측. 척추전방전위증에서는 편평한 허리로 시행하고, 다리를 신전할 때 아취가 발생하게 하지 않게 한다.	56쪽
7. Bent-knee fallout (벤트-니 폴아웃)	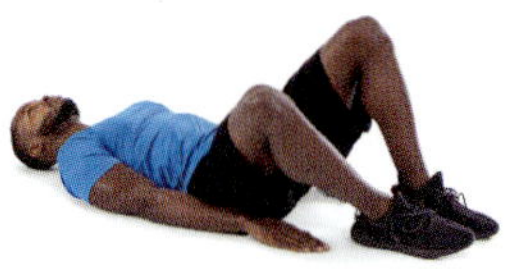	10회 반복, 2세트, 양측. 척추전위증에서는 편평한 허리로 시행한다.	55쪽
8. Cat and cow(캣 앤 카우)	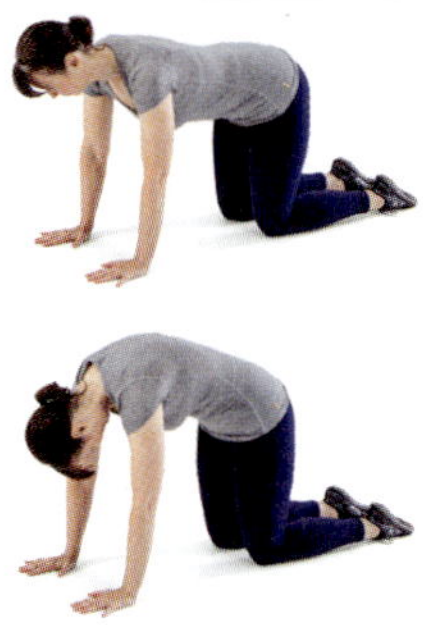	10회 반복, 2세트. 척추전위증에서는 등을 둥글게 말아 올리는데 집중하고 아취를 만들지 않는다.	103쪽

표 9.2 첫 번째 달 운동

9. Doorway hamstring stretch (도어웨이 햄스트링 스트레치)	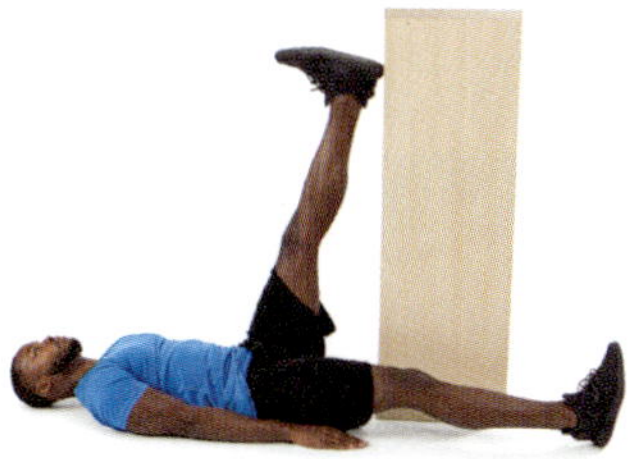	60초 유지, 2회 반복. 척추전위증에서는, 반대측 무릎을 굽히고 허리를 편평하게 유지한다.	112쪽
10. Knee-to-chest stretch (니-투-체스트 스트레치)	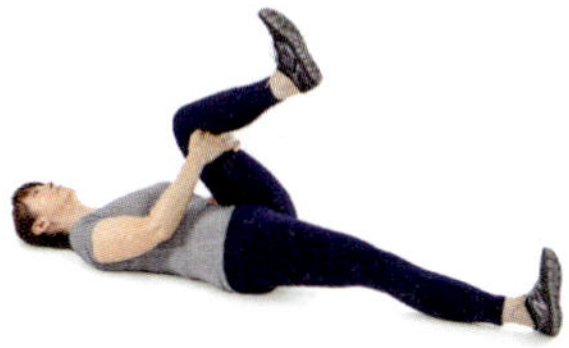	30초 유지, 2회 반복, 양측	116쪽

표 9.2 두 번째 달 운동

1. Togu pelvic tilt (토구 펠빅 틸트)	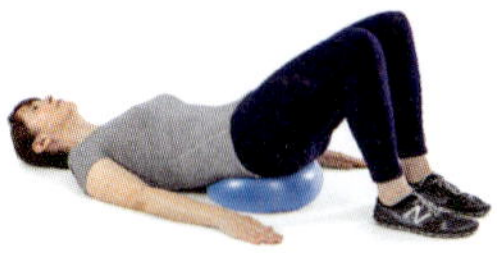	20회 반복, 2세트	65쪽
2. Togu marching (토구 마아칭)	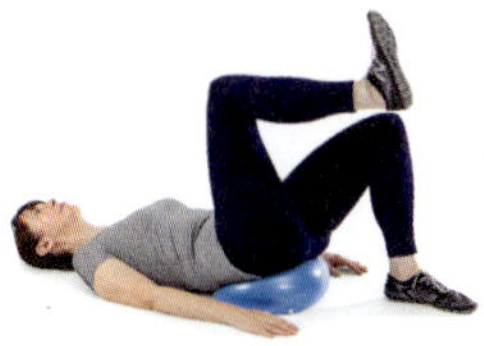	20회 반복, 2세트, 양측(교대)	66쪽
3. Togu tilted march-up (토구 틸티드 마치-업)	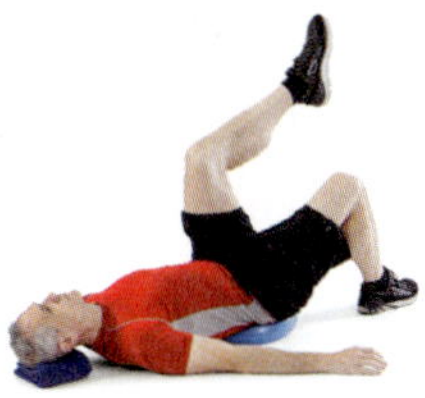	8회 반복, 2세트, 양측(교대)	67쪽
4. Togu leg lowering with pelvic tilt (토구 레그 로어링 위드 펠빅 틸트)	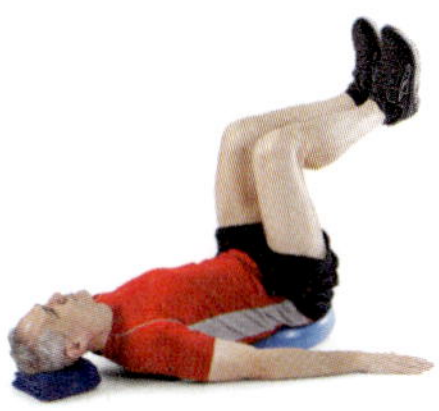	8회 반복, 2세트, 양측(교대)	68쪽
5. Lying lumbar stretch (누운 자세 요추 스트레칭)	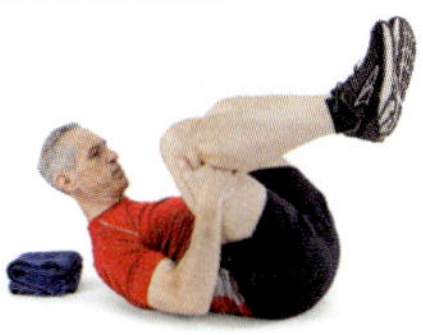	30초 유지, 2회 반복	114쪽

(계속)

표 9.2 두 번째 달 운동(*이어서*)

6. Heel slide(힐 슬라이드)	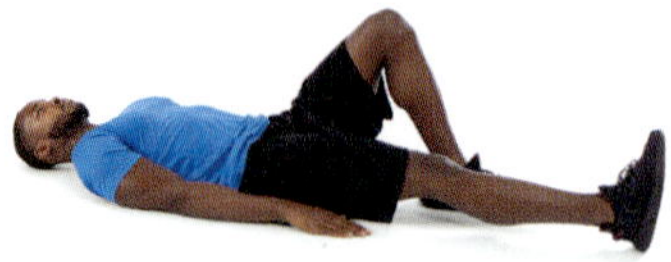	20회 반복, 2세트	56쪽
7. Lying overhead reach (라잉 오버헤드 리치)	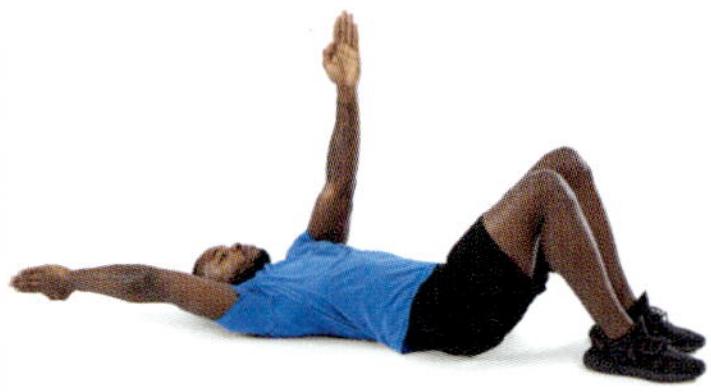	10회 반복, 2세트	63쪽
8. Dying bug(다잉 버그)	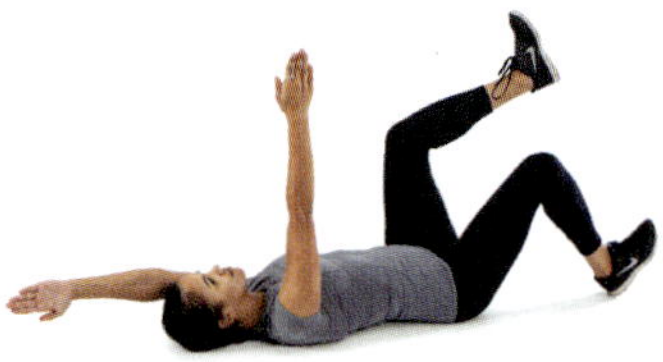	8회 반복, 2세트, 양측. 척추전위증에서는 편평한 허리로 시행.	61쪽
9. Strap hamstring stretch (스트랩 햄스트링 스트레치)	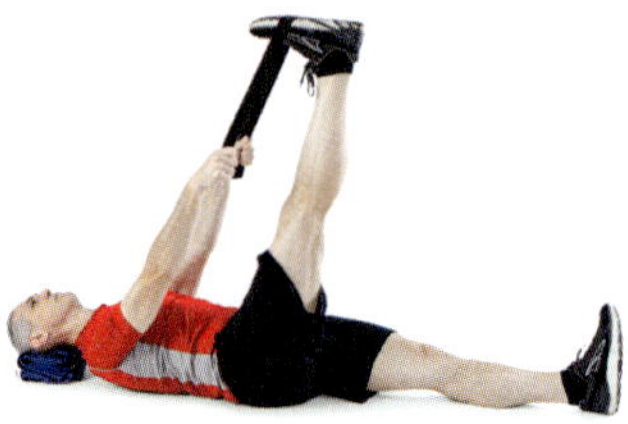	30초 유지, 2세트, 양측. 척추전위증에서는 반대측 무릎을 굽히고 허리를 편평하게 유지한다.	113쪽
10. Knee-to-chest stretch (니-투-체스트 스트레치)	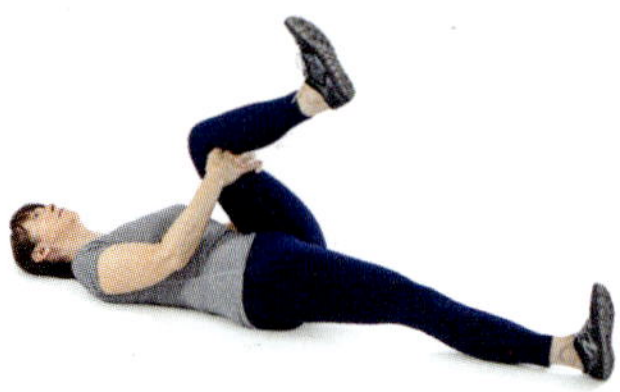	30초 유지, 2세트, 양측	116쪽
11. Seated lumbar stretch (앉은 자세 요추 스트레칭)	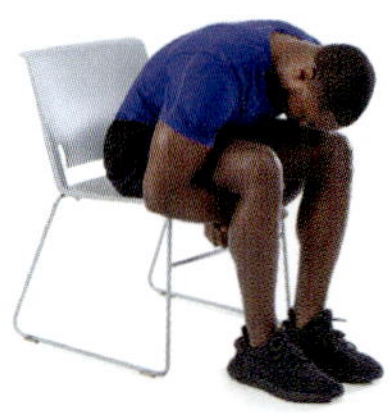	30초 유지, 2세트	115쪽

표 9.3 세 번째 달 운동

운동	사진	횟수	쪽
1. Togu pelvic tilt (토구 펠빅 틸트)	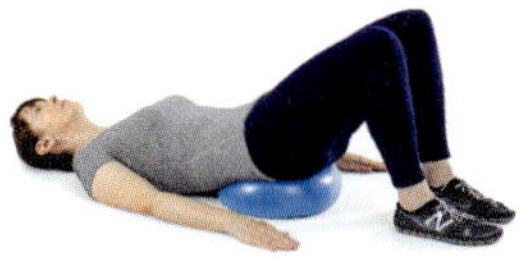	20회 반복, 2세트	65쪽
2. Togu tilted march-up (토구 틸티드 마치-업)	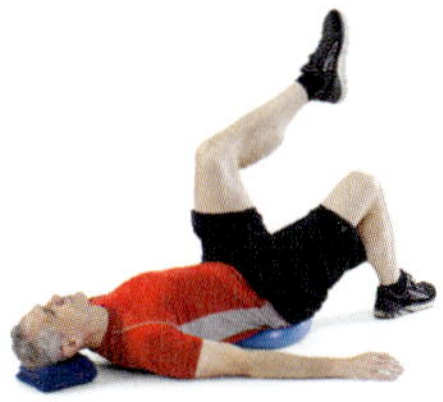	8회 반복, 2세트 (교대)	67쪽
3. Togu leg lowering with pelvic tilt (토구 레그 로어링 위드 펠빅 틸트)	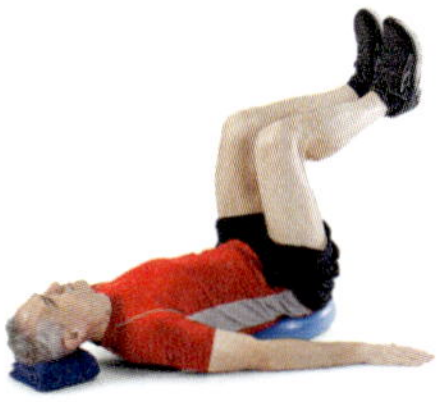	8회 반복, 2세트 (교대)	68쪽
4. Lying lumbar stretch (누운자세 요추 스트레칭)	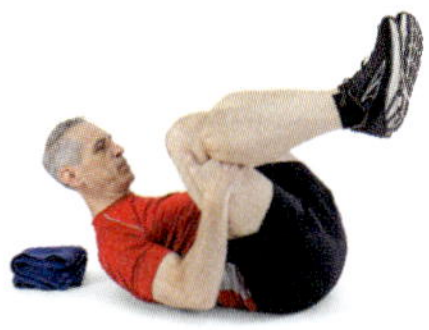	30초 유지, 2세트	114쪽
5. Dying bug(다잉 버그)	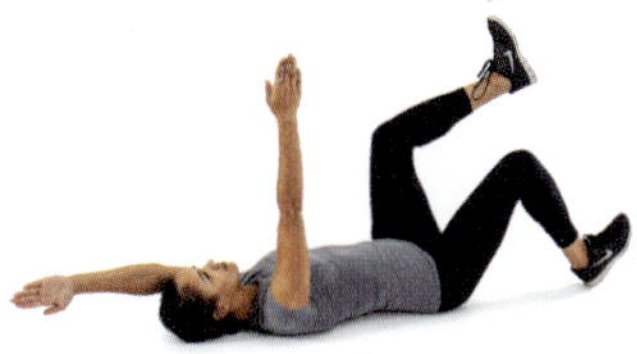	12회 반복, 2세트, 양측. 척추전위증에서는 편평한 허리(flat back)로 시행.	61쪽
6. Articulating bridge (아티큘레이팅 브릿지)	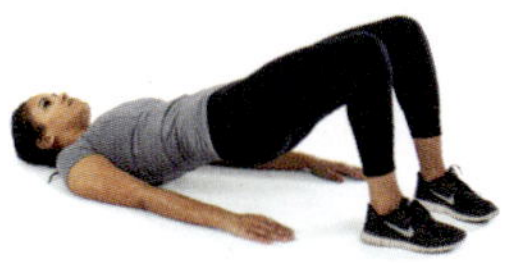	12회 반복, 2세트. 척추전위증에서는 골반 기울이기에 집중한다.	108쪽
7. Pelvic press hold (펠빅 프레스 홀드)	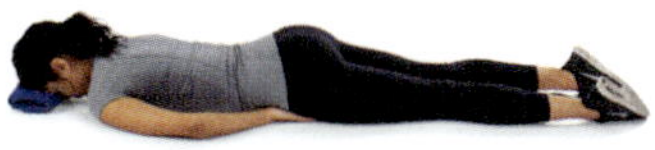	5초 유지, 5회 반복. 척추전위증에서는 배 밑에 베개를 대고 골반이 후방기울기 하도록 둔다.	70쪽

(계속)

표 9.3 세 번째 달 운동(이어서)

8. Pelvic press hip extension (펠빅 프레스 힙 익스텐션)	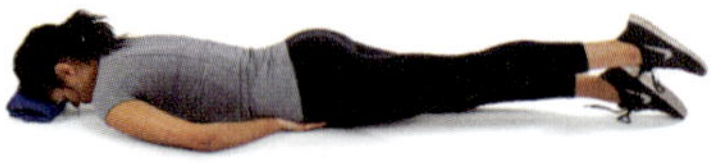	8회 반복, 2세트. 척추전위증에서는 배밑에 베개를 대고 골반이 후방기울기 하도록 두고, 작은 가동범위에 집중한다.	71쪽
9. Quadruped hold with opposite-arm tap (쿼드러페드 홀드 위드 어포짓-암 탭)	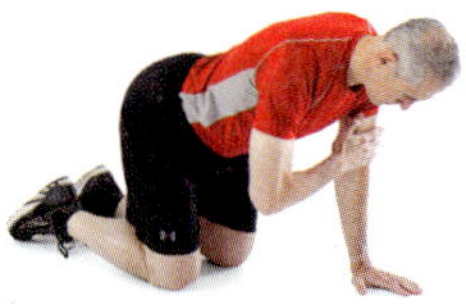	12회 반복, 2세트, 양측	77쪽
10. Quadruped hip extension slide (쿼드러페드 힙 익스텐션 슬라이드)	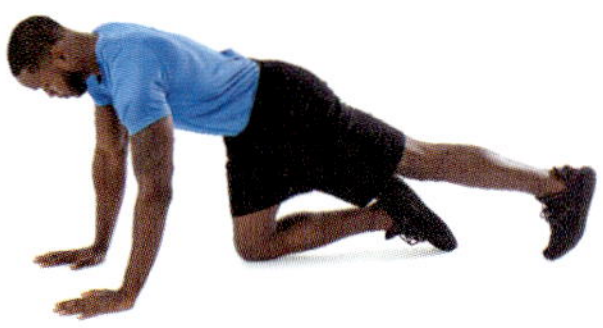	8회 반복, 2세트, 양측. 척추전위증에서는 전체적으로 아래쪽을 밀어 넣고, 등에 아취를 만들지 않는다.	78쪽
11. Kneeling hip flexor stretch (닐링 힙 플렉서 스트레치)	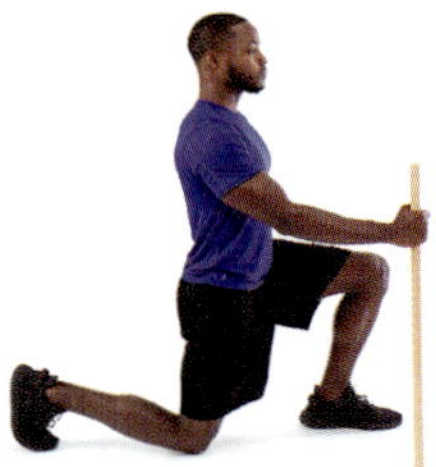	30초 유지, 2세트, 양측. 척추전위증에서는 후방경사 상태로 시행; 등에 아취를 만들지 않는다.	111쪽
12. Strap hamstring stretch (스트랩 햄스트링 스트레치)	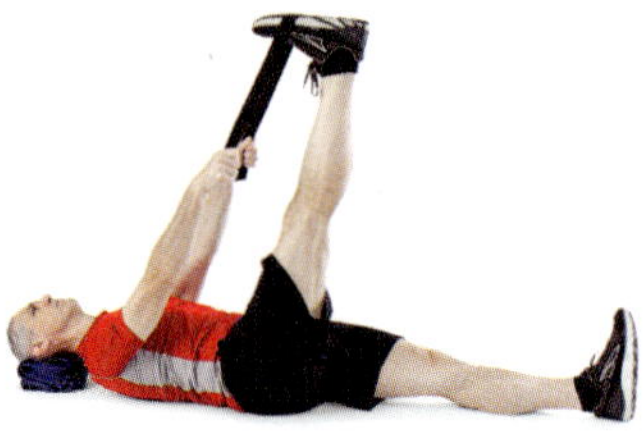	60초 유지, 2세트, 양측	113쪽
13. Seated lumbar stretch (앉은 자세 요추 스트레칭)	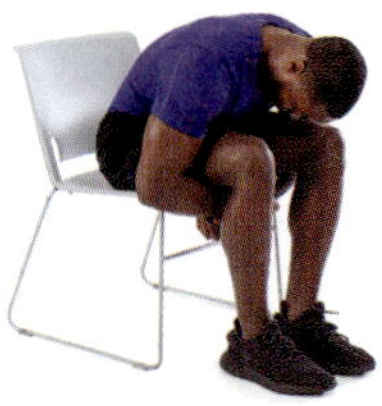	30초 유지, 2회 반복	115쪽

표 9.4 네 번째 달 운동

1. Togu pelvic tilt (토구 펠빅 틸트)	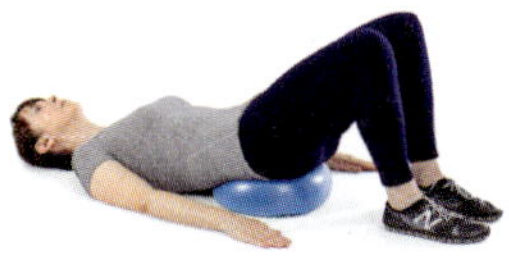	20회 반복, 1세트	65쪽
2. Togu tilted march-up (토구 틸티드 마치-업)	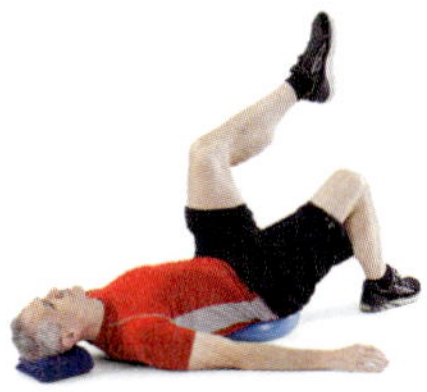	8회 반복, 2세트, 양측(교대)	67쪽
3. Togu leg lowering with pelvic tilt (토구 레그 로어링 위드 펠빅 틸트)	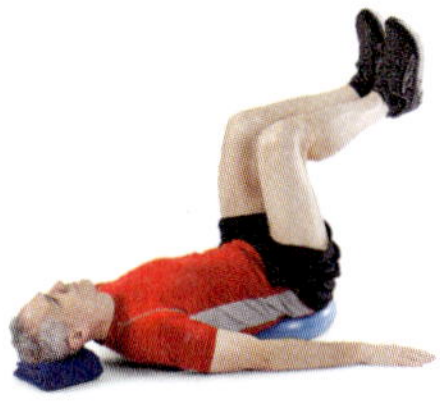	8회 반복, 2세트, 양측(교대)	68쪽
4. Lying lumbar stretch (누운 자세 요추 스트레칭)	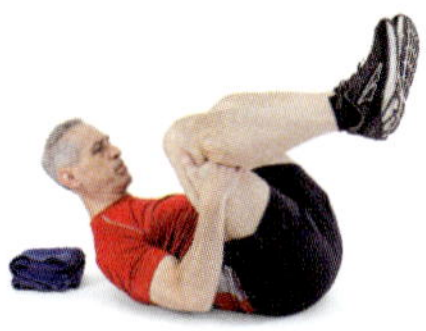	30초 유지, 2세트	114쪽
5. Dying bug(다잉 버그)	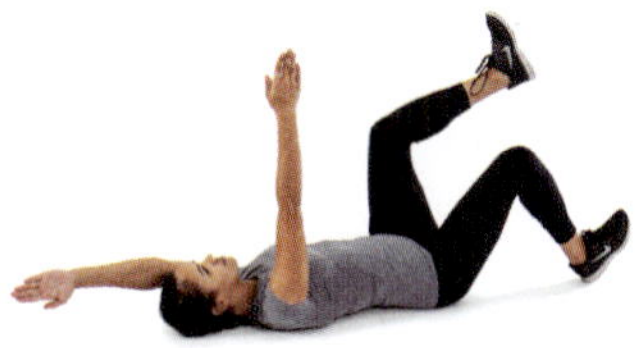	12회 반복, 2세트, 양측. 척추전위증에서는 편평한 허리로 시행.	61쪽
6. Articulating bridge (아티큘레이팅 브릿지)	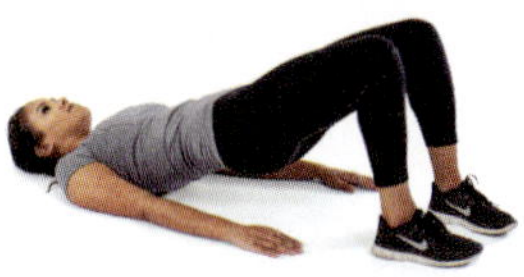	12회 반복, 2세트. 척추전위증에서는 골반 기울이기에 집중한다.	108쪽
7. Pelvic press hip extension (펠빅 프레스 힙 익스텐션)	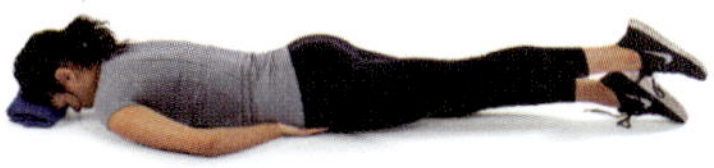	8회 반복, 2세트, 양측. 척추전위증에서는 배 밑에 베개를 대고 골반이 후반기울기 하도록 두고, 작은 가동범위에 집중한다.	71쪽

(계속)

표 9.4 네 번째 달 운동 *(이어서)*

8. Stability ball seated hip shift (스테빌리티 볼 싯티드 힙 시프트)	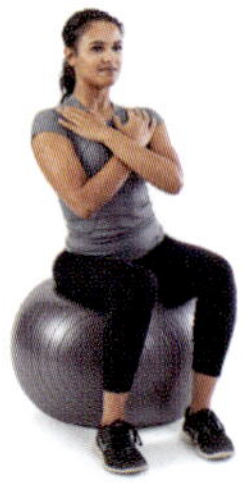	20회 반복, 2세트. 척추전위증에서는 좌우로만 시행.	87쪽
9. Stability ball seated knee lift (스테빌리티 볼 싯티드 니 리프트)	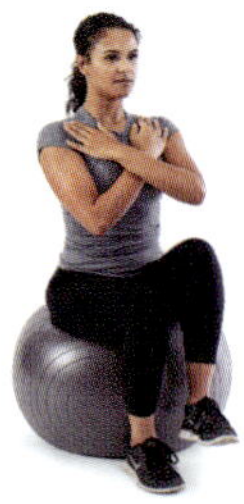	8회 반복, 2세트	88쪽
10. Stability ball walk-out (스테빌리티 볼 워크-아웃)	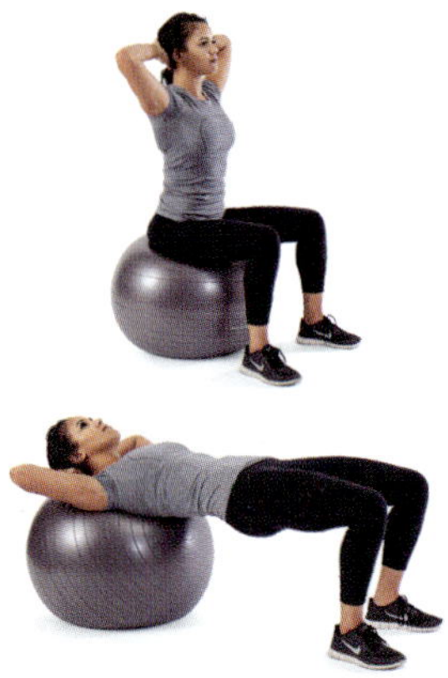	8회 반복, 2세트. 골반 후방기울기 상태로 걸어나가기 시작한다.	89쪽
11. Stability ball hip extension hold (스테빌리티 볼 힙 익스텐션 홀드)	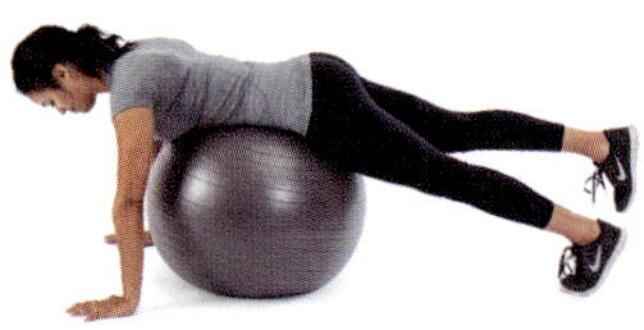	5초 유지, 5회 반복, 2세트, 양측. 척추전위증에서는 골반이 후방 기울기를 유지하도록 하고, 작은 가동범위에 집중하고, 아치를 만들지 않는다.	90쪽
12. Stand-up-sit-down (스탠드-업-싯-다운)	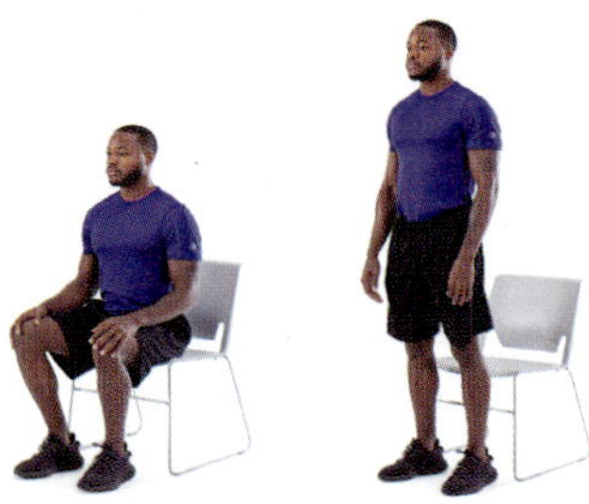	25회 반복, 2세트. 척추전위증에서는 부드럽게 앉는다.	99쪽

표 9.4 네 번째 달 운동

13. Kneeling hip flexor stretch (닐링 힙 플렉서 스트레치)	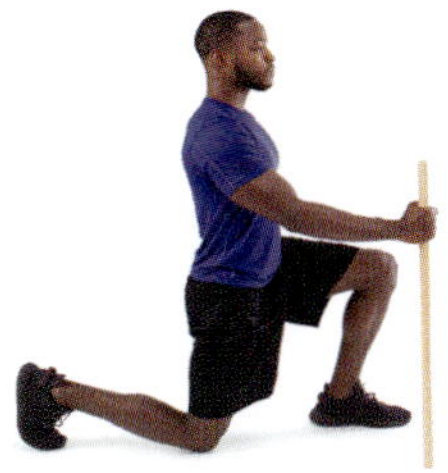	30초 유지, 2회 반복, 양측. 척추전위증에서는 골반 후방기울기 상태로 시행하고, 아취를 만들지 않는다.	111쪽
14. Strap hamstring stretch (스트랩 햄스트링 스트레치)	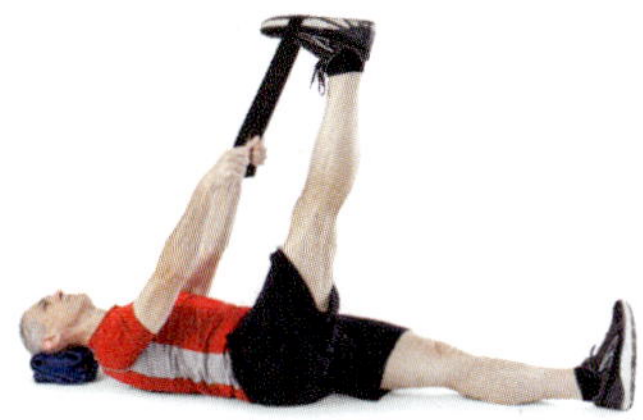	60초 유지, 2세트	113쪽
15. Seated lumbar stretch (앉은 자세 요추 스트레칭)	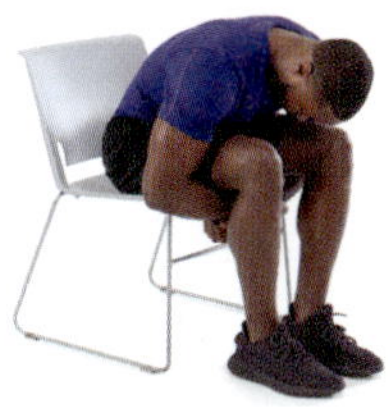	30초 유지, 2세트	115쪽

표 9.5 다섯 번째 달 운동

1. Togu pelvic tilt (토구 펠빅 틸트)	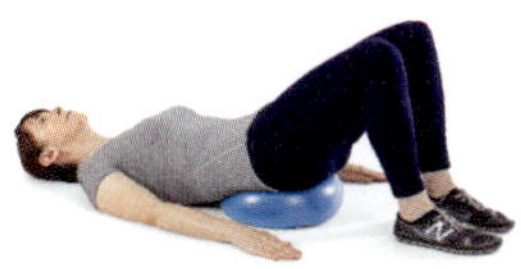	20회 반복, 1세트	65쪽
2. Togu tilted march-up (토구 틸티드 마치-업)	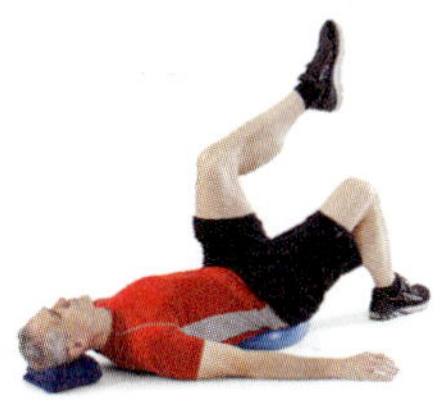	8회 반복, 2세트, 양측(교대로)	67쪽
3. Togu leg lowering with pelvic tilt (토구 레그 로어링 위드 펠빅 틸트)	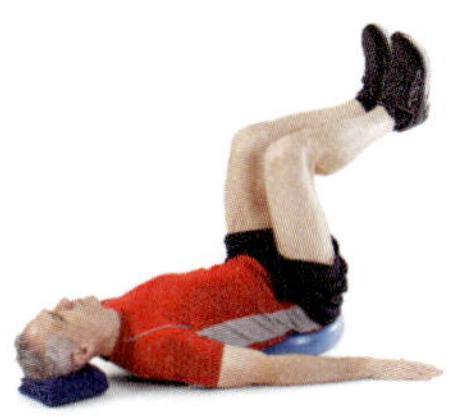	8회 반복, 2세트, 양측(교대로)	68쪽

(계속)

표 9.5 다섯 번째 달 운동(이어서)

4. Lying lumbar stretch (누운 자세 요추 스트레칭)	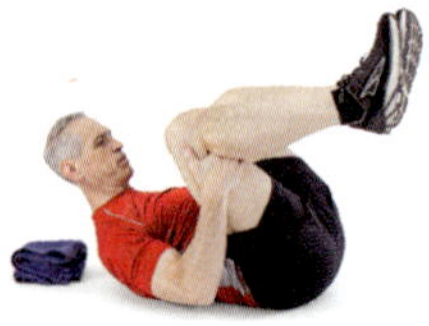	30초 유지, 2회 반복	114쪽
5. Articulating bridge (아티큘레이팅 브릿지)	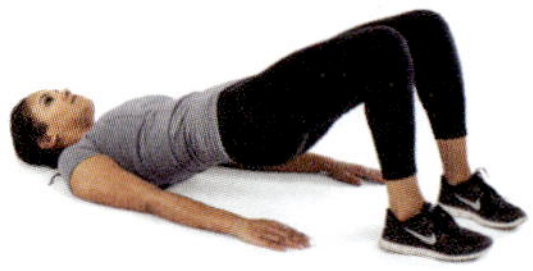	12회 반복, 2세트. 척추전위증에서는 골반 기울이기에 집중한다.	108쪽
6. Full plank(풀 플랭크)	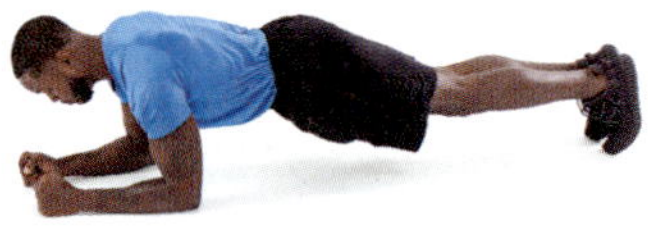	10초 유지, 3회 반복, 2세트, 반복 사이 3초 휴식	82쪽
7. Stability ball walk-out (스테빌리티 볼 워크-아웃)	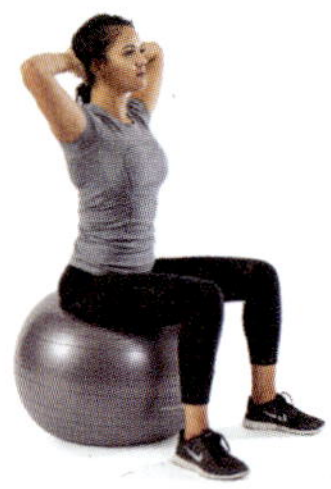 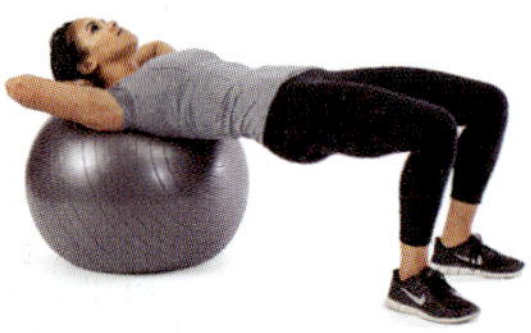	8회 반복, 2세트. 골반 후방기울기 상태로 걸어나가기 시작한다.	89쪽
8. Stability ball hip extension hold (스테빌리티 볼 힙 익스텐션 홀드)	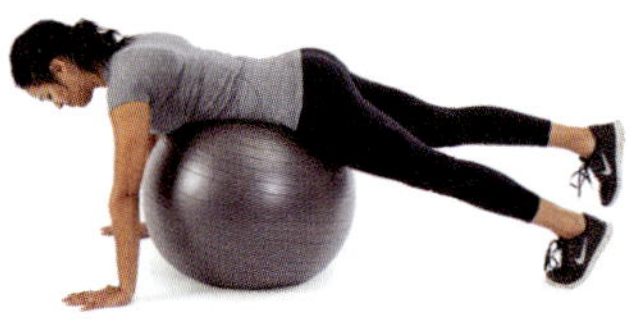	10초 유지, 5회 반복, 2세트, 양측. 척추전위증에서는 골반이 후방 기울기를 유지하도록 하고, 작은 가동범위에 집중하고, 아취를 만들지 않는다.	90쪽
9. Tube press-out (튜브 프레스-아웃)	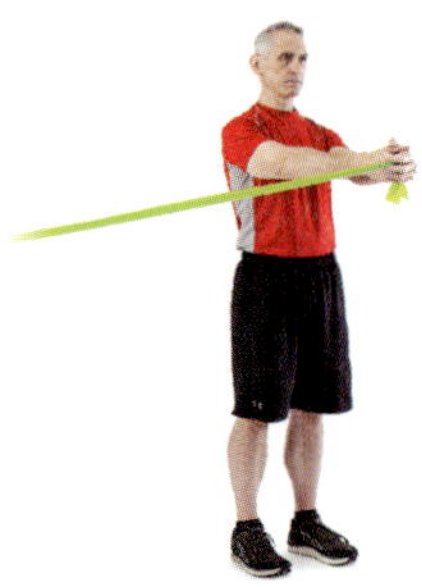	12회 반복, 2세트, 양측	93쪽

표 9.5 다섯 번째 달 운동

운동	그림	반복	쪽
10. Tube circle(튜브 써클)	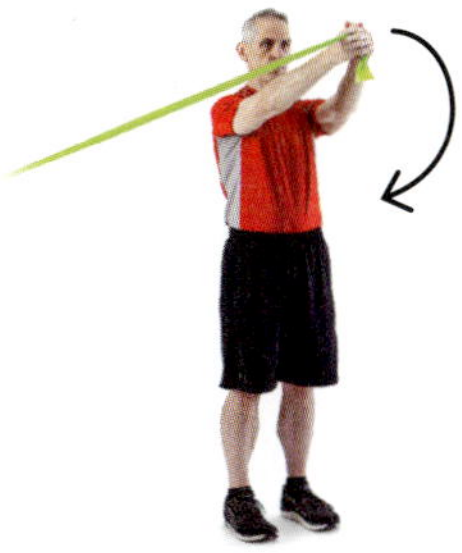	8회 반복, 2세트, 양측, 두 방향	94쪽
11. Clock step(시계 스텝)	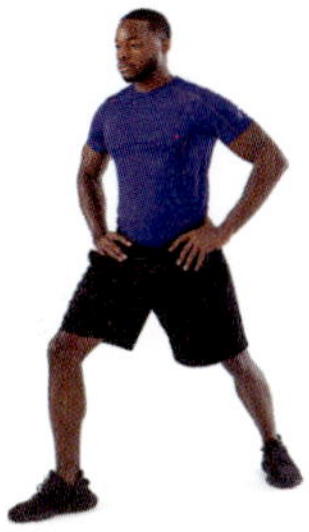	4회 반복, 2세트, 양측 (12시, 2시 & 3시; 그리고 12시, 10시 & 9시)	98쪽
12. Stand-up- sit-down (스탠드-업-싯-다운)	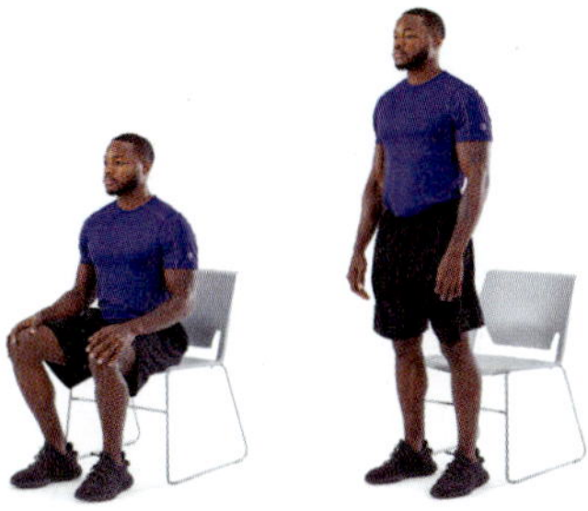	40회 반복, 2세트. 척추전위증에서는 부드럽게 앉는다.	99쪽
13. Kneeling hip flexor stretch (닐링 힙 플렉서 스트레치)	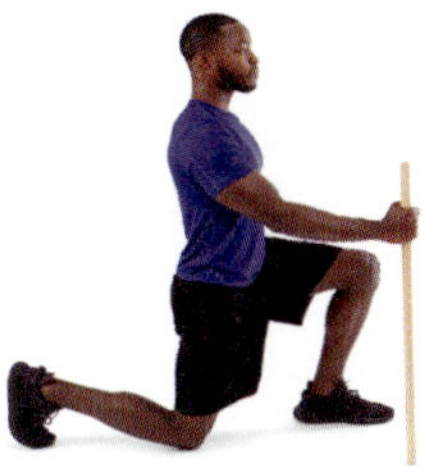	30초 유지, 2회 반복, 양측. 척추전위증에서는 골반 후방 기울이기 상태로 시행하고, 아취를 만들지 않는다.	111쪽
14. Strap hamstring stretch (스트랩 햄스트링 스트레치)	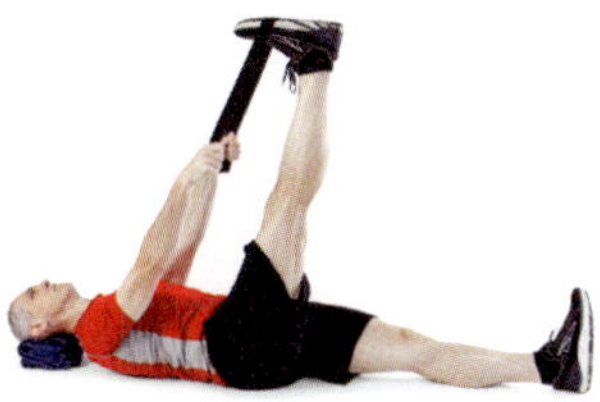	60초 유지, 2세트, 양측	113쪽

표 9.6 여섯 번째 달 운동

1. Togu pelvic tilt (토구 펠빅 틸트)	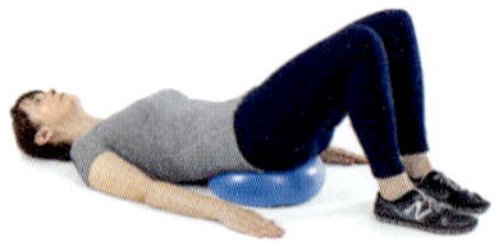	20회 반복, 1세트	65쪽
2. Togu tilted march-up (토구 틸티드 마치-업)	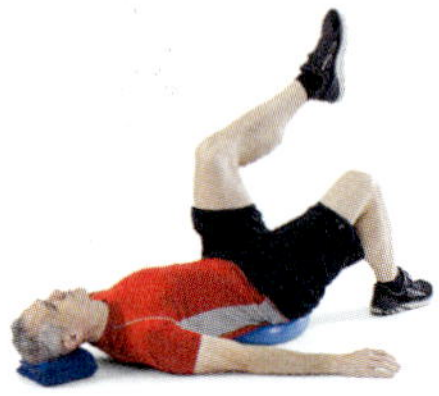	8회 반복, 2세트, 양측(교대로)	67쪽
3. Togu leg lowering with pelvic tilt(토구 레그 로어링 위드 펠빅 틸트)	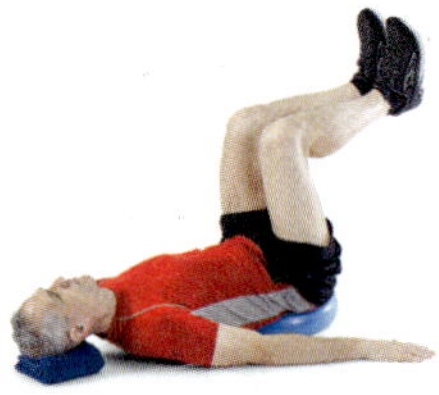	8회 반복, 2세트, 양측(교대로)	68쪽
4. Lying lumbar stretch (누운자세 요추 스트레칭)	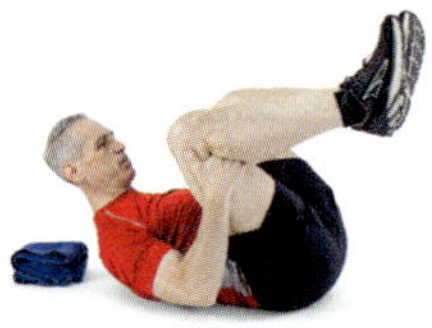	30초 유지, 2회 반복	114쪽
5. Articulating bridge (아티큘레이팅 브릿지)	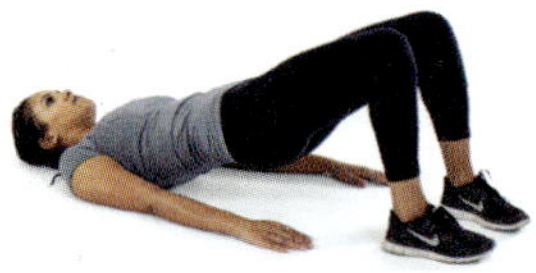	12회 반복, 2세트. 척추전위증에서는 골반 기울이기에 집중한다.	108쪽
6. Full plank(풀 플랭크)	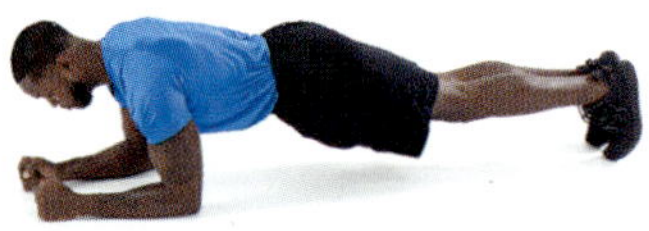	10초 유지, 3회 반복, 2세트, 반복 사이 3초 휴식	82쪽
7. Stability ball hip extension hold (스테빌리티 볼 힙 익스텐션 홀드)	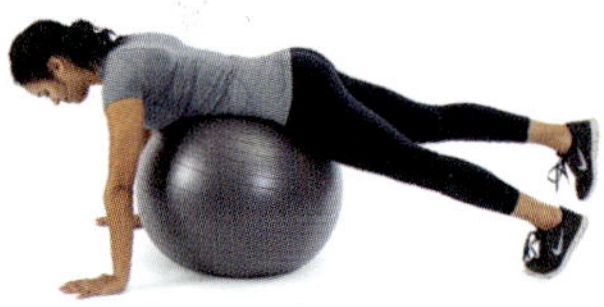	10초 유지, 5회 반복, 2세트, 양측. 척추전위증에서는 골반이 후방 기울기를 유지하도록 하고, 작은 가동범위에 집중하고, 아치를 만들지 않는다.	90쪽
8. Tube press-out (튜브 프레스-아웃)	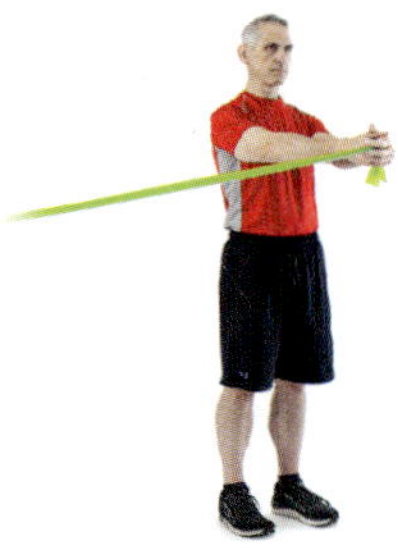	12회 반복, 2세트, 양측	93쪽

표 9.6 여섯 번째 달 운동

9. Tube circle(튜브 써클)	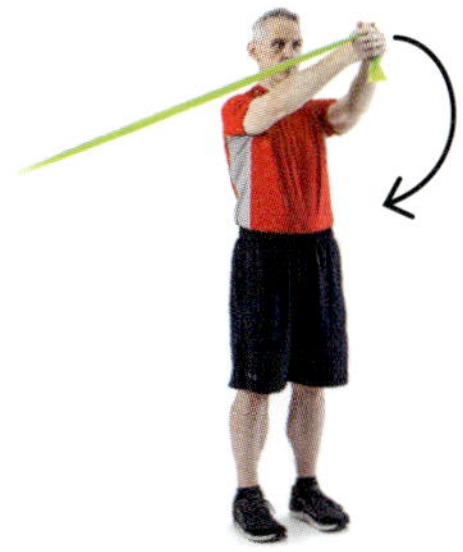	8회 반복, 2세트, 양측, 두 방향	94쪽
10. Tube walk-out (튜브 워크-아웃)	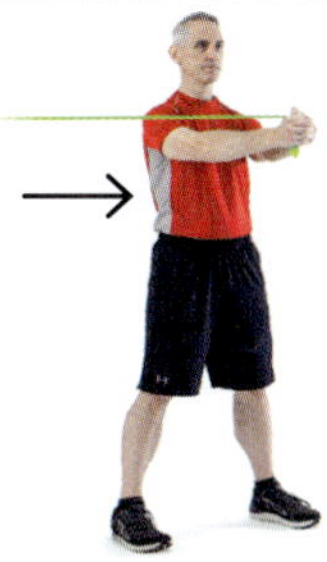	8회 반복, 2세트, 양측(3걸음 갔다가 3걸음 돌아온다)	95쪽
11. Clock step(시계 스텝)	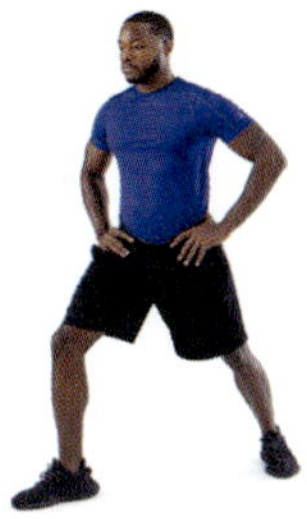	4회 반복, 2세트, 양측(12시, 2시 & 3시; 그리고 12시, 10시 & 9시)	98쪽
12. Stand-up-sit-down (스탠드-업-싯-다운)	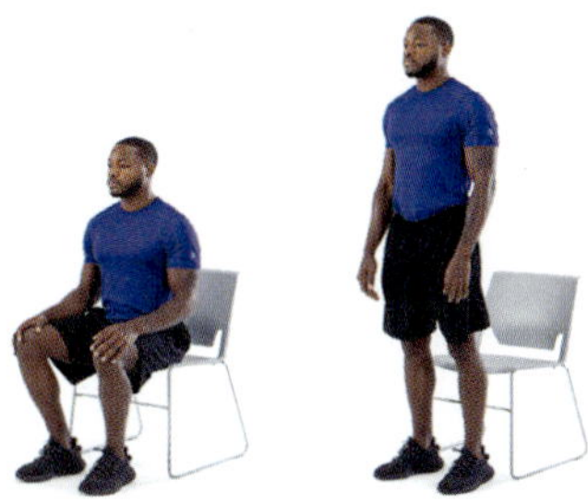	40회 반복, 2세트. 척추전위증에서는 부드럽게 앉는다.	99쪽
13. Kneeling hip flexor stretch (닐링 힙 플렉서 스트레치)	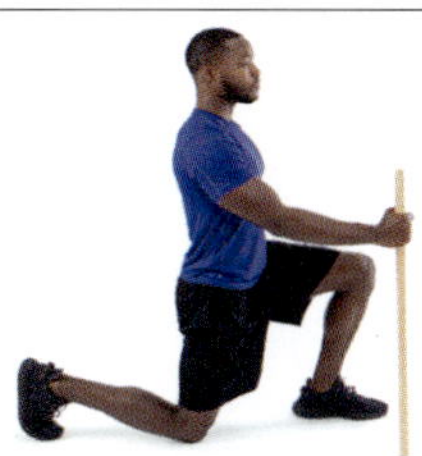	30초 유지, 2회 반복, 양측. 척추전위증에서는 골반 후방 기울이기 상태로 시행하고, 아취를 만들지 않는다.	111쪽
14. Strap hamstring stretch (스트랩 햄스트링 스트레치)	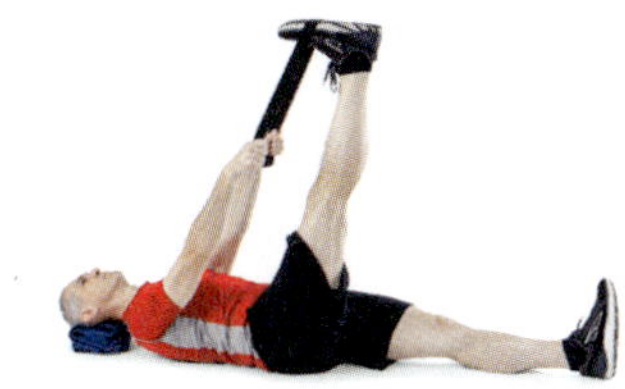	60초 유지, 2세트, 양측	113쪽

훈련을 유지하면서
Continuing Your Training

6개월째가 끝날 때 쯤이면, 당신은 운동 프로그램에 일반적인 웨이트 트레이닝을 포함할 수 있을 것이다. 전방전위증이 있는 사람들을 위해서는, 당신의 고관절(hip)을 약간 후방 기울기를 유지해서 각 운동을 수행할 때 허리에 안전한 자세가 되도록 하는 것이 중요하다. 요령은 당신의 몸에 너무 많은 것을 너무 빨리 요구하지 않는 것이므로, 작고 가벼운 저항으로 시작하고 점차 늘려가라. 나는 이 훈련 시기에 머쉰(machine) 사용을 강력히 추천한다. 왜냐하면 머쉰들은 역기를 다시 들어올리는 비교적 안전한 방법이기 때문이다. 우선, 당신이 대부분의 머쉰에서 앉는 자세를 취할 때 굴곡 편향(flexion bias)을 유지하도록 유도(encourage)해준다. 또한, 머쉰은 당신의 프리웨이트의 본질적인 불안정성의 일부를 제거하는 적절한 운동 경로에 있게 한다. 이렇게 하면 처음에는 몸 전체를 안정시키는데 집중하지 않고 해당 운동에 집중하는 것이 더 쉬워질 것이다. 이것은 과거에 몇몇 트레이너들이 당신에게 말한 것과 어긋날 수 있지만, 당신은 이제 당신 몸에 웨이트 트레이닝을 재도입하는 것이고, 만약 몸에 한 번에 너무 많은 것을 요구한다면, 이것은 실패하고 당신을 뒤로 돌려보낼지도 모른다. 이것은 일시적인(temporary) 것이고, 당신이 더 강해질수록 프리웨이트를 당신의 루틴에 다시 도입할 수 있다는 것을 명심하라. 이것은 당신이 많은 다른 방향의 움직임(면)에서 안정되도록 시도할 것이고, 당신이 준비가 된다면 힘을 기르는 데 중요한 부분이 될 것이다.

나는 모든 사람이 체육관에 소속되어 있는 것은 아니라는 것을 인지하고 있다. 이런 경우라면, 당신은 5개월째와 6개월째 운동을 무제한으로 할 수 있다. 하지만 신체는 규칙적으로 하는 일에 익숙해지고, 상황을 조금도 바꾸지 않는다면 시간이 지남에 따라 정체되고 약해질 것이라는 것을 기억하라. 당신이 좀 더 흥을 돋우기 위해 반복 횟수, 세트 수 또는 심지어 유지 시간을 늘릴 수 있다. 당신의 몸을 자극하기 위해, 나는 7개월 이후 다음과 같이 제안한다.

7개월째와 11개월째 : 세 번째 달 운동하기
8개월째와 12개월째 : 네 번째 달 운동하기
9개월째 : 다섯 번째 달 운동하기
10개월째 : 여섯 번째 달 운동하기

4주 정도 마다 운동을 바꿈으로써, 당신의 몸이 정체되지 않도록 도전적인 상태를 유지하게 된다. 신체는 항상성(homeostasis)을 추구하며, 같은 일을 계속해서 반복하면 결국 더 효율적이 된다. 이것은 운동을 하는 데 필요한 근육의 양을 줄이는 결과를 가져오고, 따라서 시간이 지남에 따라 약해진다. 이것을 피하기 위해서는, 더 많은 반복이나 더 많은 세트를 하거나 더 오랜 시간 동안 운동을 함으로써 상황을 변화시켜라. 이 모든 것이 효과가 있을 것이다. 당신이 운동 프로그램을 완전히 바꿈으로써(과거에 했던 운동들로부터), 당신의 몸은 운동 프로그램에 결코 익숙해지지 않고 강하게 유지할 수 있을 것이다.

만약 당신이 운동 프로그램을 만드는 데 더 많은 도움이 필요하다면, 나는 당신이 스스로 따를 수 있는 프로그램을 설계하기 위해 개인 트레이너나 필라테스 강사를 고용하기를 강력하게 추천한다. 전방전위증이 있는 사람을 위해 일하는데 어느 정도 이해도가 있는지 확인하라. 나는 또한 필라테스를 기반으로 하는 사람과 운동하는 것을 강력하게 추천한다.
필라테스는 코어를 튼튼하게 하고 건강을 유지하는 좋은 방법이다.

CHAPTER 10

제 10 장

협착증
Stenosis

요추협착증(Stenosis)은 노인에게서 가장 흔하게 진단되는 척추 질환 중 하나이며,[1] 이로 인한 통증은 눈에 띄지 않는 것부터 몸이 쇠약해지는 것까지 다양하다. 척추 협착증의 진단은 X-ray(단순방사선), MRI(자기공명영상), CT scan(컴퓨터 단층 촬영), CT myelgram(CT골수조영술) 및 Bone scan(뼈 스캔) 중 하나 이상의 영상 검사와 함께 의사에 의해 진단된다. 최근 들어 척추협착증 환자가 늘고 있는 것이 아니냐는 논란이 일고 있다. 아니면 이제 더 나은 진단 도구를 사용할 수 있게 되었기 때문에 진단되는 사례가 더 많은 것일까? 협착증은 척추 수술의 가장 흔한 이유 중 하나이다.[2,3] 그러나, 협착증이 반드시 쇠약하게하는 것은 아니다. 실제로, 한 연구는 40세 이상의 연구대상인 사람들 중 50%가 무증상(허리 통증 증상이 없음)이지만 영상 촬영을 통해 협착증 진단을 받았다고 보고했다.[4] 협착증은 관리가 가능한 질환이며 적절한 치료와 앞으로 나오는 운동으로 환자들은 비교적 고통 없이 살 수 있다.

정의 Definition

협착증의 두 가지 형태가 있지만, 우리는 주로 2차 또는 퇴행성 척추 협착증에 대해 이야기할 것이다. 원발성 척추협착증은 선천성 이상이나 산후 발달 장애로 인해 발생하는 협착을 말하며, 훨씬 어린 나이에 나타난다.[5] 이차적 또는 퇴행성 척추 협착증은 척추의 척추관(central canal) 또는 추간공(inter vertebral foramen)의 좁아짐이다. 이러한 협착은 디스크 높이의 감소, 팽윤, 탈출된 디스크, 황색인대(척추 인대) 또는 후관절(facet joint)의 비대(크기 증가), 또는 심지어 골극(osteophyt, 뼈돌기) 형성의 결과일 수 있다.[6] 이 모든 조건들은 척수가 이동하는 중심관이나 신경뿌리가 척추를 빠져나가는 추간공의 협착을 일으킬 수 있다. 이러한 좁은 조건은 척추 또는 신경뿌리의 충돌(압박)을 유발하여 엉덩이, 고관절 또는 다리(한쪽 또는 양쪽)를 통해 저림, 따끔따끔함 또는 방사통을 유발하거나 국소적인 요통을 유발할 수 있다. 척추 협착증은 주로 하부 요추의 3개 레벨에서 발생하며,[7] 가장 낮은 레벨(L5-S1)이 가장 흔하다. 왜냐하면 척추에서 나오는 추간공이 그 마지막 레벨에서 더 작기 때문이다.[8]

척추관협착증은 두 가지 범주로 구분되는 경우가 많다 — 중심 협착증(central)과 측면 협착증(lateral, 번역자는 추간공협착증) — 충돌(impingement) 부위에 따라. 중심관 협착증은 중심관이 좁아지고 결과적으로 척수가 충돌하는 것을 말한다. 중심관은 종종 전방에서 후방으로 좁혀져, 척수가 압박되고 척수 자체에 혈액 공급이 제한된다(그림 10.1 참조).[9] 중심관 협착증은 척수에 영향을 미치기 때문에, 우리는 종종 양쪽 또는 양쪽 다리에서 증상이 나타나는 것을 본다. 측면 협착(lateral stenosis)은 척수에서 분지하여 척추 밖으로 나가기 위해 추간공을 통해 이동할 때 신경뿌리(nerve root)가 충돌하는 것이다(그림 10.2 참조). 이 충돌은 디스크 팽윤(bulge) 또는 탈출(herniation), 골극(osteophyte) 형성, 인대 또는 후관절(facet)의 비대 또는 다른 척추에서 미끄러짐(척추 전위증)으로 인해 발생할 수 있다. 측면 협착은 충돌을 받는 방식에 따라 한쪽 다리로 내려가거나 양쪽 다리로 내려가는 양상을 느낄 수 있다.

여기 협착증을 시각화하는 데 도움이 되는 훌륭한 비유가 있다. 당신이 길을 따라 차를 운전하고 있는데 무언가에 정면으로 부딪힌다고 상상해 보라. 에어백이 부풀어 올라 당신을 좌석 쪽으로 뒤로 밀면서, 당신이 좌석과 에어백 사이에서 끼어 눌리게(squishing)된다.

간단한 방법으로, 이것은 척추 협착증을 보여준다. 이 비유에서, 당신의 몸은 척수이고 당신의 뻗은 팔이 신경근이라고 상상해 보라. 당신이 에어백에 의해 충돌(impinge)이 된 상태이다. 에어백이 어깨와 팔을 한쪽으로 들이받으면 측면 협착(lateral stenosis)이 된다; 에어백이 몸에 닿은 상태에서 중앙으로 압착되면, 중심관 협착(central stenosis)이 된다. 신경(당신)을 감압하는 유일한 방법은 시트나 에어백을 움직이는 것이다. 이것은 종종 자세나 위치의 변화를 통해, 또는 심각한 경우에는 수술을 통해 이루어진다.

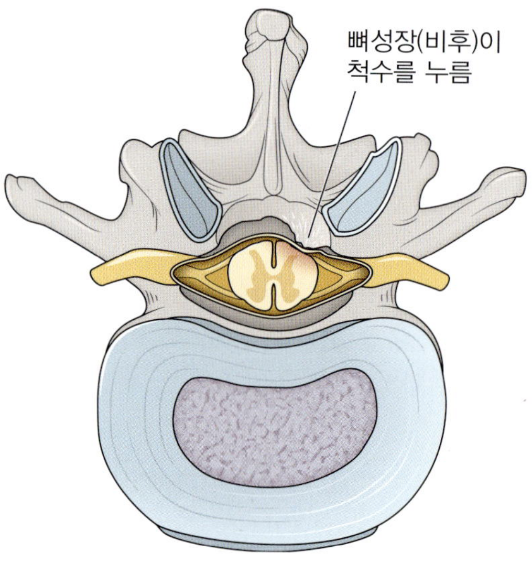

그림 10.1 중심관협착증

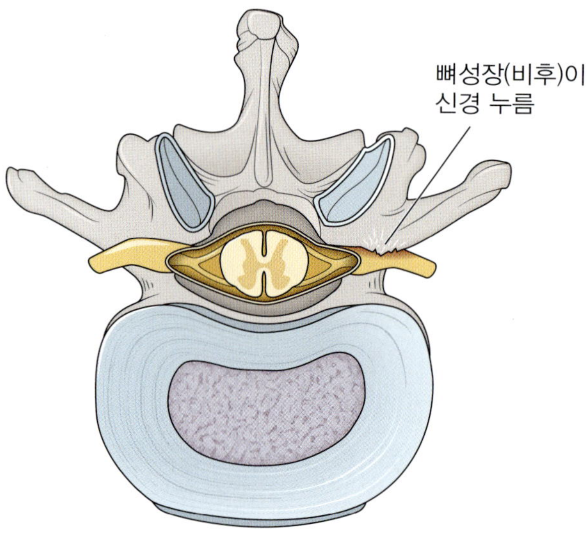

그림 10.2 측면협착증(추간공협착증)

증상
Symptoms

협착증의 주요 증상은 신경인성 파행(neurogenic claudication)이라고 한다. 이 전문적인 용어는 다음에 나오는 부위 중 하나 이상의 복합적인 다리증상들을 포함한다: 엉덩이, 사타구니, 허벅지 전면, 다리의 후면. 통증 이외에도, 다른 다리 증상들로는 피로(fatigue), 무거움(heaviness), 근력저하(weakness), 그리고 이상감각(paresthesia, 가끔 "핀과 바늘"이라 부르는 따끔거림)을 포함할 수 있다.[6] 이것은 오랜시간 서 있거나 걷는 것으로 악화될 수 있다. 협착증, 특히 중심관협착증에서, 흔히 발생하는 것은 특정 거리를 걸어간 후 환자 다리 아래로 통증과 불편함을 겪는 것이다. 잠시 앉아 있는 것이 통증과 불편감을 덜어주는 것 같다. 왜냐하면 하부 요추의 굴곡 자세로 인해 통증이 줄어들기 충분한 감압이 되어, 그들은 계속 걸을 수 있게 된다.

자세(Posture)는 협착증 증상의 중증도(severity)에 직접적인 영향을 미치는 것 같다.[10] "좋은" 자세로 똑바로 서 있을 때 척추가 신전된 위치에 있어 중심 척추관이나 추간공의 협착을 악화시키는 경우가 많다. 협착증이 있는 사람들은 보통 구부러진(flexed, 굴곡) 자세를 선호한다. 이 구부러진 자세가 척추와 디스크 사이의 공간을 열어 척추와 신경근의 압축을 풀 수 있게 한다. 당신은 이것을 보고 깨닫지 못했을 것이다. 당신은 나이든 사람들이 넓은 걸음걸이를 하고, 꼬리뼈가 아래로 늘어져 있고 허리가 상당히 둥글다는 것을 알아차린 적이 있나요?

아마 협착증이 있을 것이다. 이것은 그들이 고통을 보상(compensate)하기 위해 오랜 시간에 걸쳐 적응한 자세이다. 대부분의 사람들은 자신이 이것을 하고 있다는 것을 깨닫지 못한다.

척추전위증과 마찬가지로, 골반은 운동하는 동안 굴곡 편향(flexion bias)에 있어야 하는데, 이는 골반이 물을 머금고 있는 그릇이라면, 물이 그릇 뒤쪽으로 쏟아지도록 기울이 필요가 있다는 것을 의미한다(그림 10.3 참조). 아니면 누웠을 때, 골반을 밀어 허리를 납작하게 만든다. 척추를 편평하게 하면 척추 관절이 열리고 신경 압박이 해제된다. 시간이 지나면 전통적인 척추 중립에 더 가까이 갈 수 있을지 모르지만, 지금은 골반을 후방으로 기울이고 허리를 바닥에 편평하게 하여 운동하는 것이 가장 안전하다.

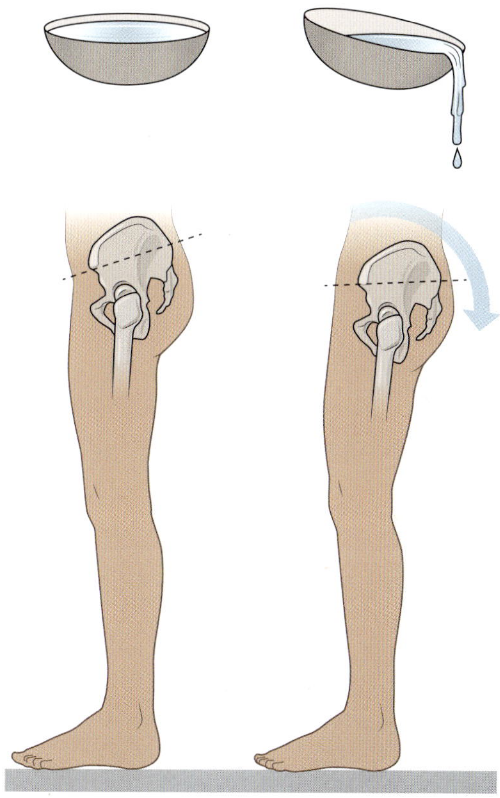

그림 10.3 골반의 후방 기울이기를 물이 뒤쪽으로 쏟아지는 물 그릇으로 시각화

금기
Contraindication

척추 신전(extension)이 주요 금기 사항이다. 이것은 척추 관절을 좁히거나 닫히게 하고 종종 다리(들) 아래의 통증, 불편함 및 증상을 증가시킨다. 신체를 신전시키는 운동들은 어떤 댓가를 치르더라도 피해야 할 뿐만 아니라, 추가적인 통증을 유발하는 어떠한 운동도 피해야 한다. 나의 '규칙'은 통증이 운동을 시작하기 전보다 더 심해지는지를 확인하기 위해 세 번 반복하는 것이다. 때때로 움직이는 행위만으로도 약간의 불편함을 일으킬 수 있다. 그래서 첫 번째 반복에서 조금 아프면 계속하고, 세 번째 반복 후에 다시 평가하라. 통증이 꾸준히 지속되거나 증가한다면, 하루 동안 그 운동을 중단하라. 모든 운동이 모두를 위한 것은 아니라는 것을 기억하라. 때때로 당신의 몸은 운동을 완료하기 위해 더 강해질 필요가 있기 때문에, 다음 운동으로 진행하고 일주일 정도 후에 도전적인(challenging) 운동으로 돌아가라. 일반적으로 운동을 하는 것에 익숙해지는 기간이 있다. 일단 당신의 몸이 운동을 하는 것에 더 편안해지면, 당신은 더 많은 운동들과 더 많은 반복을 할 수 있다는 것을 발견할 수 있다.

치료 옵션
Treatment Options

척추 협착증은 증상의 심각성이나 증상에 따라 다양한 치료 방법이 있다. 선택사항은 보존적인 것부터 침습적인 것까지 다양하다. 일반적으로 수술을 고려하기 전에 보존적인 치료법이 사용된다. 보존적 치료에는 물리치료(도수 및 운동), 보조기, 소염진통제(NSAIDs), 진통제, icing, heating, 초음파, 경막외 주사 및 경피전기신경자극(TENS)이 포함될 수 있다.[6]

척추 수술은 다른 모든 형태의 치료가 소진되었을 때만 최후의 수단으로 간주되어야 한다. 최근 10년간 협착의 가장 흔한 외과적 시술은 척추후궁절제술(laminectomy)로, 추간공의 크기를 증가시켜 충돌의 원인을 제거하거나, 추간공의 뒷부분인 후궁(laminar)을 제거함으로써 신경 감압한다. 에어백 비유를 되짚어 보겠다. 후궁절제술은 당신의 좌석 뒤를 제거한다. 에어백은 여전히 앞쪽에서 밀고 있지만 뒤쪽으로 에어백을 미는데 아무런 장애가 없다. 척추의 일부를 제거함으로써, 외과의들은 척수나 신경근의 압박을 해제한다. 하지만 한 가지 단점이 있다. 후궁(laminar)을 제거할 때 의사가 수술 중에 결정하게 되는 척추뼈의 다른 부분, 예를 들어, 극돌기(spinous process)나, 횡돌기(transverse process)와 같은 부분을 제거한다. 1장에서 해부학에 대해 논의했던 것을 기억하는가? 어떤 근육들이 횡돌기와 극돌기에 붙는가? 척추안정화 근육 전부이다. 그래서, 척추 일부를 제거함으로써, 바로 근접한 척추 분절이 매우 불안정해질 수 있다.

또 따른 인기 있는 수술 방법은 척추 유합술(spinal fusion)이다. 이것은 매우 침습적이고 당신의 척추 기능을 영원히 제한할 것이다. 척추 안정화 근육이 척추를 안정화시키는 대신에, 유합술을 시행받은 환자들은 두 개의 유합(고정)된 척추체를 갖게 된다. 이 두 척추체는 매우 안정적이고 처음에는, 통증을 완화시킬 수 있다. 그러나, 유합된 관절의 위와 아래에 추가적인 스트레스가 가해지며 이러한 증가된 스트레스가 손상을 유발할 수 있다.

수술은 비수술적 옵션들이 개선 없이 소진되어진 후에만 고려되어야 한다; 수술은 당신의 구조에 대해 영구적인 변화이며 가볍게 여겨져서는 안된다. 종종 수술에 뛰어들기 전에 무겁게 따져봐야 하는 결과론적인 2차적인 문제들이 있다.

훈련의 주안점
Training Focus

표 10.1에서 10.6까지 설명된 다음 운동 프로그램은 척추협착증(stenosis)을 관리하는데 도움이 될 것이다. 매달, 새로운 운동을 추가하거나 당신의 현재 운동 중 일부를 더 발전된 운동으로 대체할 것이다. 목표는 진전(progression)이다. 당신은 앞으로 나아가기를 원한다, 유일한 방법은 변수(variable) 중 하나를 조정하여 조금 더 열심히 운동하는 것이다. 이러한 변수는 볼륨(volume, 세트 및 반복 횟수, 또는 총 운동 횟수), 부하(load, 들어올리는 무게의 양), 빈도(frequency, 주당 운동 일수)이다. 매달, 운동 프로그램의 변화를 기대할 수 있으며, 통증이 증가하지 않는 한 다음 달까지 새로운 운동 프로그램을 계속 진행할 것이다. 통증이 증가하면 한 두 주 더 전월로 돌아간 다음, 새로운 운동 프로그램을 다시 시도해 보라.

모든 운동이 모두를 위한 것은 아니라는 것을 명심하라. 한 사람에게는 효과가 있을 수 있지만 다른 사람에게는 상당한 불편을 줄 수 있다. 아픈 운동은 간단하게 피하라. 당신이 통증 없이 이것을 할 수 있을 만큼 충분히 강해졌는지 보기 위해 그 달 말 또는 심지어 다음 달에 그 운동으로 돌아와라. 나는 개인적, 직업적인 경험으로 볼 때, 당신이 결코 할 수 없는 운동이 있을 수 있다는 것을 안다, 그리고 괜찮다. 당신이 이 한 개의 운동을 할 수 없다고 해서 성공과 실패가 좌우되지 않는다. 통증을 유발하지 않는 운동을 하고 통증을 유발하는 운동을 피하라.

어떤 통증은 괜찮고 어떤 통증은 안 괜찮을지에 대해 논의해 보자. 우리들은 보통 고객들에게 약간의 불편함은 괜찮다고 가르친다. 1부터 10까지의 척도 중, 1은 전혀 통증이 없고, 10은 당신이 상상 가능한 최악의 통증이다. 당신이 운동을 할 때 통증은 어느 정도 척도일까? 1에서 3 정도라면, 이것을 극복하는 것은 괜찮다. 이것은 약간의 불편감을 포함할 것이다. 하지만 통증이 심하다면 그날 운동을 하지 마라. 당신은 운동의 첫 번째 또는 두 번째 반복(repetition)에서 약간의 통증을 느낄 수 있고, 즉시 멈추기를 원할 수 있다. 나는 몇 번 더 반복하고 통증이 사라지는지 확인해 보길 권한다. 종종 그럴 것이다. 그러나, 레벨 3 이상의 통증이 지속된다면, 강행하지 마라. 오늘은 그만하고 다음 연습으로 넘어가라. 그리고 만약 모든 운동이 레벨 3 이상의 불쾌감을 유발한다면, 하루나 이틀 동안 운동을 중단하라. 이것들을 다시 시도하기 전에 안정을 취하라(let things calm down). 통증이 지속된다면 의사에게 문의하라.

당신은 운동에 익숙해지고 규칙적으로 운동하는 습관을 확립하기 시작할 것이다. 나는 고객들에게 매일 운동했으면 좋겠다고 말하곤 한다. 이것은 많은 것처럼 들리겠지만 현실을 직시해 보자: 대부분의 사람들은 일주일에 3~4회 운동을 할 것이다. 이것은 완벽하다. 하지만, 내가 그들에게 일주일에 서너 번 하라고 하면, 그들은 한두 번밖에 안 할 수 있다. 성공은 당신의 일관성에 달려있다. 당신이 더 많이 할수록, 더 강해질 것이다.

처음 몇 가지 운동으로, 나는 Togu 필라테스 밸런스 볼(Pilates.com을 포함한 온라인에서 구매할 수 있는 12 인치 크기)을 사용하는 것을 제안한다. 나는 특히 이 공이 좋은 촉각 피드백(tactail feedback)을 가지고 있기 때문에 좋아한다; 이것은 그 위에 누울 수 있을 만큼 강하지만 여전히 어느 정도의 탄력을 가지고 있다. 일반적인 비취볼도 가능하다; 만약 당신이 이것을 사용한다면, 대부분의 사람들에게 20인치 사이즈를 추천한다. 비취볼은 경제적인 옵션이지만 Togu 볼과 같은 촉각피드백을 제공하지 않을 것이다. 또한, Togu 볼의 바람을 대부분 뺀 상태(약 20~25%가 찬)로 사용할 것이다. 공을 불 때 크게 두 숨 불어 넣는다. 거기서부터 시작해서 이것이 어떻게 느껴지는지 보라. 이것이 너무 크게 느껴진다면(당신이 너무 높은 공중에 있는 것처럼) 공기를 빼라. 당신이 공 위에 올랐을 때 바닥에 닿으면 공기가 더 필요하다는 것을 알 것이다.

Togu 볼을 허리 아래가 아니라 골반(pelvic) 밑에 깔고 누워라. 천골(sacrum) 아래에 있어야 하고, 천골이 수평이어야 한다. 이 위치를 찾기 위해서는, 공을 허리 밑에 두고 누워서, 일어나 앉으면서, 가능한 한 당신의 몸의 뒷면을 가능한 한 많이 밀어 넣는다. 일단 이렇게 했다면, 발을 바닥에 대고 무릎을 90° 정도 굽힌 상태에서 천천히 몸을 등쪽으로 curl down 해준다. 만약 공이 당신의 허리에 아취를 만들려고 하는게 느껴진다면 너무 높다는 것을 알게 될 것이다. 마찬가지로, 이것이 허리를 움푹 들어간 상태로 놓이게 한다면 너무 낮다. 둘 중, 특히 척추 협착증에서는, 약간 낮은 것이 약간 높은 것보다 더 낫다.

시작하기 전:
척추 중립을 찾고 케겔을 참여시켜라(Engaging Kegels)

척추 중립(neutral spine)은 1장에서 처음 자세히 논의 되었지만, 척추 협착증과 다음에 나올 운동 프로그램에서 처방된 운동들에 적용되기 때문에 반복할 가치가 있다. 요통을 말할 때, 척추 중립은 거의 또는 전혀 고통 없이 유지할 수 있는 척추 위치이다. 다음 운동들은 통증이 없는 척추 중립에서 수행해야 한다.

*척추 중립*의 임상적 정의는 전상장골극(ASIS)과 후상장골극(PSIS)이 같은 평면에 있는 위치이다. 이러한 해부학적 랜드마크는 많은 의료 전문가들에게는 의미가 있지만, 일반인들에게는 쉽게 잘 전달(translate) 되지 않는다. 우리 중 나머지 사람들을 위해, 척추의 중립은 척추에 대한 스트레스가 가장 적은 위치로, 경추와 흉추, 요추의 곡선이 서로 지지하며 척추를 최적으로 완충할 수 있는 자세이다. 우선 요추에 초점을 맞출 것이지만, 만약 당신이 한 부위의 각도를 바꾸면, 다른 부위들도 바뀔 것이라는 것을 기억하라, 좋게든 또는 나쁘게든. 협착증(stenosis)이 있는 사람의 경우, 골반은 굴곡 편향(flexion bias)이 필요한데, 이는 모든 운동에서 후방 기울기(posterior tilt)가 필요하다는 것을 의미한다. 이 자세가 당신의 척추 중립으로 간주될 것이다. 이 척추의 굴곡 자세는 척추의 분절들(spinal segments)을 열고(open up) 신경 감압에 도움이 된다. 굴곡의 정도는 사람마다 다양하다.

당신은 당신의 척추 중립을 찾고 유지하는 것이 첫 번째 달 운동이라는 것을 알게 될 것이다. 통증이 거의 또는 전혀 발생하지 않는 자세로 등을 대고 눕거나, 등의 이완(to relax)을 유지하면 통증이 가라앉는다. 다음으로, 당신의 케겔 근육을 찾아라. 이것들은 보통 소변의 흐름을 억제하는 것을 돕는 근육으로 묘사된다. 이것들은 골반저 근육들(pelvic floor muscles)로, 내부 코어(inner core)의 일부를 구성하는 근육 그룹이고, 이들은 이러한 운동을 하는 동안 약간씩 참여되어야 한다. 이것들을 세게 쥐지 말고(수축, grip), 가볍게 쥐어라; 최대치의 30%를 생각하라. 약 20초~30초 동안 유지하라. 당신이 더 강해질수록, 이것을 유지하기가 더 쉬워질 것이다. 각 운동 동안 골반저 근육들(pelvic floor muscles)을 계속 참여시키는 데 집중하라. 쉽지 않을 수 있고, 잊어버릴 수도 있다. 일단 척추 중립을 찾고 골반저 근육을 참여시킬 있다면, 이제 운동으로 넘어갈 시간이다.

표 10.1 첫 번째 달 운동

1. Neutral spine and Kegel (척추 중립과 케겔)	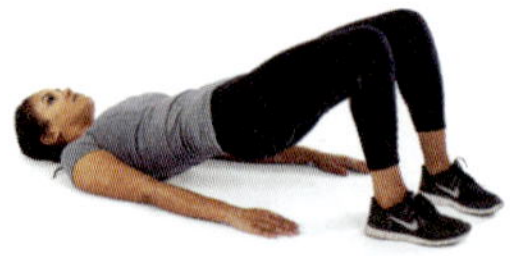	30초 유지	
2. Togu pelvic tilt(유지하기)	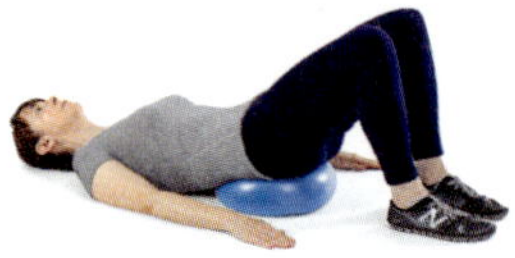	5초 유지, 5회 반복, 2세트	65쪽
3. Togu pelvic tilt (토구 펠빅 틸트)	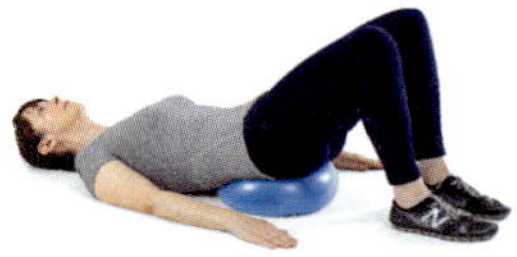	10회 반복, 2세트	65쪽
4. Togu marching (토구 마아칭)	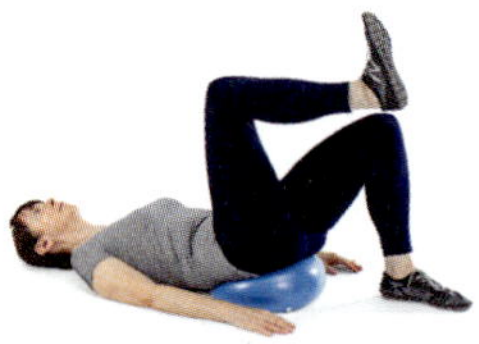	10회 반복, 2세트, 양측(교대로)	66쪽
5. Lying lumbar stretch (누운자세 요추 스트레칭)	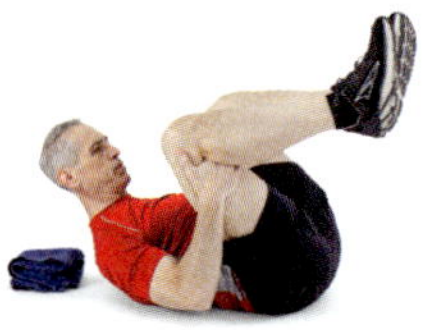	30초 유지, 2회 반복	114쪽
6. Heel slide(힐 슬라이드)	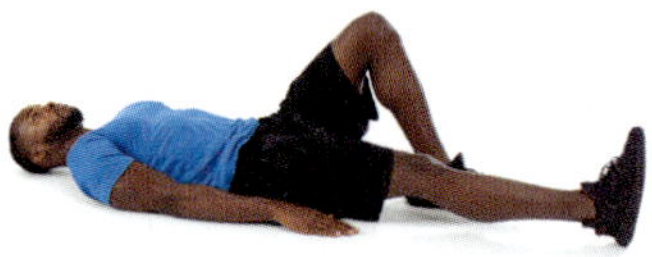	10회 반복, 2세트, 양측. 협착증에서는, 편평한 허리로 시행하고, 다리를 신전할 때 아취가 발생하게 하지 않게 한다.	56쪽
7. Bent-knee fallout (벤트-니 폴아웃)	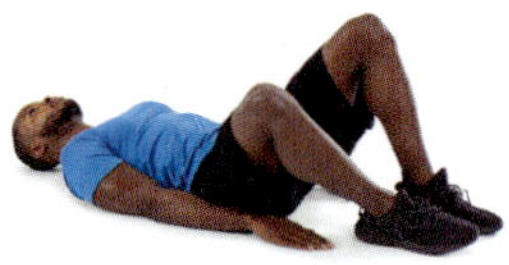	10회 반복, 2세트, 양측. 협착증에서는 편평한 허리로 시행한다.	55쪽
8. Cat and cow(캣 앤 카우)	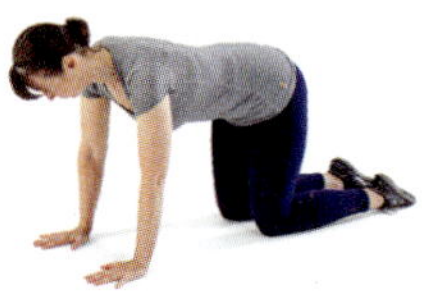 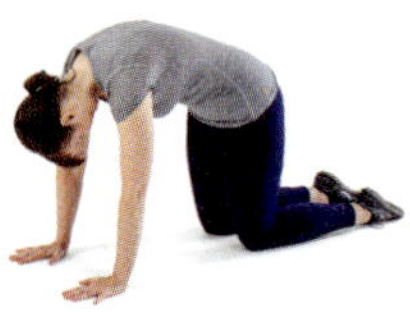	10회 반복, 2세트. 협착증에서는 등을 둥글게 말아 올리는데 집중하고 아취를 만들지 않는다.	103쪽

표 10.1 첫 번째 달 운동

9. Doorway hamstring stretch (도어웨이 햄스트링 스트레치)	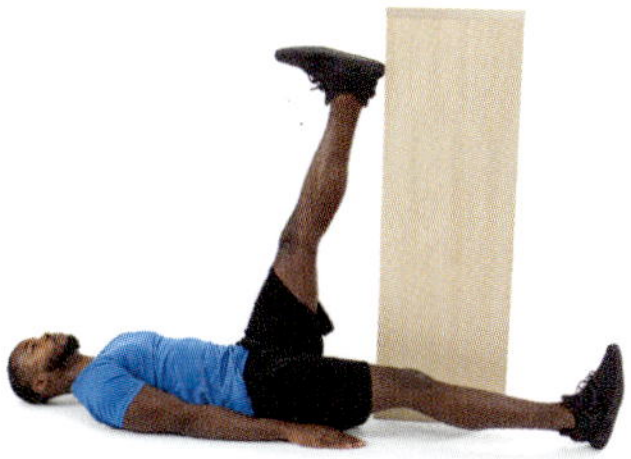	60초 유지, 2회 반복. 협착증에서는, 반대측 무릎을 굽히고 허리를 편평하게 유지한다.	112쪽
10. Knee-to-chest stretch (니-투-체스트 스트레치)	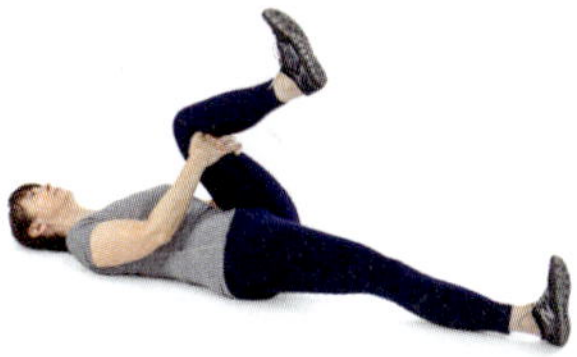	30초 유지, 2회 반복, 양측	116쪽

표 10.2 두 번째 달 운동

1. Togu pelvic tilt (토구 펠빅 틸트)	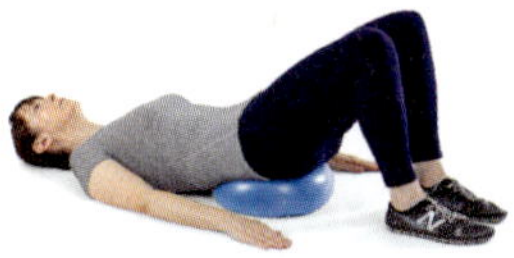	20회 반복, 2세트	65쪽
2. Togu marching(토구 마아칭)	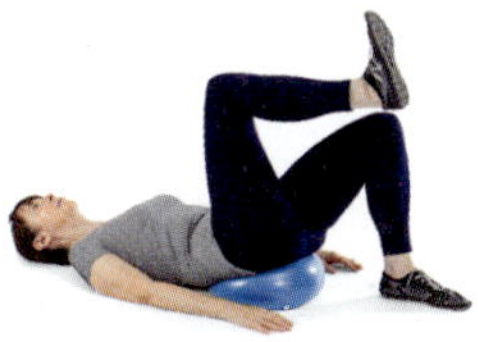	20회 반복, 2세트, 양측(교대)	66쪽
3. Togu tilted march-up (토구 틸티드 마치-업)	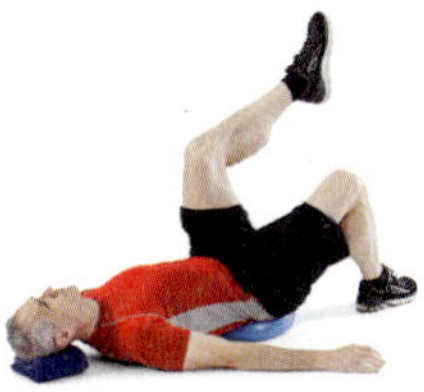	8회 반복, 2세트, 양측(교대)	67쪽
4. Togu leg lowering with pelvic tilt (토구 레그 로어링 위드 펠빅 틸트)	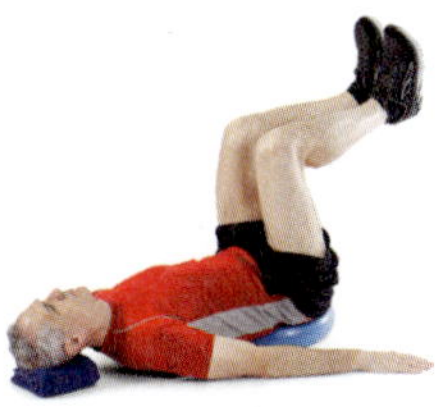	8회 반복, 2세트, 양측(교대)	68쪽
5. Lying lumbar stretch (누운 자세 요추 스트레칭)	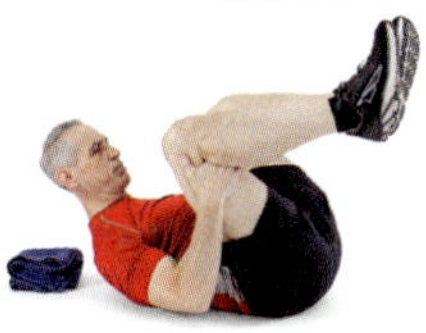	30초 유지, 2회 반복	114쪽

(계속)

표 10.2 두 번째 달 운동(이어서)

6. Heel slide(힐 슬라이드)	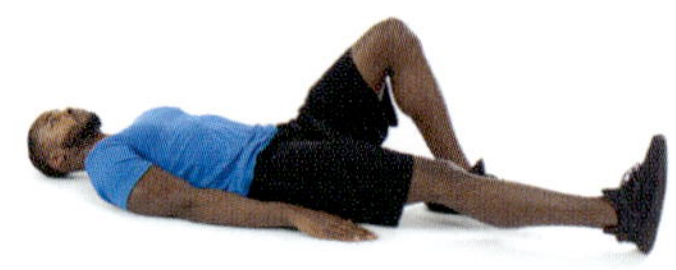	20회 반복, 2세트, 양측	56쪽
7. Lying overhead reach (라잉 오버헤드 리치)	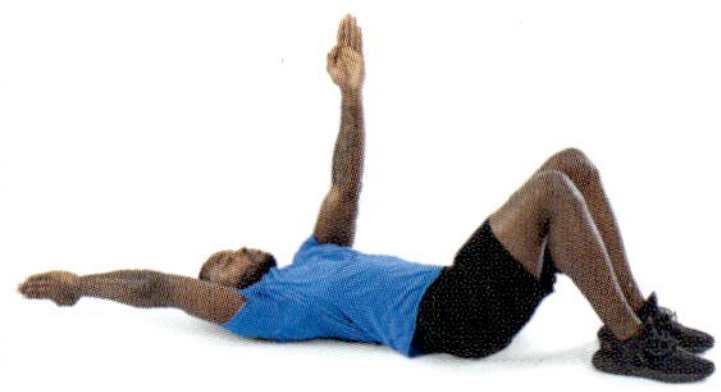	10회 반복, 2세트, 양측	63쪽
8. Dying bug(다잉 버그)	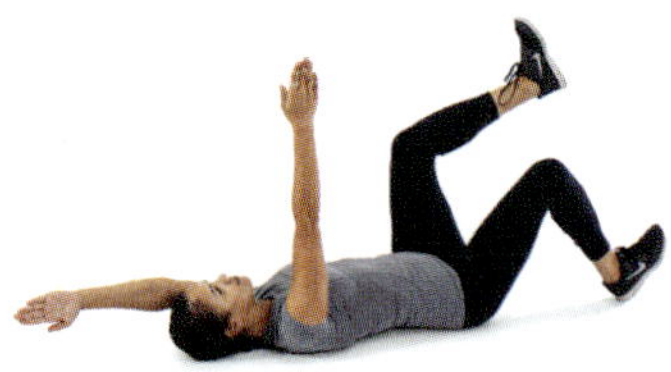	8회 반복, 2세트, 양측	61쪽
9. Quadruped hold with opposite-arm tap(쿼드러페드 홀드 위드 어포짓-암 탭)	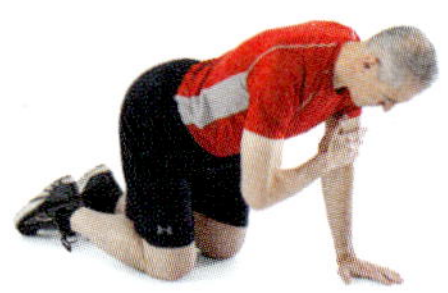	12회 반복, 2세트, 양측	77쪽
10. Quadruped hip extension slide (쿼드러페드 힙 익스텐션 슬라이드)	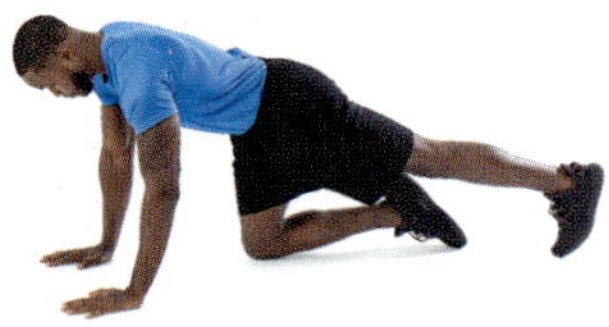	10회 반복, 2세트, 양측	78쪽
11. Strap hamstring stretch (스트랩 햄스트링 스트레치)	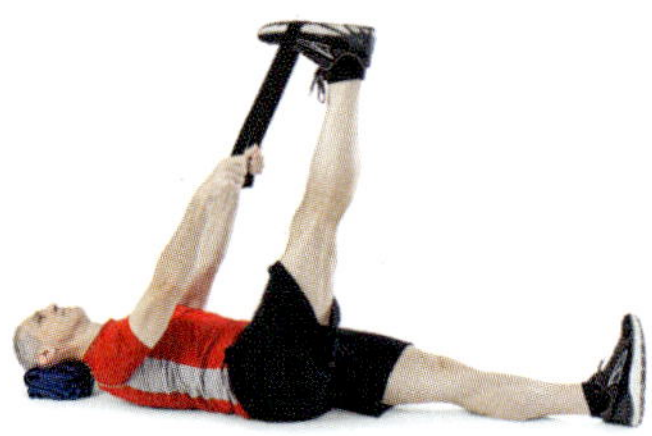	60초 유지, 2회 반복, 양측	113쪽
12. Knee-to-chest stretch (니-투-체스트 스트레치)	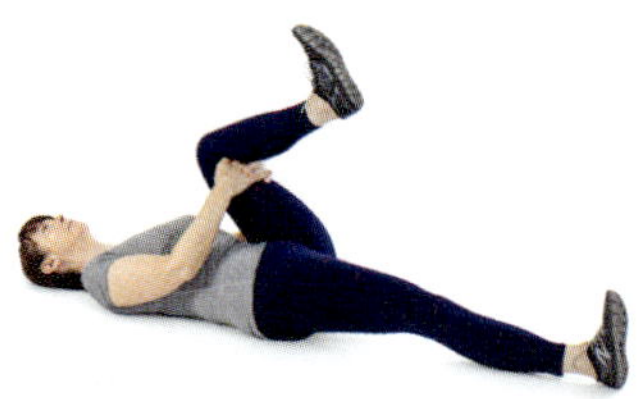	30초 유지, 2회 반복, 양측	116쪽

표 10.3 세 번째 달 운동

1. Togu pelvic tilt (토구 펠빅 틸트)	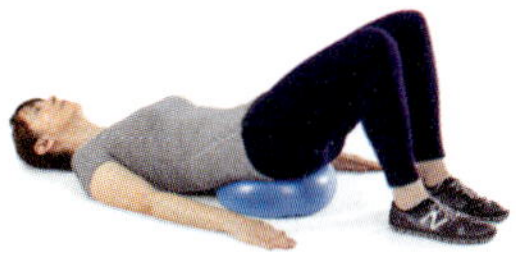	20회 반복, 2세트	65쪽
2. Togu tilted march-up (토구 틸티드 마치-업)	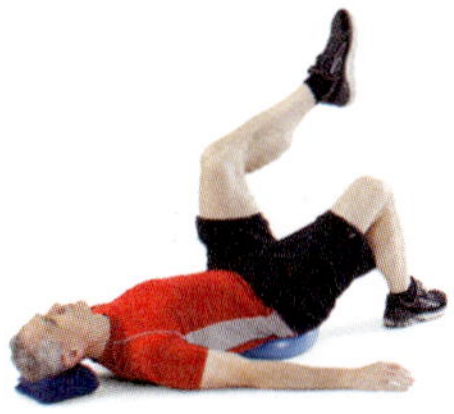	8회 반복, 2세트, 양측(교대로)	67쪽
3. Togu leg lowering with pelvic tilt (토구 레그 로어링 위드 펠빅 틸트)	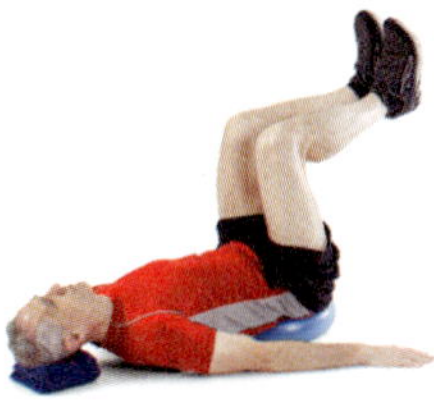	8회 반복, 2세트, 양측(교대로)	68쪽
4. Lying lumbar stretch (누운자세 요추 스트레칭)	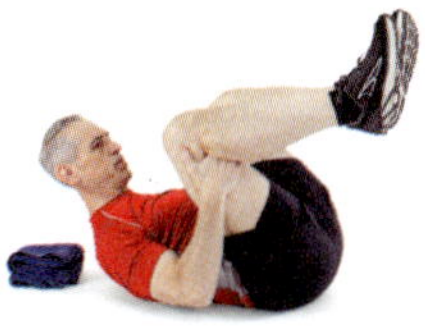	30초 유지, 2회 반복	114쪽
5. Dying bug(다잉 버그)	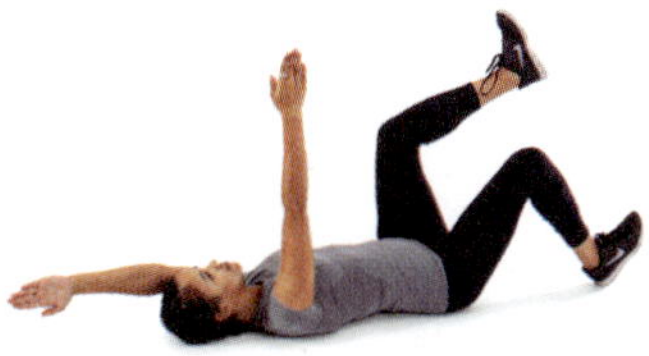	12회 반복, 2세트, 양측. 협착증에서는 편평한 허리로 시행.	61쪽
6. Articulating bridge (아티큘레이팅 브릿지)	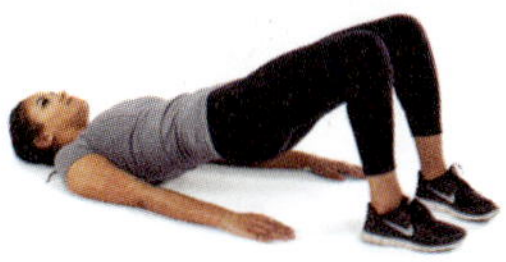	12회 반복, 2세트. 협착증에서는 골반 기울이기에 집중한다.	108쪽
7. Pelvic press hold (펠빅 프레스 홀드)	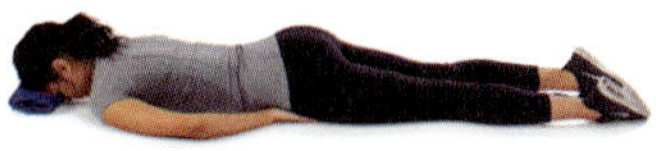	5초 유지, 5회 반복. 협착증에서는 배 밑에 베개를 대고 골반이 후방 기울기 하도록 둔다.	70쪽
8. Pelvic press hip extension (펠빅 프레스 힙 익스텐션)	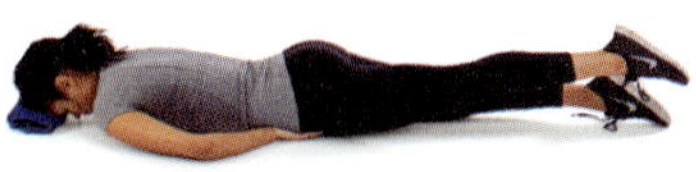	8회 반복, 2세트, 양측. 협착증에서는 배 밑에 베개를 대고 골반이 후방 기울기 하도록 두고, 작은 가동범위에 집중한다.	71쪽

(계속)

표 10.3 세 번째 달 운동(이어서)

9. Quadruped hold with opposite-arm tap (쿼드러페드 홀드 위드 어포짓-암 탭)	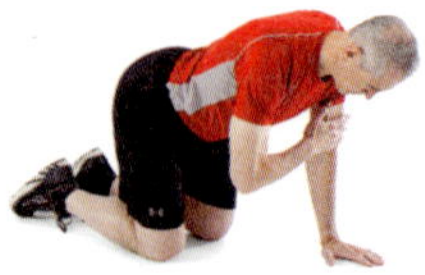	12회 반복, 2세트, 양측	77쪽
10. Quadruped hip extension slide (쿼드러페드 힙 익스텐션 슬라이드)	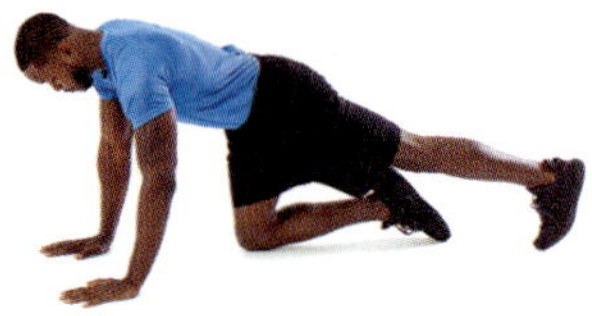	8회 반복, 2세트, 양측. 협착증에서는 골반을 밀어 넣어 아취를 만들지 않도록 한다.	78쪽
11. Quadruped hip extension lift (쿼드러페드 힙 익스텐션 리프트)	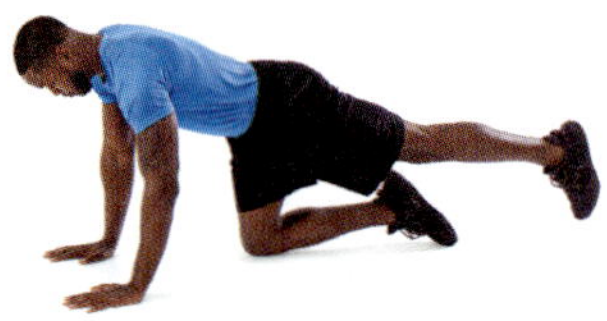	8회 반복, 2세트, 양측. 협착증에서는 골반을 밀어 넣어 아취를 만들지 않도록 한다.	79쪽
12. Kneeling hip flexor stretch (닐링 힙 플렉서 스트레치)	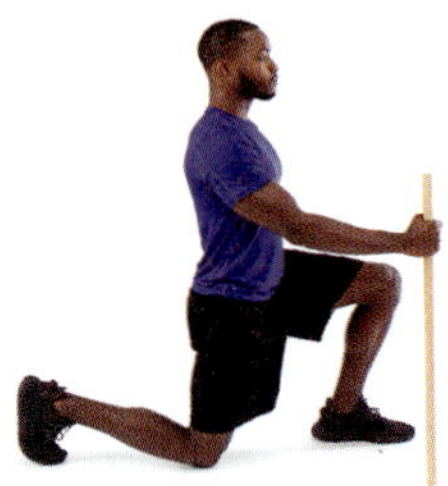	30초 유지, 2회 반복, 양측. 협착증에서는 골반 후방기울기 상태로 시행하고, 아취를 만들지 않는다.	111쪽
13. Strap hamstring stretch (스트랩 햄스트링 스트레치)	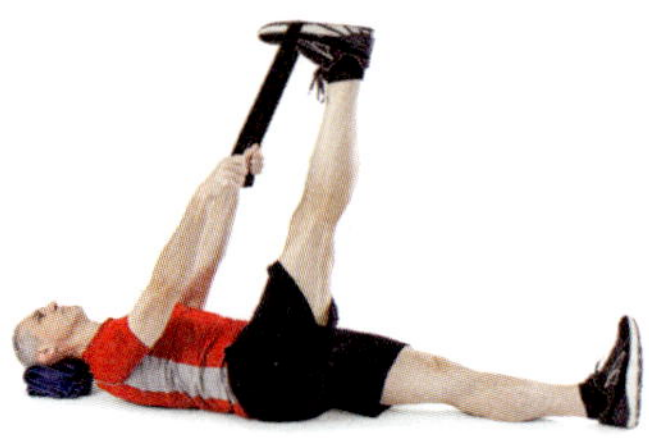	60초 유지, 2세트, 양측	113쪽

표 10.4 네 번째 달 운동

운동	사진	반복	쪽
1. Togu pelvic tilt (토구 펠빅 틸트)	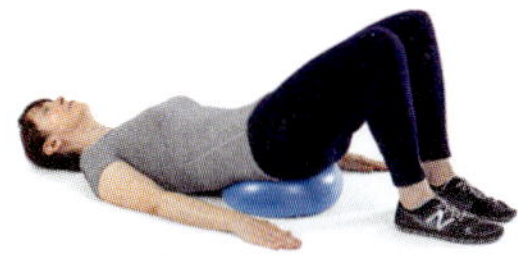	20회 반복, 2세트	65쪽
2. Togu tilted march-up (토구 틸티드 마치-업)	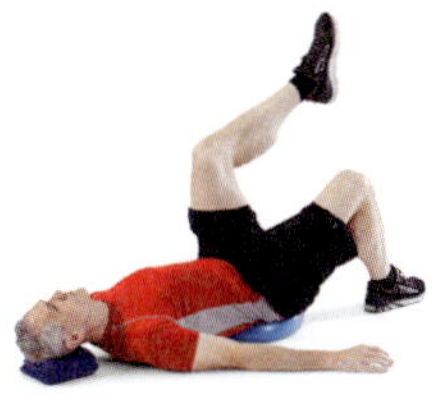	8회 반복, 2세트, 양측(교대로)	67쪽
3. Togu leg lowering with pelvic tilt (토구 레그 로어링 위드 펠빅 틸트)	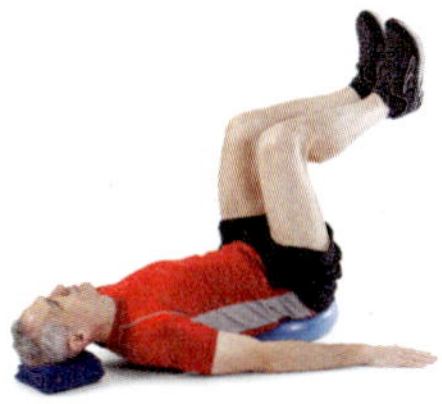	8회 반복, 2세트, 양측(교대로)	68쪽
4. Lying lumbar stretch (누운 자세 요추 스트레치)	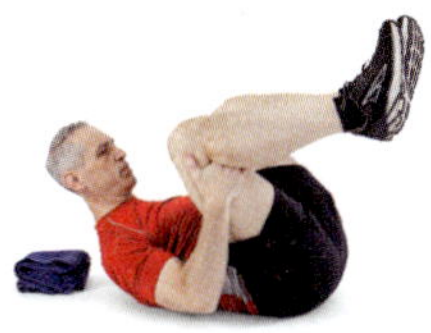	30초 유지, 2회 반복	114쪽
5. Dying bug(다잉 버그)	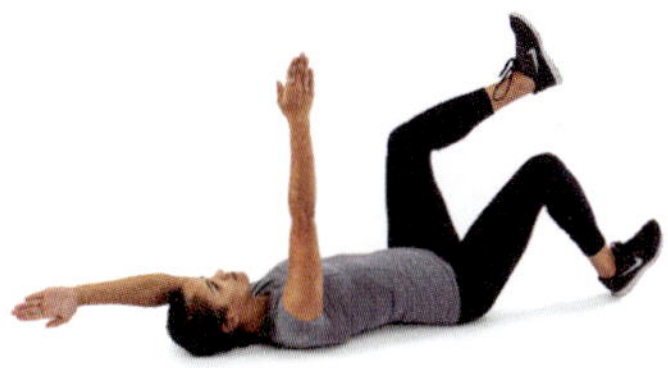	12회 반복, 2세트, 양측. 협착증에서는 편평한 허리로 시행.	61쪽
6. Articulating bridge (아티큘레이팅 브릿지)	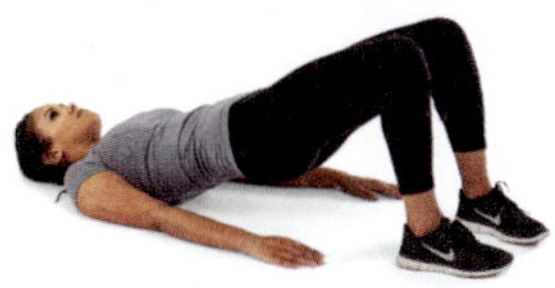	12회 반복, 2세트. 협착증에서는 골반 기울이기에 집중한다.	108쪽
7. Pelvic press hip extension (펠빅 프레스 힙 익스텐션)	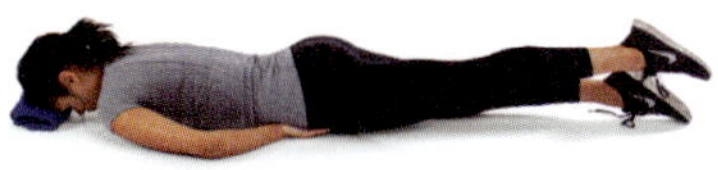	8회 반복, 2세트, 양측. 협착증에서는 배 밑에 베개를 대고 골반이 후방 기울기 하도록 두고, 작은 가동범위에 집중한다.	71쪽

(계속)

표 10.4 네 번째 달 운동(이어서)

8. Pelvic press shoulder retraction (펠빅 프레스 숄더 리트렉션)	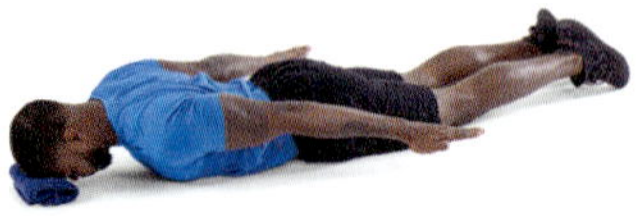	1초 유지, 5회 반복. 협착증에서는 배 밑에 베개를 대고 골반이 후방 기울기 하도록 둔다.	72쪽
9. Stability ball seated knee lift (스테빌리티 볼 싯티드 니 리프트)	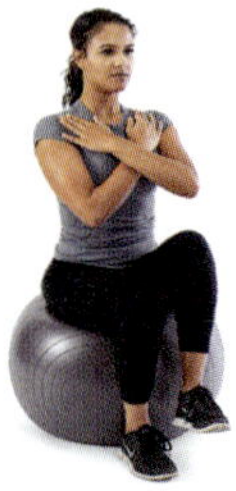	8회 반복, 2세트, 양측	88쪽
10. Stability ball walk-out (스테빌리티 볼 워크-아웃)	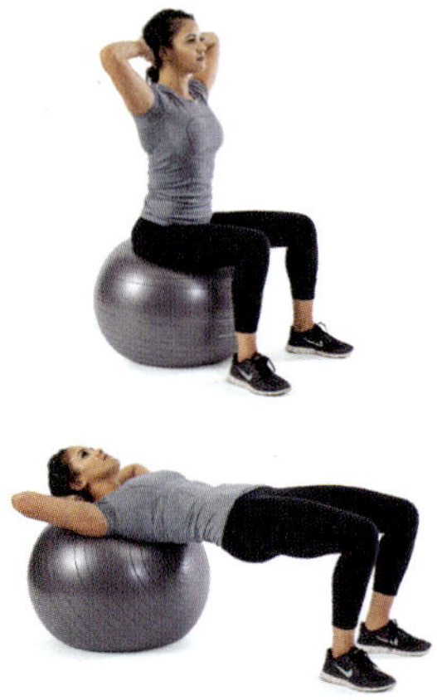	8회 반복, 2세트. 골반 후방기울기 상태로 걸어나가기 시작한다.	89쪽
11. Stability ball hip extension hold (스테빌리티 힙 익스텐션 홀드)	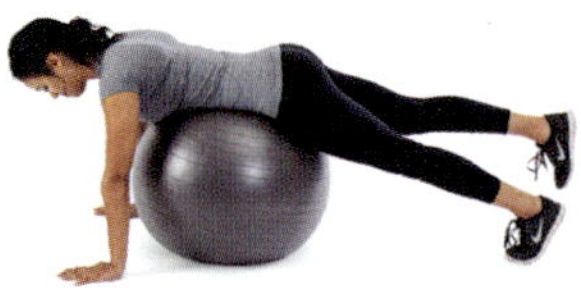	5초 유지, 5회 반복, 2세트, 양측. 협착증에서는 골반이 후방 기울기를 유지하도록 하고, 작은 가동범위에 집중하고, 아취를 만들지 않는다.	90쪽
12. Stand-up-sit-down (스탠드-업-싯-다운)	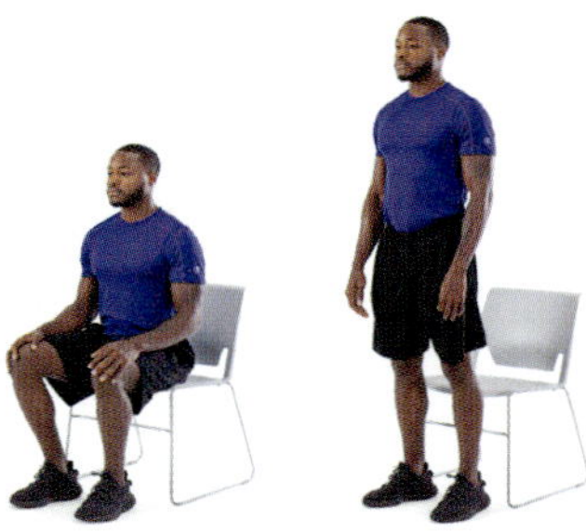	25회 반복, 2세트. 협착증에서는 부드럽게 앉는다.	99쪽

표 10.4 네 번째 달 운동

13. Kneeling hip flexor stretch (닐링 힙 플렉서 스트레치)	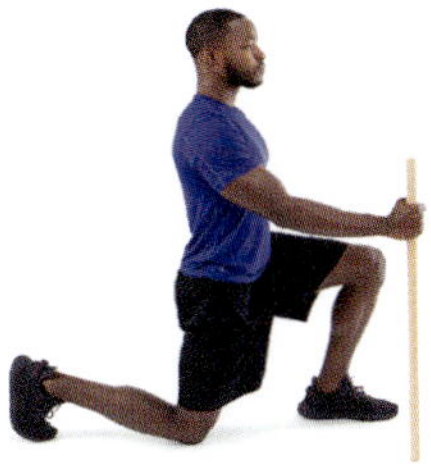	30초 유지, 2회 반복, 양측. 협착증에서는 골반 후방기울기 상태로 시행하고, 아취를 만들지 않는다.	111쪽
14. Strap hamstring stretch (스트랩 햄스트링 스트레치)	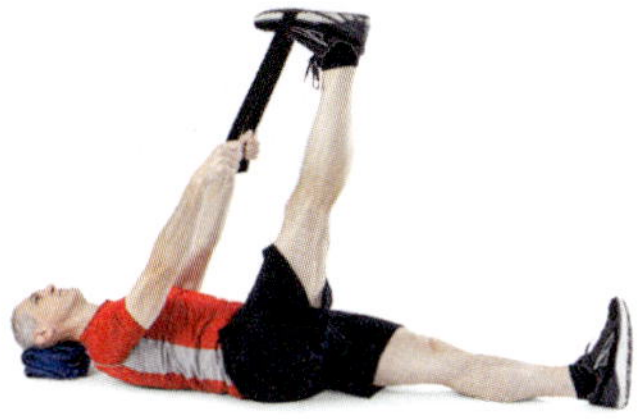	60초 유지, 2세트, 양측	113쪽

표 10.5 다섯 번째 달 운동

1. Togu pelvic tilt (토구 펠빅 틸트)	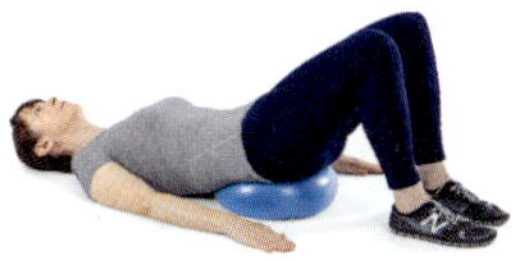	20회 반복, 2세트	65쪽
2. Togu tilted march-up (토구 틸티드 마치-업)	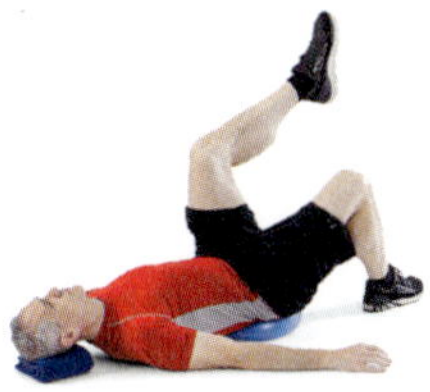	8회 반복, 2세트, 양측(교대로)	67쪽
3. Togu tilted leg lowering (토구 틸티드 레그 로어링)	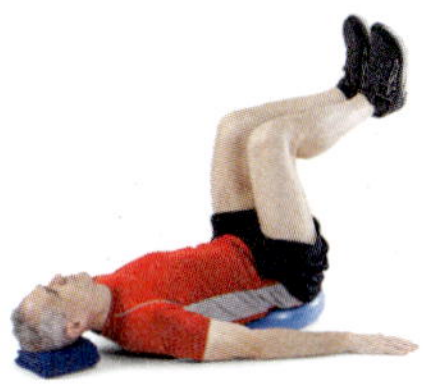	8회 반복, 2세트, 양측(교대로)	68쪽
4. Lying lumbar stretch (누운 자세 요추 스트레치)	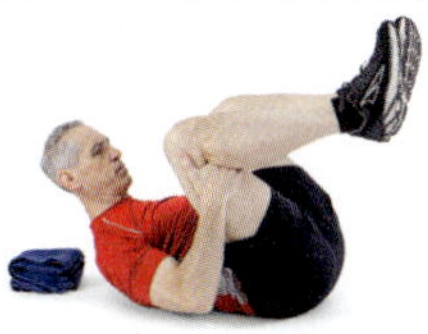	30초 유지, 2회 반복	114쪽
5. Articulating bridge (아티큘레이팅 브릿지)	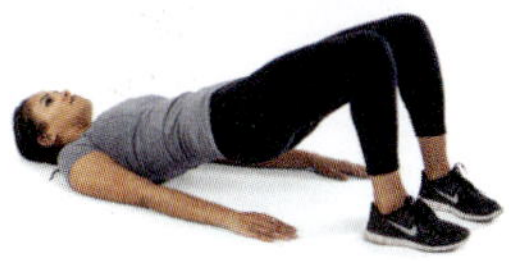	12회 반복, 2세트. 협착증에서는 골반 기울이기에 집중한다.	108쪽

(계속)

표 10.5 다섯 번째 달 운동(이어서)

6. Full plank(풀 플랭크)	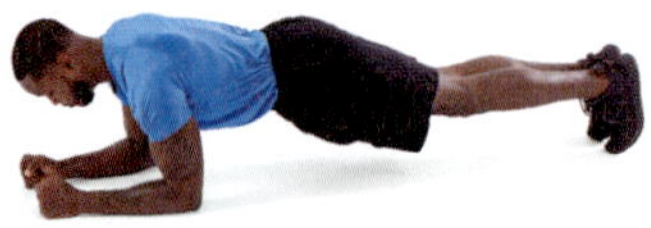	10초 유지, 3회 반복, 2세트, 반복 사이 3초 휴식	82쪽
7. Stability ball walk-out (스테빌리티 볼 워크-아웃)	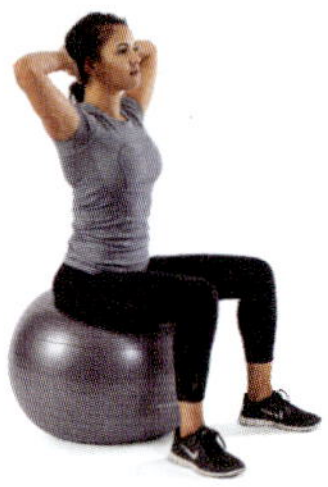 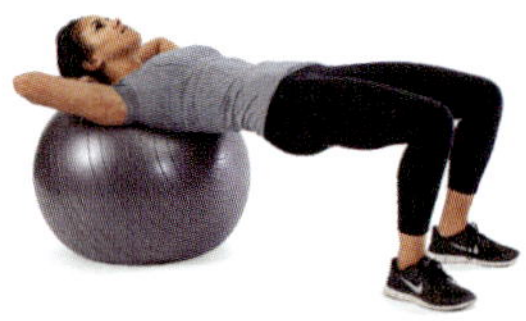	8회 반복, 2세트. 골반 후방기울기 상태로 걸어나가기 시작한다.	89쪽
8. Stability ball hip extension hold (스테빌리티 볼 힙 익스텐션 홀드)	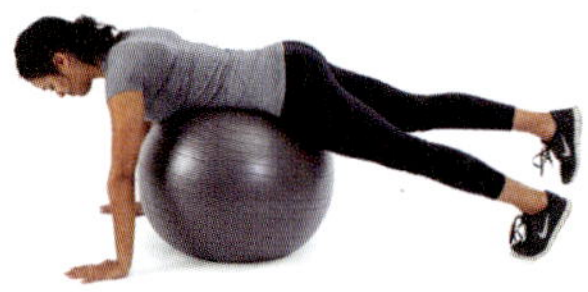	10초 유지, 5회 반복, 2세트, 양측. 협착증에서는 골반이 후방 기울기를 유지하도록 하고, 작은 가동범위에 집중하고, 아취를 만들지 않는다.	90쪽
9. Tube press-out (튜브 프레스-아웃)	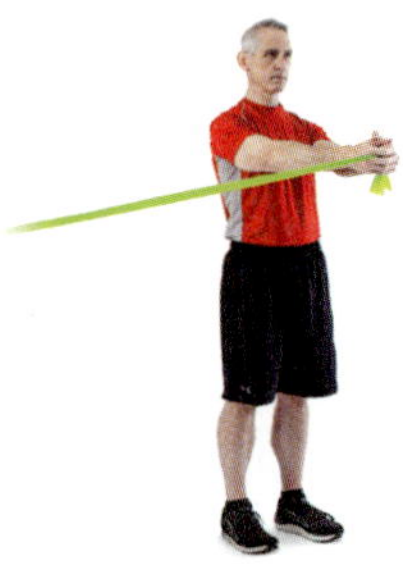	12회 반복, 2세트, 양측	93쪽
10. Tube circle(튜브 써클)	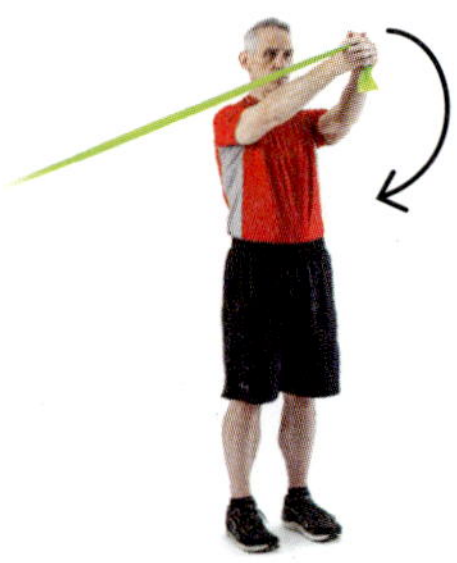	8회 반복, 2세트, 양측, 두 방향	94쪽

표 10.5 다섯 번째 달 운동

11. Clock step(시계 스텝)	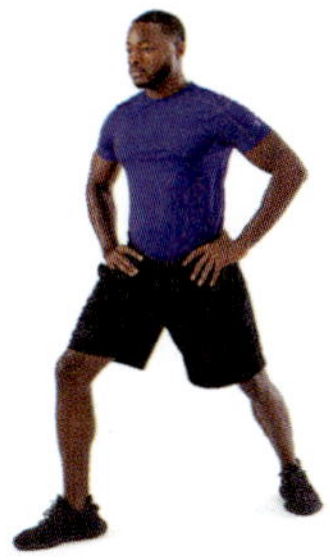	4회 반복, 2세트, 양측 (12시, 2시 & 3시; 그리고 12시, 10시 & 9시)	98쪽
12. Stand-up-sit-down (스탠드-업-싯-다운)	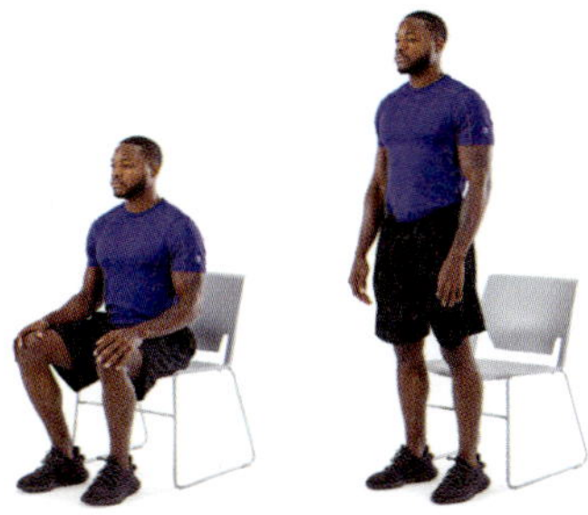	40회 반복, 2세트. 협착증에서는 부드럽게 앉는다.	99쪽
13. Kneeling hip flexor stretch (닐링 힙 플렉서 스트레치)	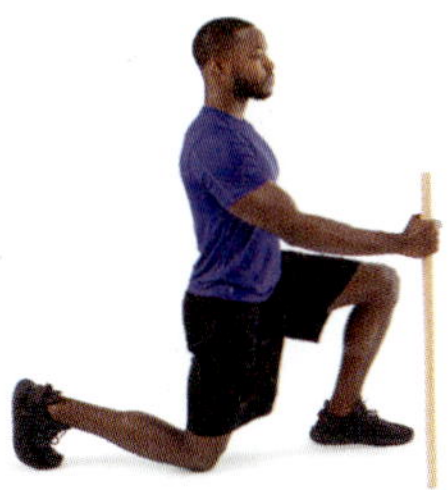	30초 유지, 2회 반복, 양측. 협착증에서는 골반 후방기울기 상태로 시행하고, 아취를 만들지 않는다.	111쪽
14. Strap hamstring stretch (스트랩 햄스트링 스트레치)	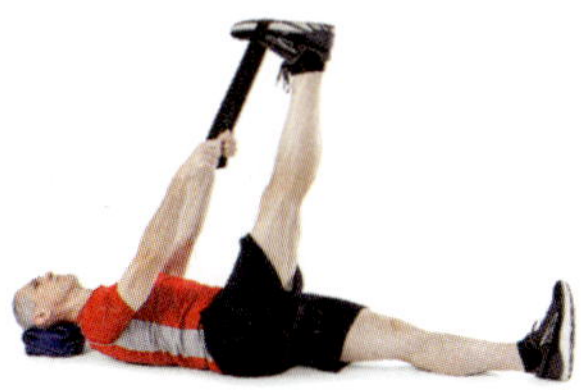	60초 유지, 2세트, 양측	113쪽

표 10.6 여섯 번째 달 운동

1. Togu pelvic tilt (토구 펠빅 틸트)	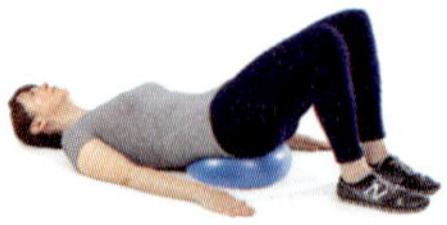	20회 반복, 2세트	65쪽
2. Togu tilted march-up (토구 틸티드 마치-업)	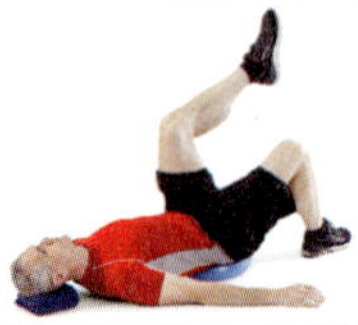	8회 반복, 2세트, 양측(교대로)	67쪽
3. Togu leg lowering with pelvic tilt (토구 레그 로어링 위드 펠빅 틸트)	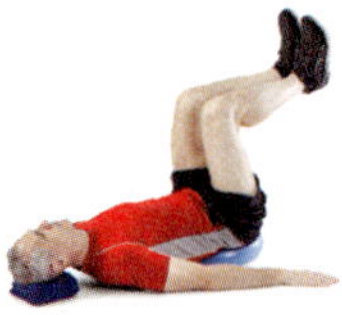	8회 반복, 2세트, 양측(교대로)	68쪽
4. Lying lumbar stretch (누운자세 요추 스트레치)	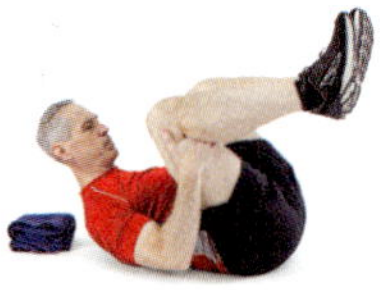	30초 유지, 2회 반복	114쪽
5. Articulating bridge (아티큘레이팅 브릿지)	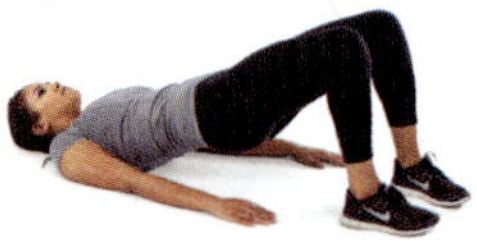	12회 반복, 2세트. 협착증에서는 골반 기울이기에 집중한다.	108쪽
6. Full plank(풀 플랭크)	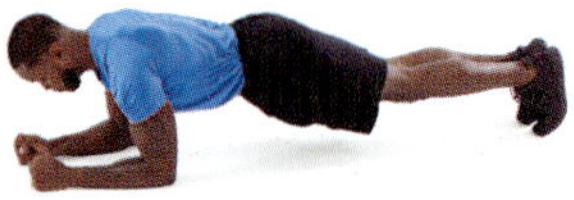	10초 유지, 3회 반복, 2세트, 반복 사이 3초 휴식	82쪽
7. Stability ball hip extension hold (스테빌리티 볼 힙 익스텐션 홀드)	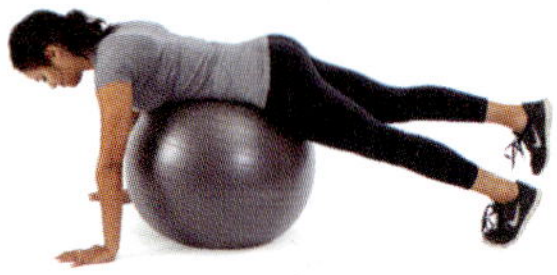	10초 유지, 5회 반복, 2세트, 양측. 협착증에서는 골반이 후방 기울기를 유지하도록 하고, 작은 가동범위에 집중하고, 아취를 만들지 않는다.	90쪽
8. Tube walk-out (튜브 워크-아웃)	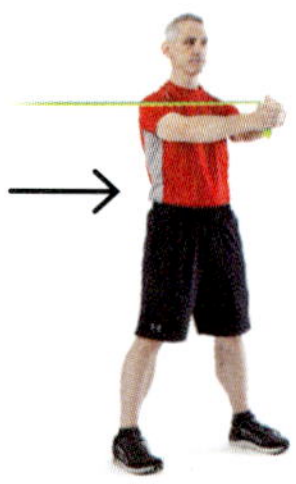	8회 반복, 2세트, 양측(3걸음 갔다가 3걸음 돌아온다.)	95쪽
9. Tube single-arm row (튜브 싱글-암 로우)	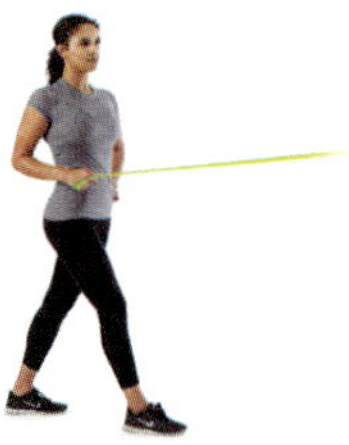	12회 반복, 2세트, 양측	96쪽

표 10.6 여섯 번째 달 운동

10. Tube single-arm press (튜브 싱글-암 프레스)	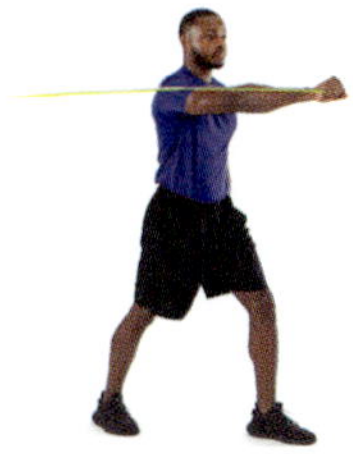	12회 반복, 2세트, 양측	97쪽
11. Clock step(시계 스텝)	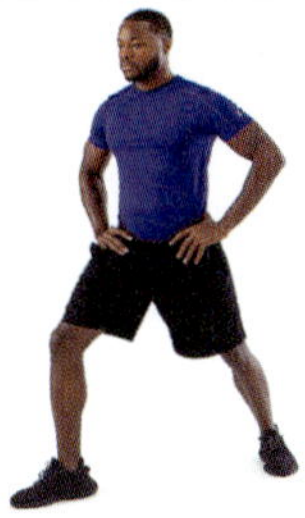	4회 반복, 2세트, 양측 (12시, 2시 & 3시; 그리고 12시, 10시 & 9시)	98쪽
12. Stand-up-sit-down (스탠드-업-싯-다운)	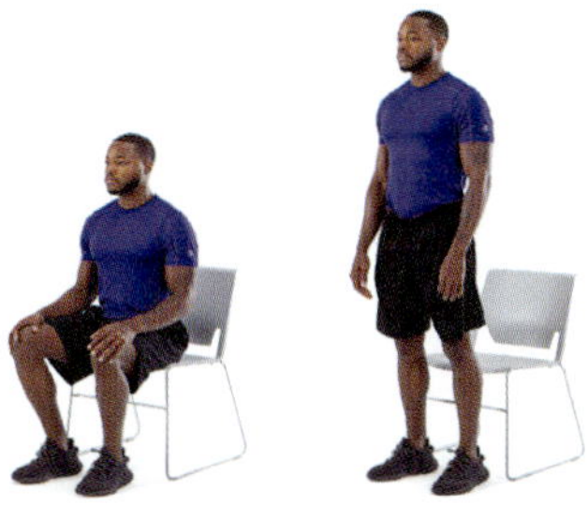	50회 반복, 2세트. 협착증에서는 부드럽게 앉는다.	99쪽
13. Step-up(스텝-업)	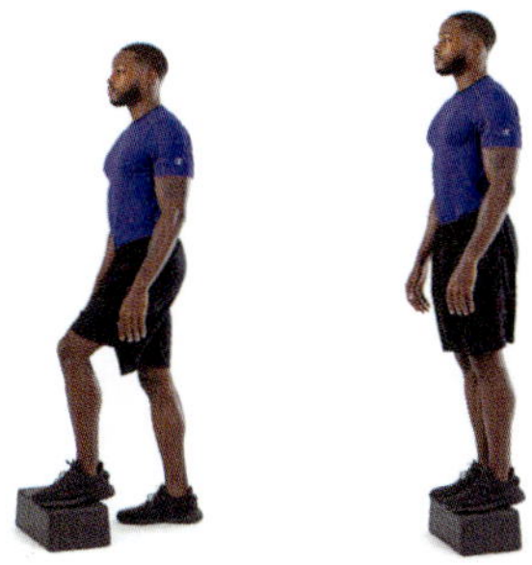	15회 반복, 2세, 양측. 표준계단 (8인치 높이)	100쪽
14. Kneeling hip flexor stretch (닐링 힙 플렉서 스트레치)	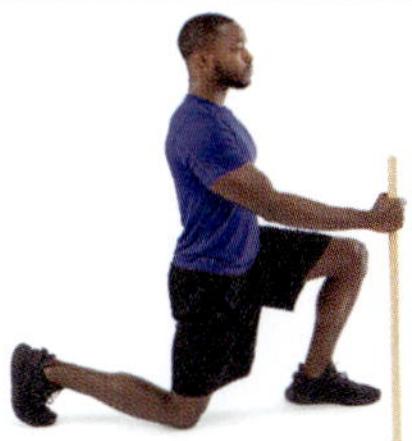	30초 유지, 2회 반복, 양측. 협착증에서는 골반 후방 기울기 상태로 시행하고, 아치를 만들지 않는다.	111쪽
15. Strap hamstring stretch (스트랩 햄스트링 스트레치)	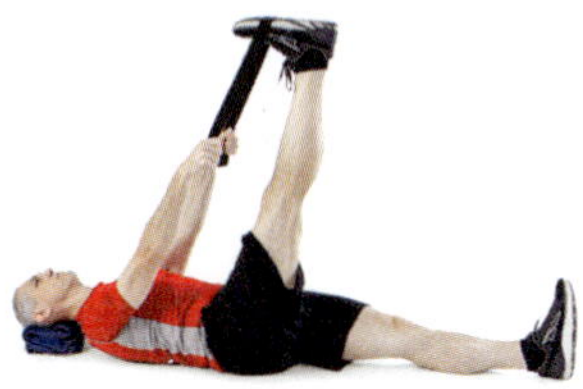	60초 유지, 2회 반복, 양측	113쪽

훈련을 유지하면서
Continuing Your Training

6개월째가 끝날 때 쯤이면, 당신은 루틴 운동 프로그램에 일반적인 fitness activity를 포함할 수 있을 것이다. 협착증이 있는 사람들에게 중요한 초점은 항상 자세에 주의를 기울이는 것이다. 시간이 지남에 따라 뚜렷한 후방 경사를 유지할 필요가 없거나, 후방 경사가 약간 이완되고 통증 없이 보다 척추 중립에서 운동할 수 있다는 것을 알아차릴 수 있다. 이것은 좋은 일이지만, 당신에게 가장 안전한 자세는 추간공(foramen)이 약간 열릴 수 있도록 골반을 약간 아래로 밀어 넣는 것이라는 것을 명심하라.

당신이 체육관으로 돌아간다면, 머쉰(machine) 사용을 추천한다. 특히 당신이 후방경사가 필요할 때 말이다. 대부분의 머쉰은 당신이 굴곡자세를 일으키도록 앉는 자세로 만든다. 그래서 이 운동들은 협착증이 있는 사람들에게 조금 더 안전할 수 있다. 이것들은 또한 당신의 프리웨이트의 본질적인 불안정성의 일부를 제거하는 적절한 운동 경로에 있게 한다. 이렇긴 하지만, 다른 웨이트 리프팅(weight lifting) 활동처럼, 당신은 자신의 능력과 목표에 대해 현실적일 필요가 있다. 리프팅에 익숙해지면, 프리웨이트를 마음 놓고 할 수 있다 — 결국 프리웨이트는 더 많은 관절을 사용하여 무게를 안정시켜야 하므로 더 많은 효과를 줄 수 있다.

나는 모든 사람이 체육관에 소속되어 있는 것이 아니라는 것을 인지하고 있다. 그런 경우라면, 당신은 5개월과 6개월째 운동을 무제한으로 할 수 있다. 하지만, 신체는 규칙적으로 하는 일에 익숙해지고, 상황을 조금도 바꾸지 않는다면 시간이 지남에 따라 정체되고 약해질 것이라는 것을 기억하라. 당신의 몸을 자극하기 위해, 나는 7개월 이후 다음과 같이 제안한다.

7개월째와 11개월째 : 세 번째 달 운동하기
8개월째와 12개월째 : 네 번째 달 운동하기
9개월째 : 다섯 번째 달 운동하기
10개월째 : 여섯 번째 달 운동하기

4주 정도마다 운동을 바꿈으로써, 당신의 몸이 정체되지 않도록 도전적인 상태를 유지하게 된다. 신체는 항상성(homeostasis)을 추구하며, 같은 일을 계속해서 반복하면 결국 더 효율적이 된다. 이것은 운동을 하는 데 필요한 근육의 양을 줄이는 결과를 가져오고, 따라서 시간이 지남에 따라 약해진다. 이를 피하기 위해서는, 더 많은 반복이나 더 많은 세트를 하거나 더 오랜 시간 동안 운동을 함으로써 상황을 변화시켜라. 이 모든 것이 효과가 있을 것이다. 당신이 운동 프로그램을 완전히 바꿈으로써(과거에 했던 운동들로부터), 당신의 몸은 운동 프로그램에 결코 익숙해지지 않고 강하게 유지할 수 있을 것이다.

만약 당신이 운동 프로그램을 만드는 데 더 많은 도움이 필요하다면, 나는 당신이 스스로 따를 수 있는 프로그램을 설계하기 위해 개인 트레이너나 필라테스 강사를 고용하기를 강력하게 추천한다. 척추협착증(stenosis)이 있는 사람을 위해 일하는데 어느 정도 이해도가 있는지 확인하라. 나는 또한 필라테스를 기반으로 하는 사람과 운동하는 것을 강력하게 추천한다. 필라테스는 코어를 튼튼하게 하고 건강을 유지하는 좋은 방법이다.

CHAPTER 11

제 11 장

척추 수술
Spinal Surgeries

이 장을 읽고 있다면, 생각건대 이때까지 요통을 없애기 위한 모든 것들을 ― 소염제, 근육을 강화하기 위한 물리치료, 신경을 안정시키기 위한 경막외 주사 ― 시도했을 테고 아무것도 효과가 없었을 것이다. 당신과 또 당신의 담당의사가 수술을 고려하는 것은 다른 모든 선택 사항들을 다 써버린 후에야 가능하다. 심지어 그 경우에도 척추 수술의 마지막 수단으로 여겨져야 할 척추 유합술을 선택하기 전에 고려해야 할 다른 수술적 방법들이 있을 수도 있다.

수술전 비수술적 치료 방법들
Nonsurgical Options Before Surgery

의사의 첫 번째 행동의 과정은 보통 염증을 줄이는 것이고, 이것이 흔히 소염제가 첫 번째 치료방법이 되는 이유이다. 통증의 법칙(Law of Pain)이라는 이론에서는 모든 통증은 어떤 종류의 염증으로 인해 발생하며, 상태에 따라 몸에서 일어나는 다른 염증성 생화학적 반응이 있다고 주장한다. 관절염, 섬유근육통, 요통, 기타 질환은 모두 통증을 유발하는 생화학적 반응의 다른 "염증성 수프"를 가지고 있다.[1] 그래서 모든 통증이 같은 것은 아니지만 염증이 통증을 유발하는 경우가 흔하다.

우선 의사는 가능한 한 비침습적인 방법으로 그 부위를 진정시키고 염증을 줄이려고 노력할 것이다. 휴식, 얼음, 그리고 약들이 흔히 먼저 선택되는데, 비스테로이드성 항염증제(NSAIDs), 아세트아미노펜, 근육 이완제, 그리고 스테로이드 등이 가장 일반적으로 처방되는 약이다. 다음 단계는 보통 물리치료가 되는데, 이것 역시 비침습적이고 약물치료와 함께 사용되기도 한다. 물리치료는 매우 유용하지만, 외과의사와 마찬가지로, 물리치료사의 재능과 경험이 치료의 성공 여부와 매우 관련이 많다. 찾을 수 있는 최고를 찾아라; 노력해 볼 만한 가치가 있다.

이러한 방법들을 다 시도하고 난 이후에야 의사는 다음 단계로 최소침습적 방법, 경막외 스테로이드 주사나 신경차단술 같은 것들을, 고려할 것이다. 그것도 효과가 없다면 이제 수술

상황에 따른 조언 Straight Talk

더 나아가기 전에, 의사의 역할에 대해 이야기해 보자. 많은 사람들이 단순히 의사가 고통을 없애주기를 바란다. 하지만 사실, 통증은 이차적인 것이다. 이것은 잘못된 다른 무언가의 증상이다. 의사가 받은 교육과 그들의 일은 통증을 치료하는 것이 아니라 근본 원인이 되는 문제를 치료하는 것이다. 많은 경우, 환자가 수술 후 외래 진료에 갔을 때, 의사는 환자를 진찰하기도 전에 MRI나 X-ray를 보고 모든 것이 좋아 보인다고 말한다 — 환자가 여전히 아파하고 있는데도 말이다. 수술한 의사의 관점에서, 수술은 성공적이었다. 환자의 계속되는 통증은 의사에게는 환자가 기대하는 만큼 큰 문제가 되지 않는다. 이 시점에서 외과의사의 일은 끝났고, 이제는 회복과 강해지는 것은 환자의 몫이다.

을 고려할지 고민하게 된다. 이것은 보통 디스크절제술, 후궁절제술, 두 가지 방법의 병합 또는 궁극적인 척추 유합술이 될 것이다. 의사는 상태의 심각성에 따라 수술 방법에 대해 논의할 것이다.[2]

수술적 방법들 Surgical Options

나는 통증을 너무 무서워해서 너무 빨리 수술을 결정하는 사람들을 매우 자주 보았다. 나도 그랬으니까 믿으셔도 된다. 이해한다. 당신이 통증이나 경련 없이는 움직일 수 없거나, 저림과 찌릿찌릿함이 가라앉지 않고 당신이 어떤 자세를 취하려고 해도 편안해지지 않을 때, 아니, 편안하게 자는 것 따위는 생각지도 마시라. 그런 일은 일어나지 않는다. 나를 믿어라, 아마 통증을 없애주는 신속한 교정수술을 제안한다면, 나도 이것을 고를 것이다.

"당신 말은, 누워서 자고 일어나면 신경통이 다 없어진다는 말인가요? 예약해 주세요." 수술의 상처가 원래 당신이 느꼈던 불편함과는 다른 통증을 남길 것이라는 것은 아무도 말해주지 않는다. 회복도 쉽지 않다. 실제로, 수술에 따라 최대 6~12개월의 치료와 지속적인 수술 후 운동을 준비할 필요가 있다. 수술 후 몇 년이 지난 후 나를 찾아오는 사람들은 일상생활 중에도 여전히 어느 정도의 통증이 남아 있다고 말한다. 수술 전과 같은 통증은 아니지만 통증과 불편함이 남아 있다. 이것은 어느 정도는 환자의 책임이다: 물리치료 운동을 꾸준히 하지 않으면, 허리가 불안정해지고 통증이 돌아온다.

수술을 고려하게 되는 가장 흔한 증상은 신경근병증이다. 방사통, 저림, 다리를 타고 내려오는 찌릿함은 결국 운동기능 장애와 다리의 근력 저하(족하수 같은) 또는 마미증후군(203쪽 참고)과 같은 심각한 수준의 신경 손상까지 나타나게 된다. 척추에 신경이 충돌하는 것이 어떻게 신경근병증을 일으킬 수 있는지 설명하겠다. 당신이 차를 몰고 길을 내려가다가 무언가에 정면으로 부딪쳤다고 상상해보자.

에어백이 터지고 부풀어 올라 당신을 뒤로 밀어내 운전석과 에어백 사이에 끼어 압박하게 된다. 즉, 그런 일이 당신의 척추에서 일어나고 있다. 이 비유에서, 당신의 몸은 척수신경이고 뻗어나온 팔이 신경근이라고 생각해 보자. 당신(척수와 신경)은 에어백(밖으로 튀어나와 척추관으로 밀고 들어온 디스크의 수핵을 나타냄)과 뒤에 있는 운전석(척추뼈 자체)에 의해 압박을 받고 있다. 신경(당신)을 감압하는 유일한 방법은 시트나 에어백을 움직이는 것이다. 디스크제거술은 에어백, 또는 그 일부를, 제거하는 것이고, 후궁절제술은, 이 장의 후반부에 이야기할, 운전석을 제거하는 것이다.

각 수술방법에는 장단점이 있다. 이것들에 대해 더 많이 알수록, 당신의 건강을 위해 더 나은 결정을 할 수 있다. 그리고 척추 수술에 관한 한, 이러한 선택들이 당신의 남은 인생에 영향을 미칠 수 있으니, 가기 전에 확실히 알아두기 바란다.

디스크 문제를, 신경근병변을 동반한 디스크 탈출 같은, 해결하는 가장 일반적인 수술은 디스크절제술이다.[4] 전통적인 방법은 관혈적 절제술이라고 한다. 이것은 신경근에 영향을 미치는 디스크의 일부를 제거하기 위해 절개하는 더 침습적인 수술로(그림 11.1 참조), 이 글의 뒷부분에서 설명할 후궁절제술과 함께 시행되곤 한다. 관혈적 디스크절제술의 예후는 좋음에서 최상으로 알려져 있다.

마미증후군(Cauda Equina Syndorme, CES)이란?

즉각적인 척추 수술이 유일한 선택일 때가 있다. 바로, 요통이 마미증후군의 결과일 수 있을 때이다. 이는 미국신경외과의사회의 정의에 따르면, 마미신경근(척수 끝부분의 신경)이 하지와 방광의 운동과 감각 기능을 방해할 정도로 압박될 때 발생하는 상태이다. 이것은 의학적으로 응급상황이고 수술이 필요하다. 보통 심한 디스크 탈출로 발생하고, 마미증후군은 요통과 관련이 있고 다음과 같은 경고 신호가 흔히 동반된다:[3]

- 심한 요통
- 근력 저하, 감각 소실, 또는 한쪽 또는 양쪽 다리의 통증
- 방광과 장의 기능 이상과 실금 또는 실변
- 성기능 장애
- 하지의 반사 소실

이 상태는 요통이 있는 사람의 극히 일부에서 발생하며 의사에 의해 진단되고 보통 즉각적인 수술이 필요하다. 만약 언제든 마미증후군의 증상이 나타나면 가능한 빨리 병원에 가야한다.

디스크절제술의 두번째 유형은, 점차 일반화되고 있는 것으로, 덜 침습적인 미세디스크 절제술로 보통 관절내시경 하에 시행된다. 이 수술의 목표는 관혈적 절제술과 거의 일치한다. 기본적인 차이는 미세절제술은 특수현미경 등의 영상기술을 이용하여 더 작게 절개하여 연조직과 근육을 최대한 보호한다는 점이다. 이 방법은 연부조직 손상, 출혈, 수술 시간, 입원 기간을 줄이고 빠른 회복을 제공한다.[5] 두 방법의 주된 차이에는 외과의사의 능력도 포함한다. 미세절제술은 학습 곡선이 더 가파르고 수술을 위해 전문 장비와 네비게이션 시스템을 사용하는 데 있어 더 많은 기술이 필요하다.

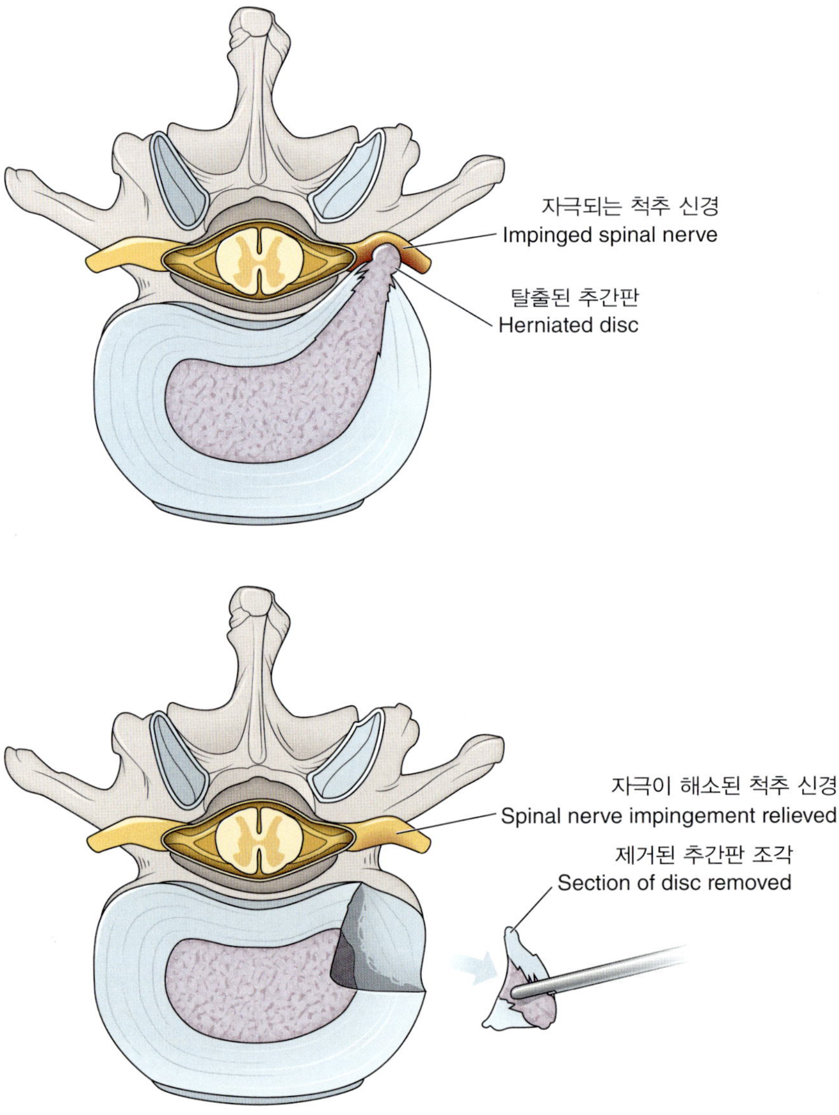

그림 11.1 관혈적 디스크절제술

또 다른 흔한 수술방법은 후궁절제술과 디스크제거술을 같이 하는 수술이다. 외과의사들은 우선 추간공을 넓히거나 척추체의 뒷부분의(후궁) 많은 부위를 제거할 수 있다. 그 이후에 신경을 누르고 있는 디스크 수핵 덩어리를 제거한다(그림 11.2 참조). 에어백에 비유했던 것을 기억하는가? 에어백이 탈출된 디스크이고, 당신이 척수신경과 신경근이고, 운전석이 척추의 뼈 부위이다. 이 비유에서, 후궁절제술은 당신 뒤에 있는 좌석을 제거하는 것이다. 에어백은 여전히 앞에서부터 밀고 있지만 이제는 당신 뒤에서 에어백 쪽으로 밀어내는 장애물이 없다. 척추체의 일부를 제거함으로써 척수나 신경근의 압박이 줄어들었다. 하지만

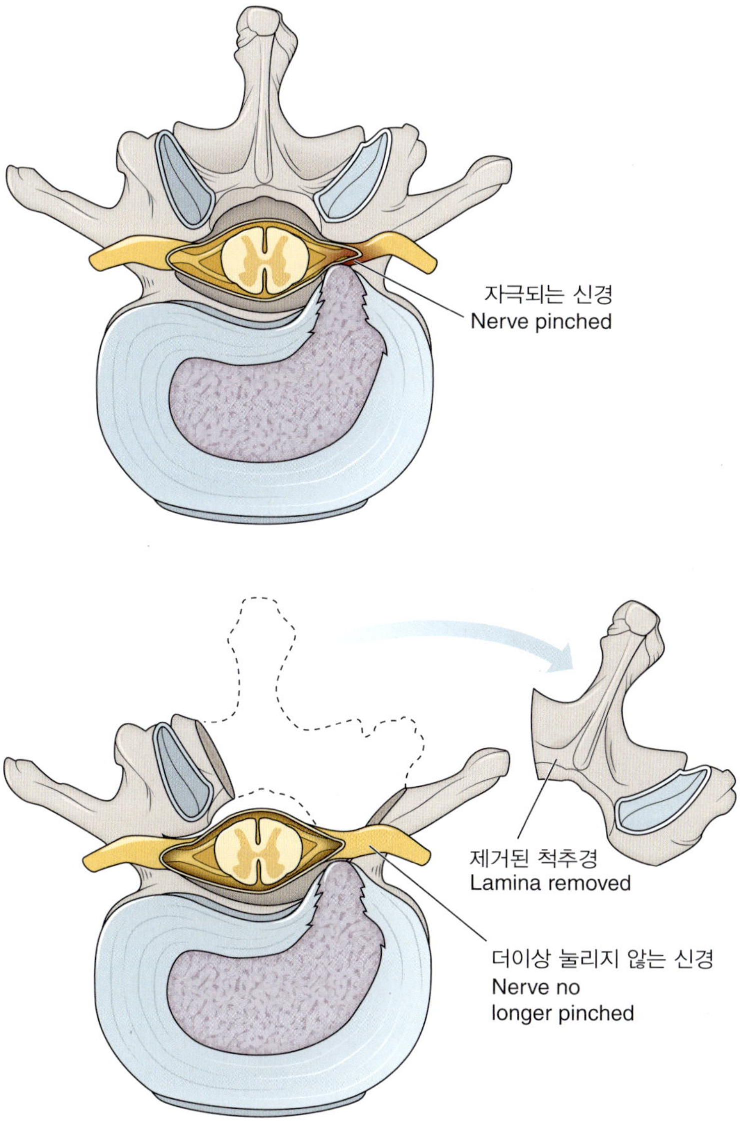

그림 11.2 후궁절제술. 신경 감압을 위한 후궁의 제거

문제가 있다. 후궁을 제거할 때, 의사들은 종종 척추의 다른 부분인 극돌기나 횡돌기 같은 부위도 제거할 필요가 있는지 결정한다. 척추안정근과 그들이 횡돌기와 극돌기에 붙어있는 방법에 대해 설명했던 해부학 파트를 기억하는가? 척추체의 일부를 제거함으로써 근처에 있는 척추분절이 불안정해지게 된다. 그리고 척추체가 제거되었기에 내재적으로 약하고 불안정한 부분이 생긴다. 다른 허리의 척추근들이 척추를 안정되고 강하게 유지될 수 있도록 안정시키는 일을 맡게 될 필요가 있다.

통계적으로 두 종류의 수술법에 따른 결과의 차이는 없다. 좋거나 최상인 결과가 평균 79%이고, 미세디스크절제술은 장기간 추적에서 최고의 결과를(85%) 냈다. 두 수술의 성공여부의 상당 부분은 수술 의사의 기술과 수술 이후의 재활치료에 달려있다.[13]

다음으로, 그리고 일반적으로 마지막 단계는, 척추유합술이다. 이것은 영구적이고 다시 되돌릴 수 없기 때문에 보통 마지막 선택지가 된다. 그래서 이것은 다른 모든 방법들을 다 해보고 난 이후에만 고려해야 하겠다.

척추유합술은 특정한 경우에 있어서는 여전히 표준치료법으로 여겨지고 있고, 매년 더 많은 사람들이 이 수술을 받고 있다. 1998년에는 174,223건의 척추유합술이 시행되었고, 2008년에는 413,174건이 시행되었으며 가장 많은 폭으로 증가된 수술 부위는 요추부로 142%가 증가하였다.[6]

척추유합술의 과정은 사실 본질적으로는 단순하다. 의사는 기본적으로 디스크를 제거하고 하나의 척추뼈를 인접한 척추뼈에 유합시킨다. 이에 병행할 수 있는 몇몇 다른 방법들이 있다. 의사는 구체적인 사례와 조건에 따라 결정을 내리게 된다.

첫 번째 방법은 추체간 스페이서를 사용한다. 이것은 티타늄으로 만들어진 장치이며, 속이 꽉차거나 속이 빈(뼈 이식물로 채워질 것) 구조물로 디스크를 대체하게 된다. 이것은 디스크와 거의 같은 높이이고, 디스크가 제거된 이후에 척추체의 사이에 위치하게 된다. 이것은 추간공을 넓힘으로써 신경에 더 많은 여유공간을 제공하여 신경을 감압한다. 추체간 스페이서 안에 뼈 이식물을 넣게 되면, 이 뼈 이식물이 자라나 궁극적으로 뼈를 유합시킨다.[7]

두 번째 방법은 척추의 뒷면에 척추경 나사로 금속 막대나 금속판을 부착하는 것이다. 단일 유합의(한 척추뼈에서 다른 척추뼈로) 경우, 금속판이나 금속막대가 척추뼈를 함께 고정하는 데 사용된다. 여러 부위 유합의 경우, 금속막대가 개별적으로 조절될 수 있고 원하는 대로 모양을 만들 수 있기 때문에 흔히 사용된다. 금속막대는 척추뼈 뒤쪽으로 극돌기와 횡돌기사이의 척추경(pedicle)에 척추경 나사로 부착되며, 금속막대와 금속판은 척추뼈를 제자리에 고정시킨다. 보통은 수술중에 제거되지만, 드물게 척추 안정근 중 일부가 정상적으로 보존되는 경우도 있다.[7]

수술시 일반적인 두 가지 절개방법은 전방(배쪽을 통한)과 후방(등쪽을 통한) 접근이다. 후방접근법은 후방감압이 필요할 때 사용되는데, 척추의 뒤쪽에 공간을 넓혀 신경의 압박을 줄일 때 사용된다. 이 접근 방법은 심한 척추협착증이나 뼈조각, 척추 후관절 비후, 퇴행성 디스크 질환 등에 의해 추간공이 좁아진 경우에 사용된다. 전방 접근법은 통증이 주로 디스크에 의해 발생하여 후방감압이 필요하지 않은 경우에 사용된다.[9] 후면 근육이 손상되지 않고 척추안정근이 그대로 유지되는 것이 장점이다. 접근 방법은 궁극적으로 환자의 특정 사례와 상태, 그리고 의사의 선호도에 따라 달라진다.

비록 나이, 체력 수준, 그리고 전반적인 건강 상태를 포함한 많은 요소들이 영향을 주지만, 척추유합수술 이후 당신이 100%에 가깝게 느끼는 정도로 회복하는 데는 6개월에서 12개월 정도 걸릴 수 있다. 첫 4~6주가 가장 힘들다. 만약 당신이 앉아서 일하는 직업이라면 대부분 1~3개월이면 직장으로 복귀한다. 약간의 물건 들기 정도가 필요한 저강도 업무를 하는 사람들은 업무로 복귀하기 전에 좀 더 긴 회복시간이 필요하다. 나는 수술 이후에 물리치료사와 함께 운동하기를 강력히 권한다, 아마도 당신의 의사가 처방할 것이다. 물리치료에서는 복근을 이용해 지지대를 만드는 법(다음 섹션에서 논의할 것이다), 척추를 보호하면서 움직이는 법, 일상생활 활동을 수행하는 법을 배울 수 있다. 당신은 수술 후에 신발끈을 묶고 바지를 입는 것과 같은 일상적인 일들이 얼마나 힘든 지 놀라게 될 것이다. 나는 수술을 해야 하는 모든 사람들에게 한 번만 제대로 재활치료를 받을 수 있다고, 그러니까 할 수 있는 만큼 최선을 다해보라고 말한다. 만약 당신이 이것을 날려버리거나 심각하게 받아들이지 않는다면, 이것이 미래에 당신을 물어 뜯으러 돌아올 것이다. 재활지침을 주의 깊게 따르지 않으면 다시는 몸을 완전히 활용하지 못할 수도 있고, 다시 재활과정을 거쳐야 할 수도 있는데, 이번에는 더 힘들고 오랜 시간이 걸릴 것이다.

대부분의 수술과 마찬가지로 척추유합술에는 긍정적인 측면과 부정적인 측면이 있다. 가장 좋은 결과는 신경통이 없어지는 것이다. 수술에서 깨어나서 처음으로 기억나는 건 신경통이 사라졌다는 거라고 이야기하는 내 고객도 있었다. 그들이 오랫동안 참아왔던 지속적인 저림, 찌릿함, 또는 방사통이 없어졌기 때문에 당신은 그들이 느끼는 안도감을 눈에 띄게 볼 수 있다. 또 다른 긍정적인 점은 기능장애와 불안정한 척추 관절이 이제 믿을 수 없을 정도로 안정되었다는 것이다. 믿을 수 없을 정도로 약하지만 안정적이다.

부정적인 면은 척추 구조에서 시작한다. 척추 구조가 영구적으로 바뀌었기 때문이다. 절대 수술 전과 같아질 수 없다. 큰 사고를 당한 자동차와 마찬가지로, 정비사와 기술자들이 아무리 뛰어나더라도, 그 차는 전시장을 떠날 때만큼 강하고 견고하지 않을 것이다. 의사들은 가능한 기능적으로 만들기 위해 최선을 다할 뿐이다. 또 다른 부정적인 점은 척추 관절이 이제 유합되었기 때문에 전혀 움직임이 없다는 것이다. 안정성의 관점에서 보면 훌륭하다: 이것은 정말 안정적인 관절이다. 불행하게도, 척추는 움직이도록 되어 있다. 우리는 동상이 아니다. 이 척추 관절은 더이상 움직이지 않기 때문에 유합된 위와 아래의 관절은 척추에 허용했던 것과 같은 양의 움직임과 유연성을 달성하기 위해 더 많은 스트레스를 받게 될 것이다. 이로 인해 인접한 척추 관절이 손상될 수 있다: 우리는 종종 시간이 지남에 따라 인접한 척추 관절에서 디스크 탈출이 발생하는 것을 보게 된다. 척추의 제한된 운동범위는 적절히 다루어져야 한다. 척추 유합 수술을 받은 사람들이 종종 척추의 운동 범위를 늘리기 위해 노력하지만, 그들은 이러한 유형의 운동이 그들의 상태에서는 금기사항이라는 것을 깨닫지 못한다—즉, 주변 구조물에 손상을 주지 않고 달성 가능한 척추의 움직임이 없다. 요가 선생님이나 피트니스 전문가의 더 많은 유연성이 필요하다는 선의의 조언은 척추유합술 환자들을 잘못된 길로 이끌 수 있다. 척추유합은 당신의 척추 운동범위에 관한 한 항상 제한을 만들 것이다.

훈련의 주안점
Training Focus

이 섹션의 표 11.1에서 11.6까지에 설명된 운동 프로그램은 수술 후 물리치료를 완료한 후에만 수행해야 한다. 치료를 마치면, 치료사는 보통 당신이 집에서 계속할 수 있도록 여러 가지 운동을 제시할 것이다. 당분간은 이 요법을 따르라. 치료사는 당신의 몸을 알고 있고 특별히 당신의 몸에 맞게 운동들을 선택했을 수 있다. 여기에 포함된 운동들은 치료사가 제공한 연습과 함께 사용할 수 있으며, 회복의 길로 더 나아가고 더 많은 진전을 보기 위해 정상으로 돌아가기 위해 점프스타트가 필요한 사람들에 의해 사용될 수 있다. 이 운동들은 당신이 더 강해지도록 도와주어 재활로부터 일반적 피트니스로 나아갈 수 있는 다리 역할을 해줄 것이다.

내가 물리치료에 대해 이야기할 때 복부 지지대에 대해 간단히 언급했었다. 이 기술은 수술 후 바로 배울 수 있는 기술이다. 많은 치료사들은 사람들이 움직일 때마다 지속적으로 복부를 사용하도록 생각하게 만들기 때문에 수술 후에 이것을 사용한다. 복부 지지대(브레이싱 bracing)는 복부 안정에 가장 효과적인 운동 기술 중 하나로 입증되었다. 실제로 척추의 뻣뻣함을 증가시켜 개별 척추 부위의 안정성을 촉진하는 것으로 나타났으며,[8,9] 재활치료에서 가장 많이 사용되는 복부 강화 기술 중 하나로 지속되고 있다.[10]

즉, 지지대는 복근의 모든 층의 등척성 수축이다. 복부를 조이면서 동시에 밖으로 밀어내는 느낌이다(배변을 할 때 배에 힘을 주는 자세와 비슷). 이는 4개의 복근 중 3개의 복근인 직근, 외사근, 내사근에서 힘을 증가시키는 것으로 나타났다.[11] 다른 복근인 복횡근을 활성화하고 강화시키기 위해 복부 할로우잉(abdominal hollowing)이라고 알려진 방법이 있다. 이것은 복근을 끌어 당기는 것으로 만들어지는데, 복근의 가장 깊은 층인 복횡근을 활성화시키는 훌륭한 방법이다. 이 심부근육을 강화하는 데에는 브레이싱보다 더 좋다.[12] 복근 운동을 하는 동안에 브레이싱을 배웠다면, 좋다. 그리고 이것이 도움이 된다고 느끼면 지속해라. 하지만, 그 이상이 필요한 시기, 복근에 어떤 부담도 느끼지 않으면서 적절하게 움직이는 법을 기억해야 할 때가 온다. 그때 바로 이러한 운동들 하도록 고안된 것이고, 브레이싱을 넘어 실제 삶으로 나아가는 것이다.

물리치료를 하는 동안, 운동하는 동안에 허리를 완전히 편평하게 하는 법을 배웠을지도 모른다. 이것도 괜찮다, 이것이 당신에게 맞는다고 느낀다면 계속해서 충고를 따르지만, 나는 당신이 조금 더 쉽게 하도록 요구해 볼까 한다. 허리가 납작하게 내려앉지 않아도 괜찮다. 척추 중립에 작은 아취를 갖는 것은 자연스러운 일이며 큰 아취를 만드는 습관에 빠지지 않는 한 당신의 허리는 이렇게 할 수 있어야 한다.

내가 왜 이 이야기를 꺼낼까? 사람들이 복부 지지대를(브레이싱) 배울 때, 흔히 허리를 가능한 한 세게 바닥으로 밀어 넣도록 배운다. 어떤 사람들은 혈압 측정기와 같은 장치에 밀어 넣어 얼마나 세게 밀어 넣는지 측정하기도 한다. 처음에는, 이것이 좋다. 그러나 브레이싱은 복부내 압력을 상당히 증가시키는데, 이를 발살바 조작이라고 한다. 이는 혈압을 상승시키게 되고 모든 운동 동안 끊임없이 이것을 하는 것은 장래에 역효과를 일으킨다. 운동할 때마다 복근을 쥐거나 무리하게 하지 말고 허리를 편평하게 펴야 한다. 근육이 그들의 일을 알고 그들이 설계한 대로 발화할 수 있는 지점이 와야 한다. 이것이 우리가 다음 운동들과 함께 향하고 있는 곳이다.

위치 지정은 다른 지시를 받지 않는 한 중립 척추에 초점을 맞춘다; 이 경우에는 의사나 물리치료사의 조언을 따른다. 우리는 당신에게 친숙해 보일 수 있는 척추 안정화 운동에 다시 초점을 맞추며 첫 달을 보낼 것이다. 우리는 당신의 코어가 당신의 몸을 지지하고 척추를 안정화하는 방법을 다시 재교육할 필요가 있다.

표 11.1 첫 번째 달 운동

1. Bent-knee fallout (벤트-니 폴아웃)	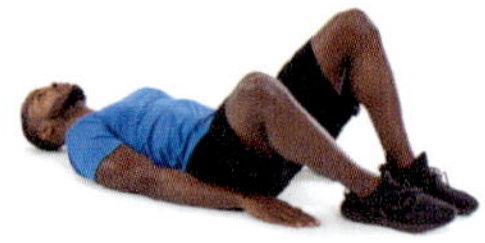	10회 반복, 2세트, 양측	55쪽
2. Heel slide(힐 슬라이드)	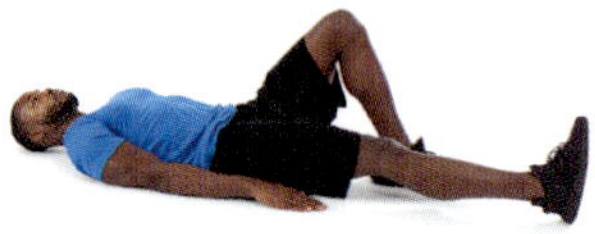	10회 반복, 2세트, 양측	56쪽
3. Marching(마아칭)	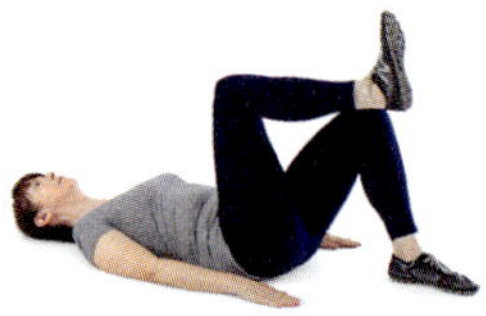	10회 반복, 2세트, 양측 (교대로)	57쪽
4. March-up(마치-업)	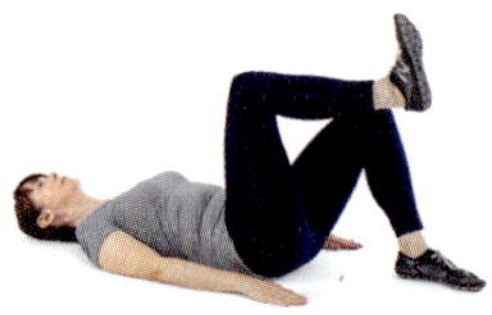	8회 반복, 2세트, 양측(교대로)	58쪽
5. Lying overhead reach (라잉 오버헤드 리치)	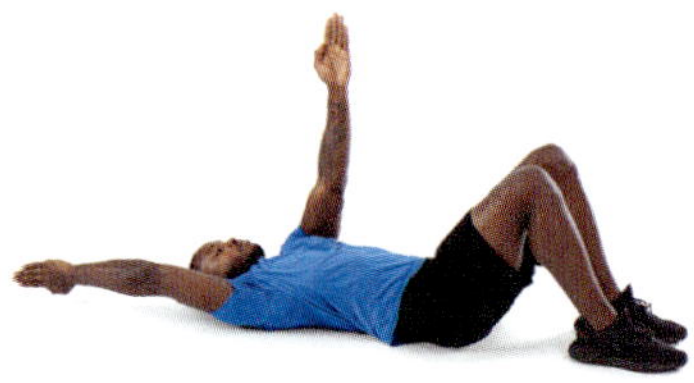	12회 반복, 2세트, 양측	63쪽
6. Pelvic press hold (펠빅 프레스 홀드)	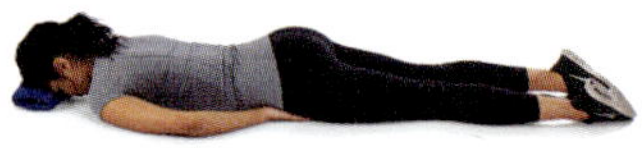	5초 유지, 5회 반복	70쪽
7. Pelvic press hip extension (펠빅 프레스 힙 익스텐션)	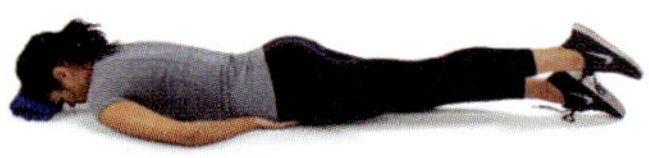	10회 반복, 2세트, 양측	71쪽
8. Pelvic press shoulder retraction (펠빅 프레스 숄더 리트렉션)	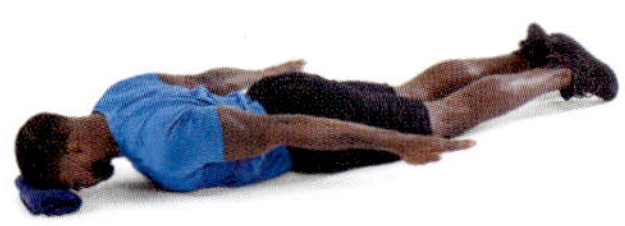	5초 유지, 5회 반복, 2세트	72쪽

표 11.1 첫 번째 달 운동

9. Quadruped hold with opposite-arm tap (쿼드러페드 홀드 위드 어포짓-암 탭)	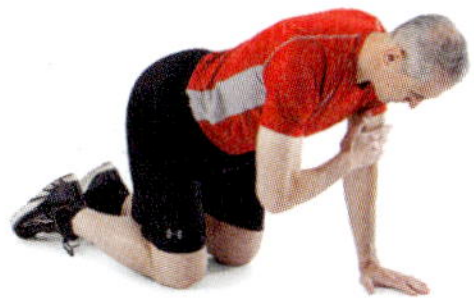	2초 유지, 8회 반복, 2세트 양측	77쪽
10. Quadruped hip extension slide (쿼드러페드 힙 익스텐션 슬라이드)	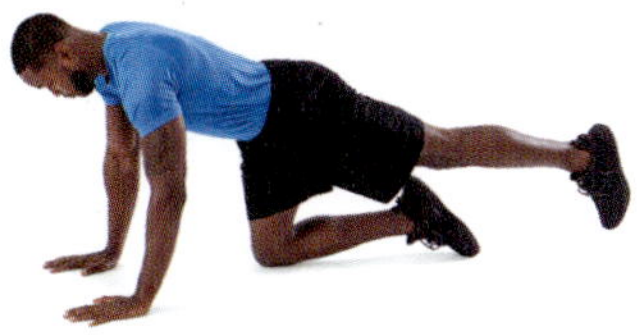	12회 반복, 2세트, 양측	78쪽
11. Doorway hamstring stretch (도어웨이 햄스트링 스트레치)	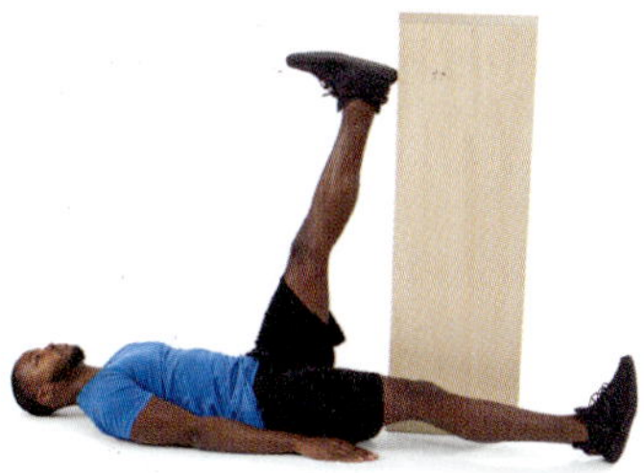	60초 유지, 2회 반복, 양측	112쪽
12. Supine or seated piriformis stretch (누운 자세 또는 앉은 자세 이상근 스트레치)	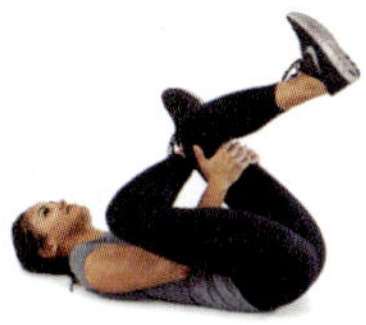 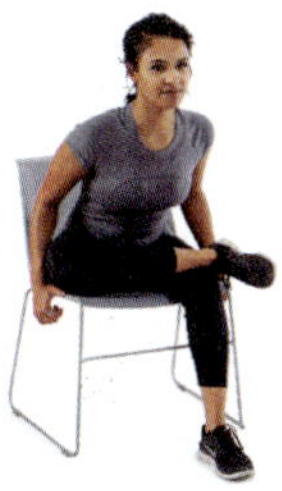	30초 유지, 2세트, 양측	118쪽 또는 119쪽

표 11.2 두 번째 달 운동

운동	사진	횟수	쪽
1. Bent-knee fallout (벤트-니 폴아웃)	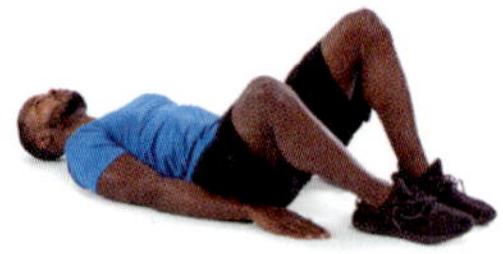	15회 반복, 2세트, 양측	55쪽
2. March-up(마치-업)	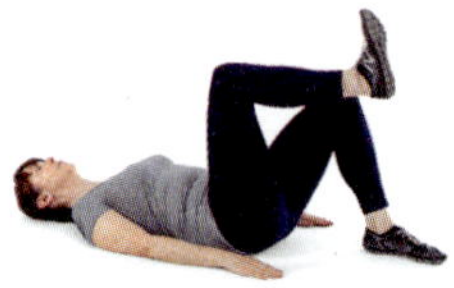	15회 반복, 2세트, 양측(교대로)	58쪽
3. Leg lowering(레그 로어링)	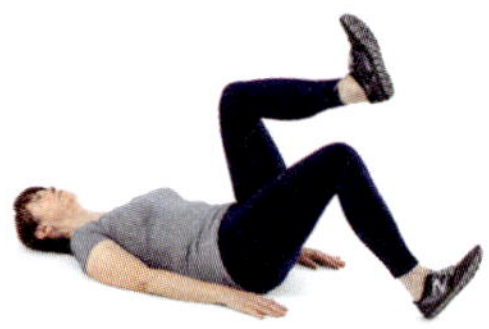	10회 반복, 2세트, 양측(교대로)	59쪽
4. Dying bug(다잉 버그)	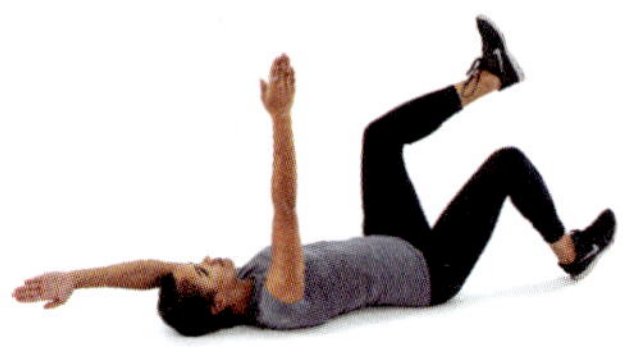	10회 반복, 2세트, 양측	61쪽
5. Pelvic press shoulder retraction (펠빅 프레스 숄더 리트렉션)	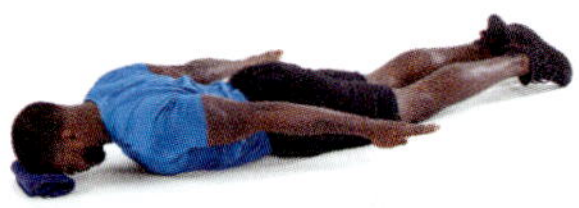	5초 유지, 8회 반복, 2세트	72쪽
6. Pelvic press W (펠빅 프레스 더블유)	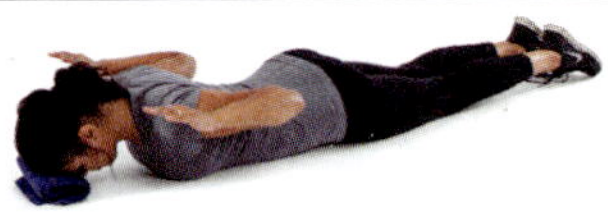	5초 유지, 5회 반복, 2세트	73쪽
7. Quadruped birddog (쿼드러페드 버드도그)	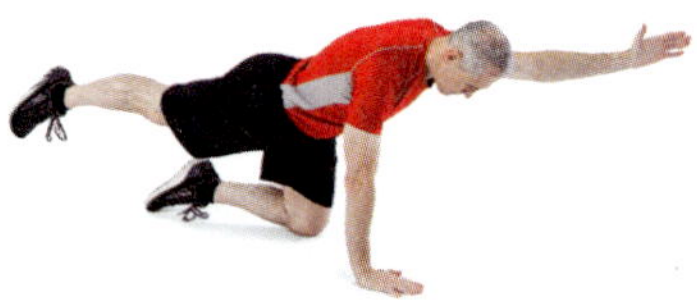	1초 유지, 8회 반복, 2세트, 양측	80쪽
8. High plank(하이 플랭크)	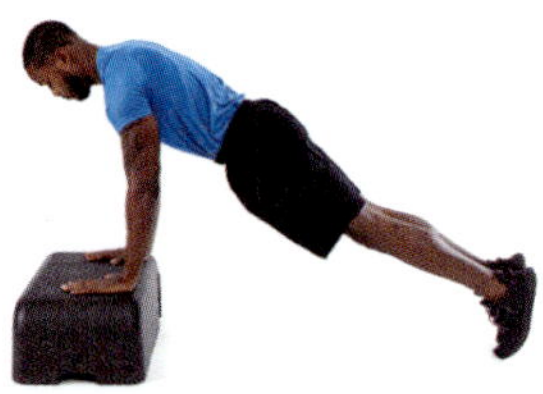	30초 유지, 2세트	81쪽
9. Side plank(사이드 플랭크)	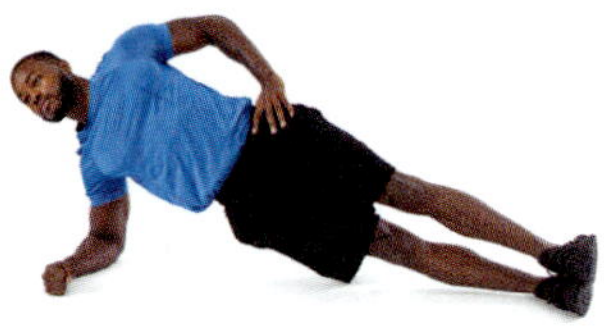	10~15초 유지, 2회 반복, 양측. 척추 유합술을 했을 경우 full version으로 시행할 필요 없고 무릎을 대고 시행하라.	83쪽

표 11.2 두 번째 달 운동

10. Stability ball hip extension hold (스테빌리티 볼 힙 익스텐션 홀드)	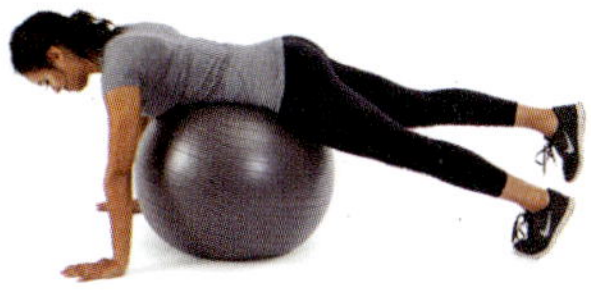	5초 유지, 5회 반복, 2세트 양측. 협착증에서는 골반이 후방기울기를 유지하도록 하고, 작은 가동범위에 집중하고, 아취를 만들지 않는다.	90쪽
11. Kneeling hip flexor stretch (닐링 힙 플렉서 스트레치)	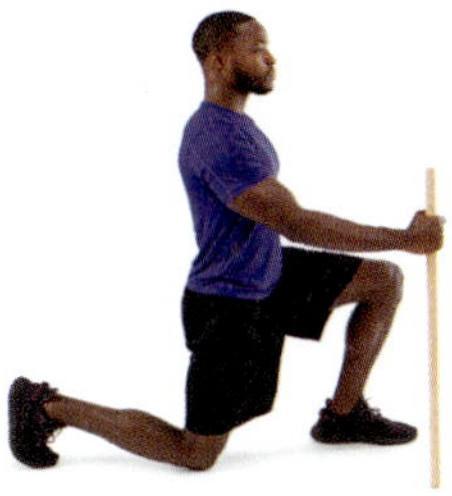	60초 유지, 2회 반복, 양측	111쪽
12. Doorway hamstring stretch (도어웨이 햄스트링 스트레치)	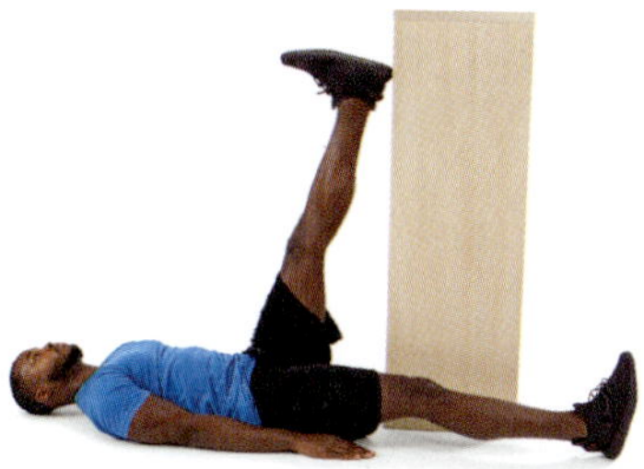	60초 유지, 2회 반복, 양측	112쪽
13. Supine or seated piriformis stretch (누운 자세 또는 앉은 자세 이상근 스트레치)	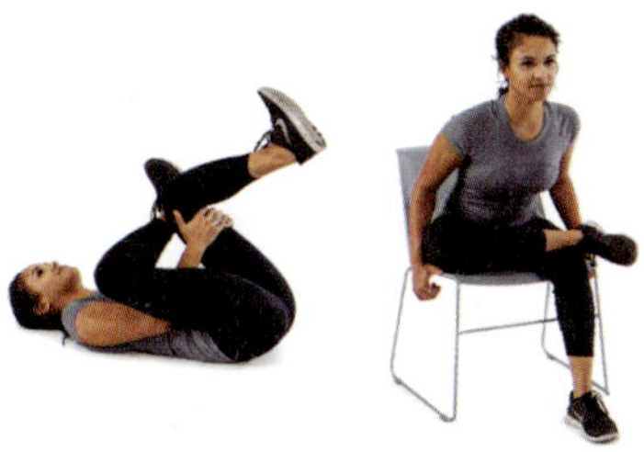	60초 유지, 2세트, 양측	118쪽 또는 119쪽

표 11.3 세 번째 달 운동

1. Dying bug(다잉 버그)	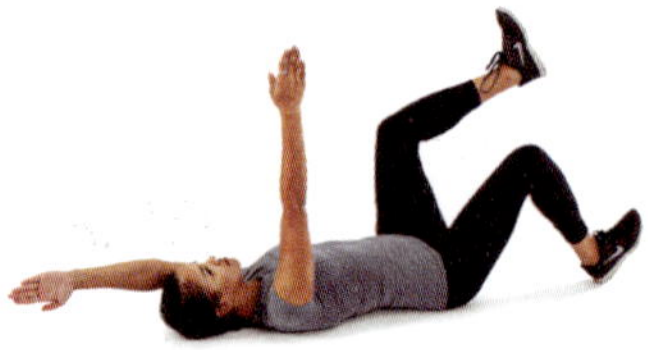	12회 반복, 2세트, 양측	61쪽
2. Advanced kick-out (어드밴스드 킥-아웃)	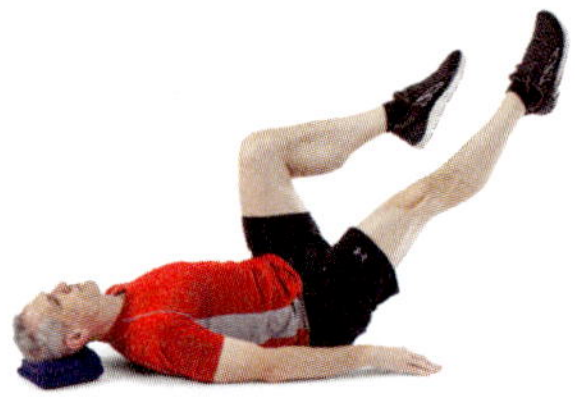	8회 반복, 2세트, 양측	60쪽
3. Full plank(풀 플랭크)	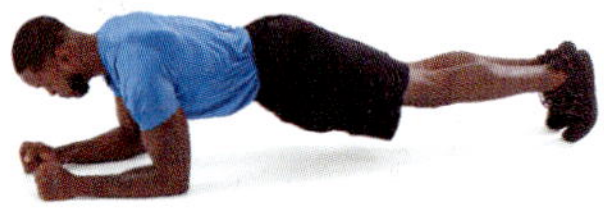	10초 유지, 5회 반복, 2세트, 반복 사이 3초 휴식	82쪽
4. Side plank(사이드 플랭크)	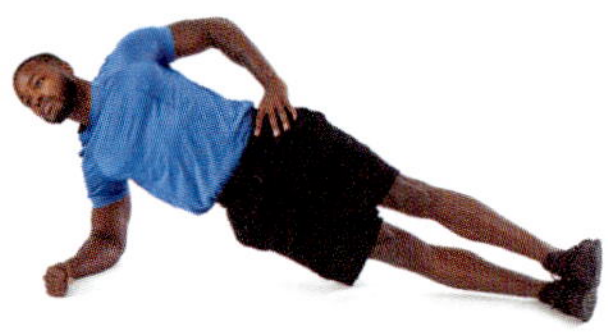	10~15초 유지, 2회 반복, 양측. 척추 유합술을 했을 경우 full version으로 시행할 필요 없고 무릎을 대고 시행하라.	83쪽
5. Quadruped birddog (쿼드러페드 버드도그)	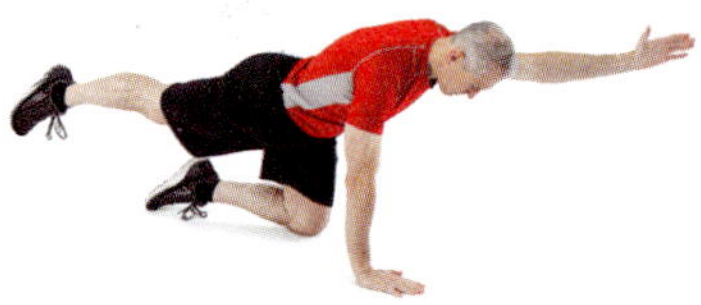	15회 반복, 2세트	80쪽
6. Stability ball hip extension hold (스테빌리티 볼 힙 익스텐션 홀드)	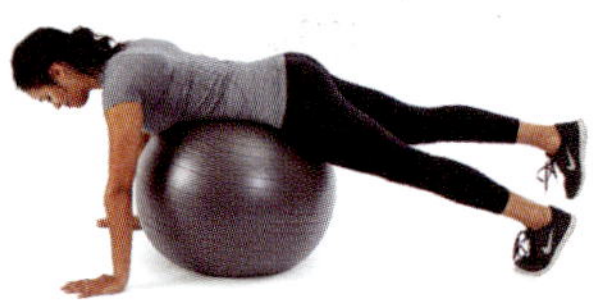	5초 유지, 10회 반복, 2세트, 양측. 협착증에서는 골반이 후방 기울기를 유지하도록 하고, 작은 가동범위에 집중하고, 아치를 만들지 않는다.	90쪽
7. Tube press-out (튜브 프레스-아웃)	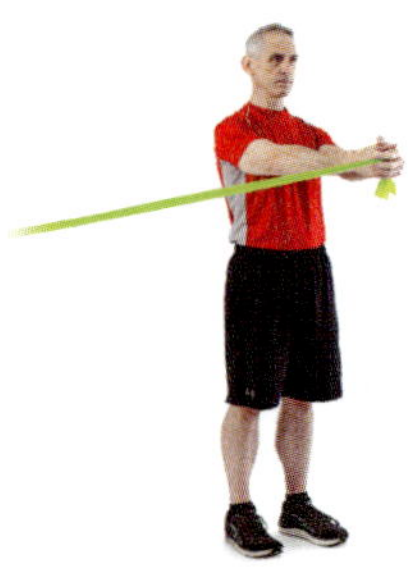	12회 반복, 2세트, 양측	93쪽

표 11.3　세 번째 달 운동

운동	사진	반복	쪽
8. Tube circle(튜브 써클)	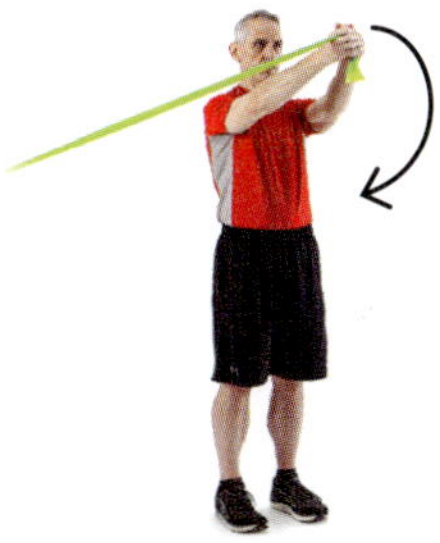	12회 반복, 2세트, 양측, 두 방향	94쪽
9. Stand-up-sit-down (스탠드-업-싯-다운)	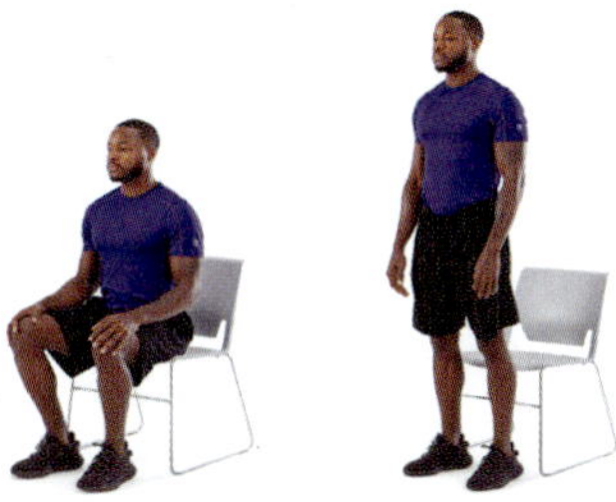	20회 반복, 2세트	99쪽
10. Step-up(스텝-업)	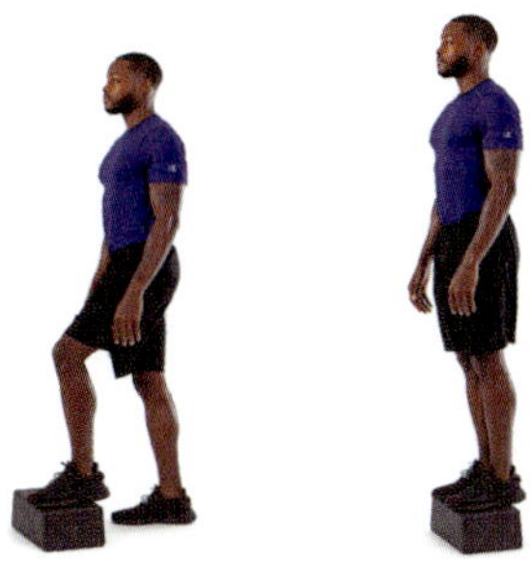	20회 반복, 2세트, 양측	100쪽
11. Kneeling hip flexor stretch (닐링 힙 플렉서 스트레치)	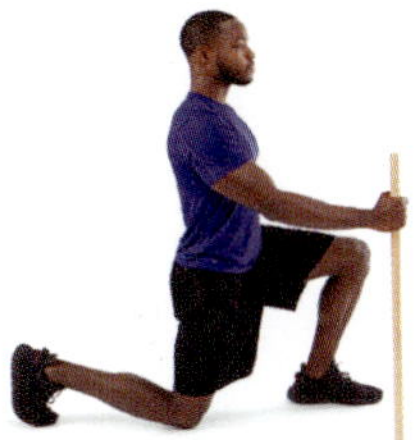	60초 유지, 2회 반복, 양측	111쪽
12. Strap hamstring stretch (스트랩 햄스트링 스트레치)	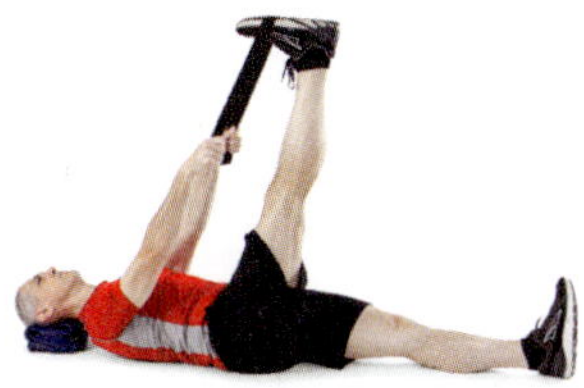	60초 유지, 2회 반복, 양측	113쪽
13. Supine or seated piriformis stretch (누운 자세 또는 앉은 자세 이상근 스트레치)	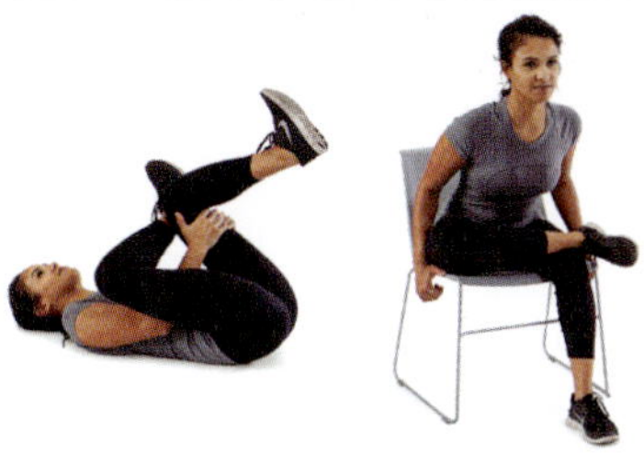	60초 유지, 2회 반복, 양측	118쪽 또는 119쪽

표 11.4 네 번째 달 운동

1. Dying bug(다잉 버그)	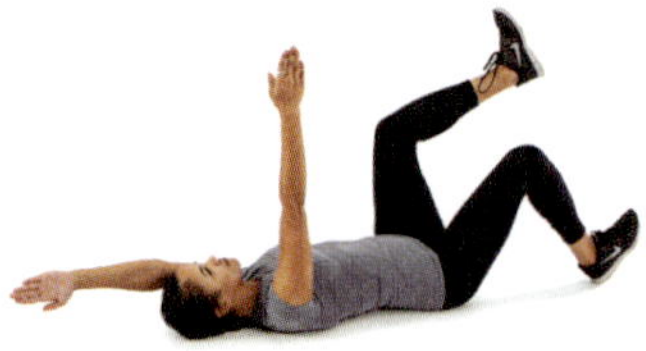	16회 반복, 2세트, 양측	61쪽
2. Advanced kick-out (어드밴스드 킥-아웃)	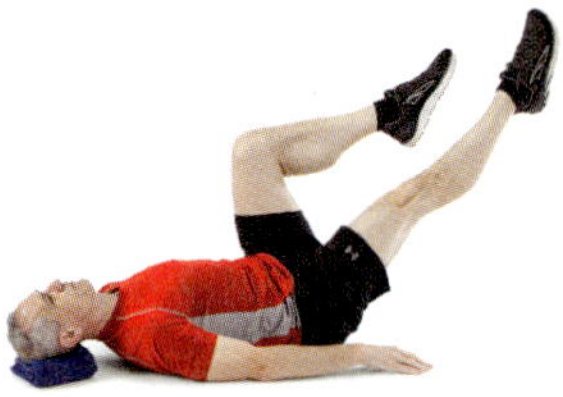	12회 반복, 2세트, 양측	60쪽
3. Full plank(풀 플랭크)	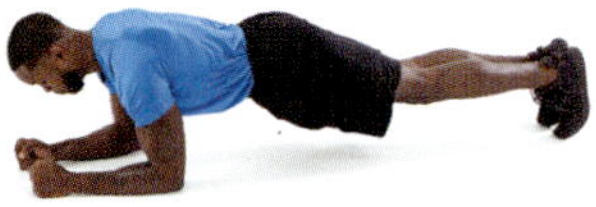	10초 유지, 8회 반복, 2세트, 반복 사이 3초 휴식	82쪽
4. Side plank(사이드 플랭크)	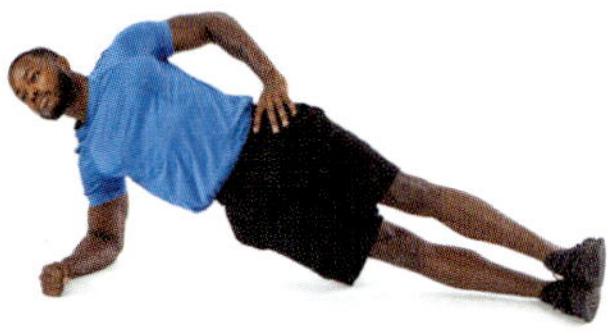	10~15초 유지, 2회 반복, 양측. 척추 유합술을 했을 경우 full version으로 시행할 필요 없고 무릎을 대고 시행하라.	83쪽
5. Quadruped birddog (쿼드러페드 버드도그)	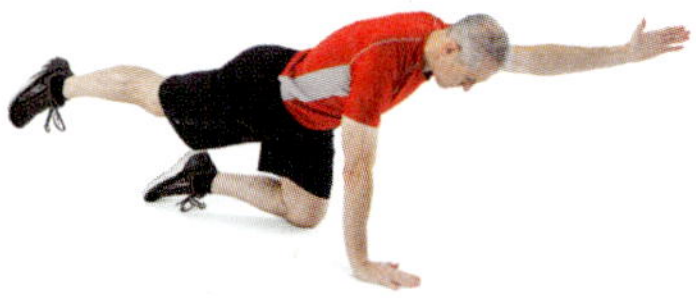	15회 반복, 2세트, 양측	80쪽
6. Ball birddog(볼 버드도그)	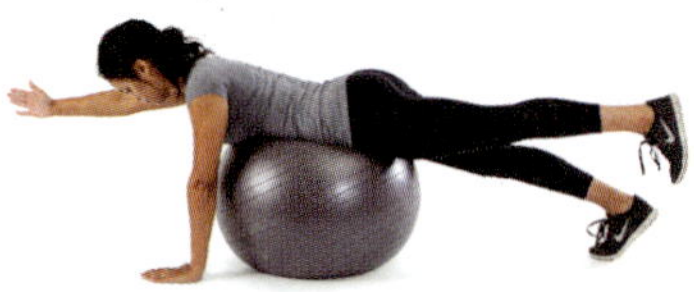	2초 유지, 8회 반복, 양측, 2세트. 골반 후방경사 유지	91쪽
7. Tube circle(튜브 써클)	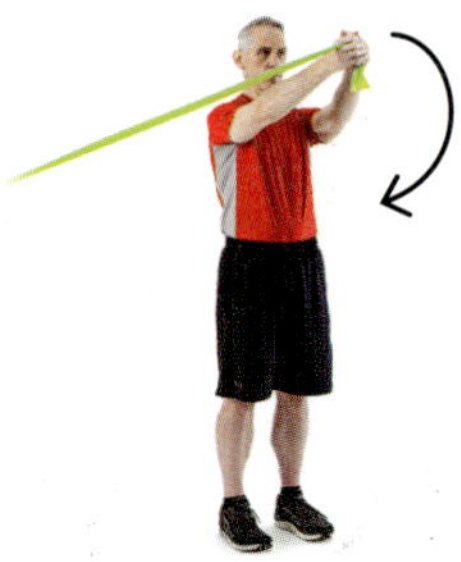	15회 반복, 2세트, 양측, 두 방향	94쪽

표 11.4 네 번째 달 운동

8. Tube walk-out(튜브 워크-아웃)	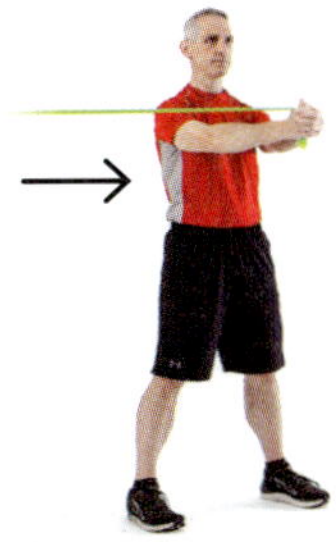	15회 반복, 2세트, 양측, 두 방향 (옆으로 한 스텝)	95쪽
9. Stand-up-sit-down(one leg) (스탠드-업-싯-다운, 한 다리)	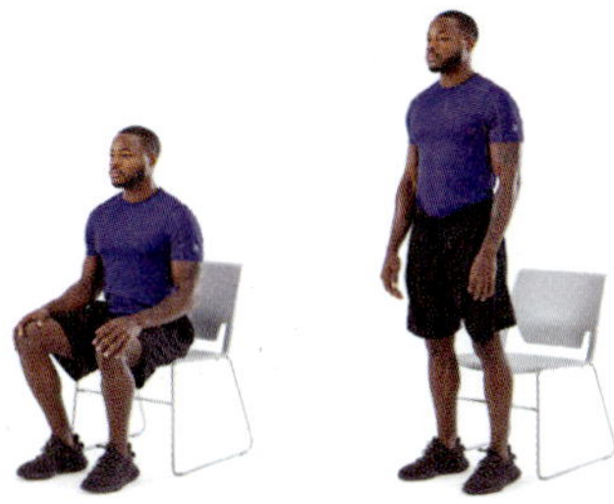	8회 반복, 2세트, 양측. 척추 유합술 했을 경우, 한쪽 다리로 너무 힘들면, 양쪽 다리를 사용한다.	99쪽
10. Step-up(스텝-업)	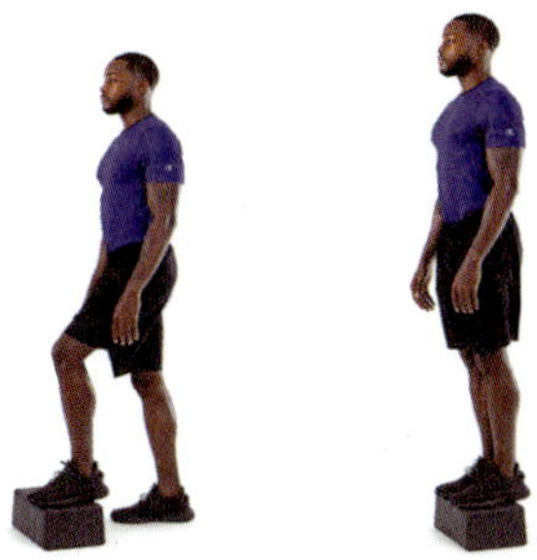	30회 반복, 2세트, 양측	100쪽
11. Kneeling hip flexor stretch (닐링 힙 플렉서 스트레치)	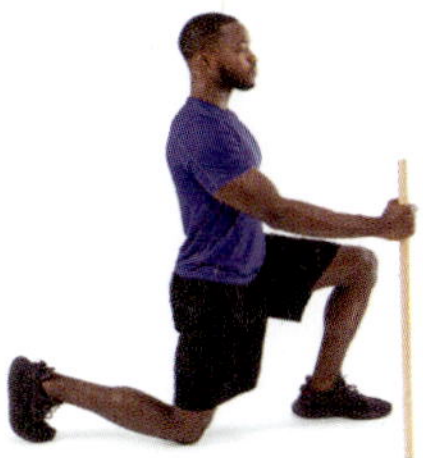	60초 유지, 2회 반복, 양측	111쪽
12. Strap hamstring stretch (스트랩 햄스트링 스트레치)	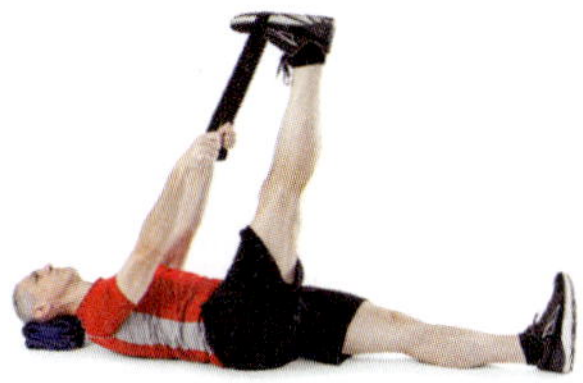	60초 유지, 2회 반복, 양측	113쪽
13. Supine or seated piriformis stretch (누운 자세 또는 앉은 자세 이상근 스트레치)	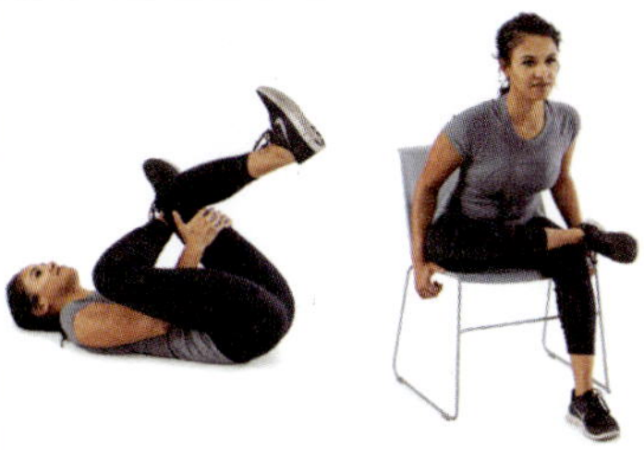	60초 유지, 2회 반복, 양측	118쪽 또는 119쪽

표 11.5 다섯 번째 달 운동

1. Dying bug(다잉 버그)	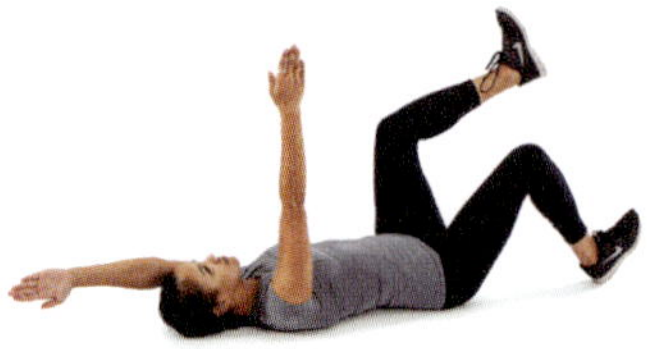	16회 반복, 2세트, 양측	61쪽
2. Full plank(풀 플랭크)	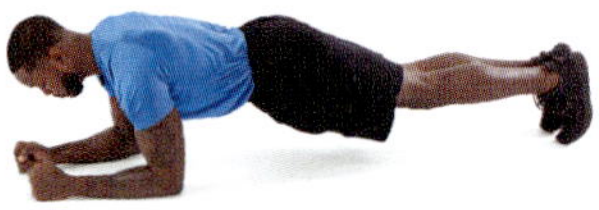	30초 유지, 3회 반복	82쪽
3. Side plank(사이드 플랭크)	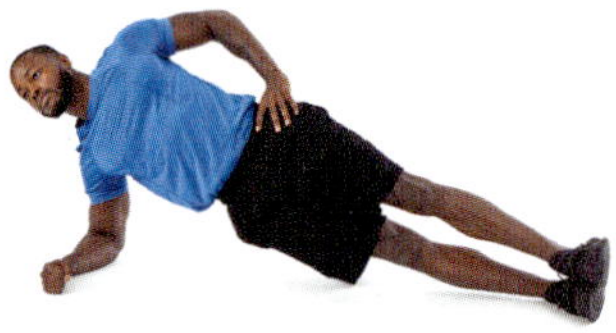	30초 유지, 2회 반복, 양측. 척추 유합술을 했을 경우 full version으로 시행할 필요 없고 무릎을 대고 시행하라.	83쪽
4. Quadruped birddog (쿼드러페드 버드도그)	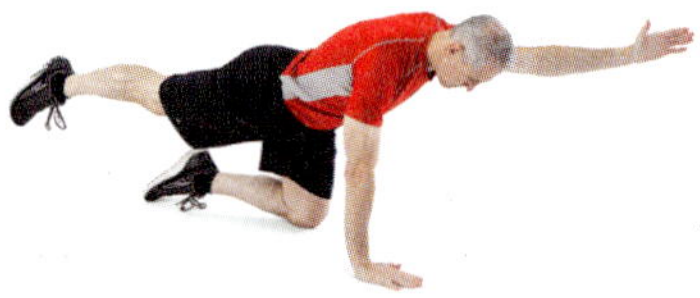	15회 반복, 2세트, 양측	80쪽
5. Ball birddog(볼 버드도그)	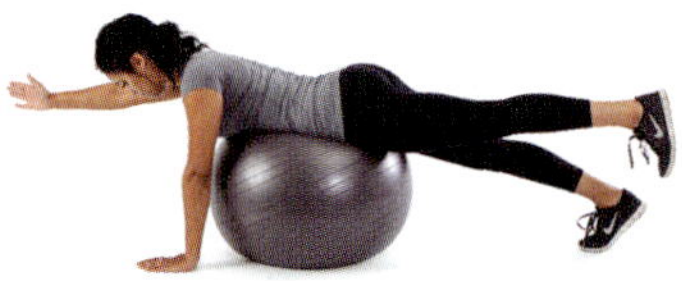	2초 유지, 8회 반복, 양측, 2세트. 골반 후방경사 유지	91쪽
6. Pelvic press W (펠빅 프레스 더블유)	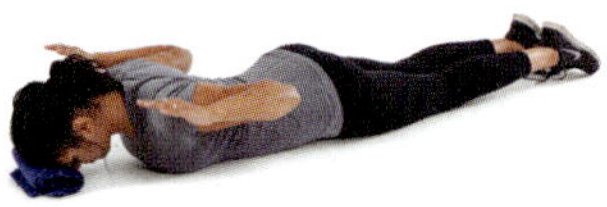	5초 유지, 5회 반복, 2세트	73쪽
7. Pelvic press T(펠빅 프레스 티)	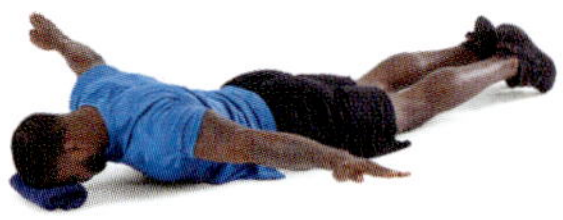	5초 유지, 5회 반복, 2세트	74쪽
8. Tube walk-out (튜브 워크-아웃)	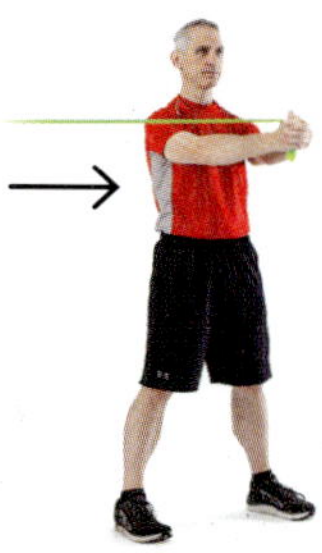	10회 반복, 2세트, 양측 (옆으로 두 스텝)	95쪽

표 11.5 다섯 번째 달 운동

9. Stand-up-sit-down(one leg) (스탠드-업-싯-다운, 한 다리)	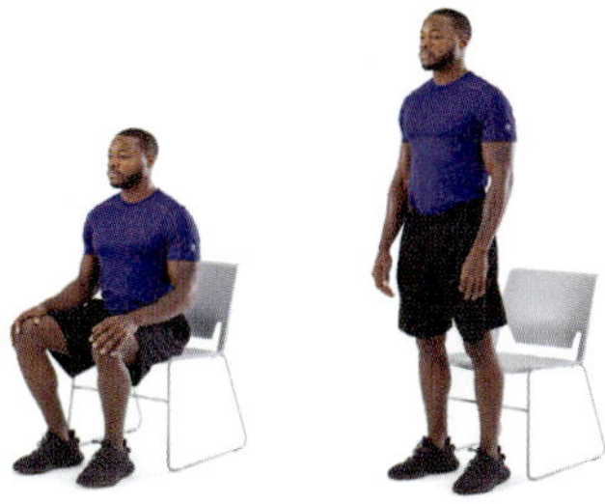	15회 반복, 2세트, 양측. 척추 유합술 했을 경우, 한쪽 다리로 너무 힘들면, 양쪽 다리를 사용한다.	99쪽
10. Step-up(스텝-업)	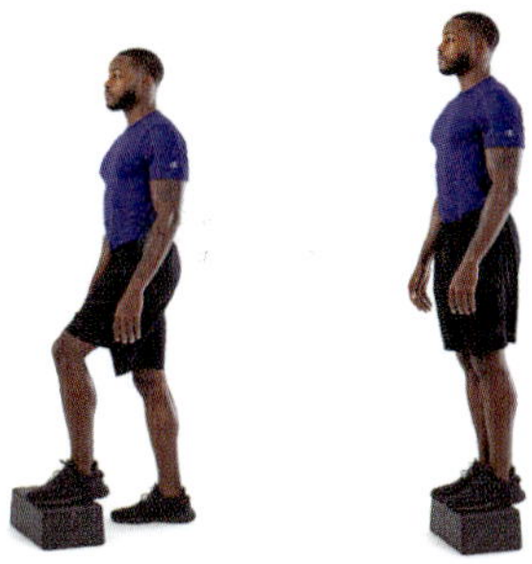	30회 반복, 2세트, 양측. 한 손에 5-10파운드 무게 들고.	100쪽
11. Kneeling hip flexor stretch (닐링 힙 플렉서 스트레치)	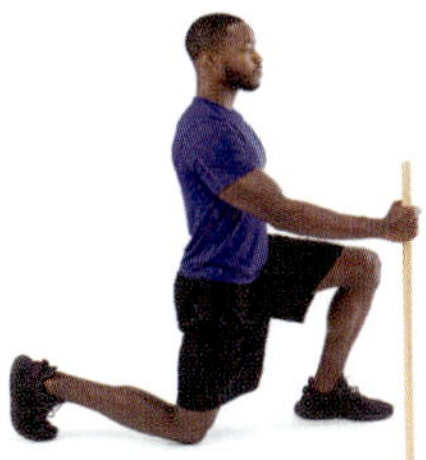	60초 유지, 2회 반복, 양측	111쪽
12. Strap hamstring stretch (스트랩 햄스트링 스트레치)	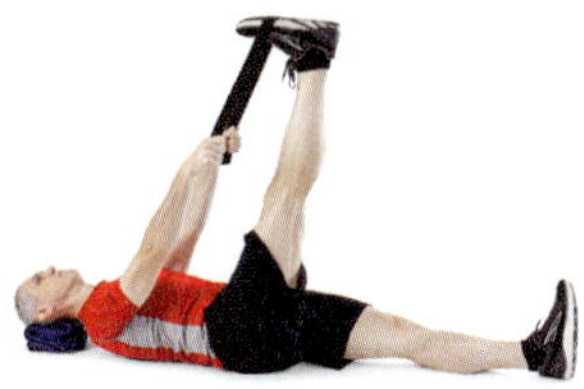	60초 유지, 2회 반복, 양측	113쪽
13. Supine or seated piriformis stretch (누운 자세 또는 앉은 자세 이상근 스트레치)	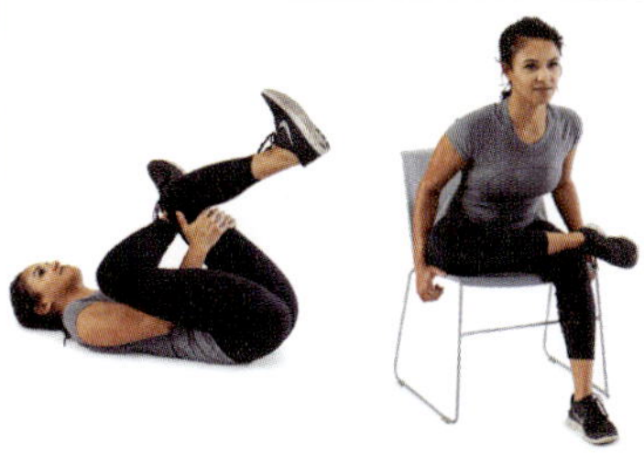	60초 유지, 2회 반복, 양측	118쪽 또는 119쪽

표 11.6 여섯 번째 달 운동

1. Full plank(풀 플랭크)	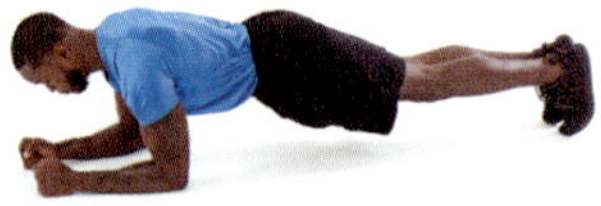	30초 유지, 3회 반복	82쪽
2. Side plank(사이드 플랭크)	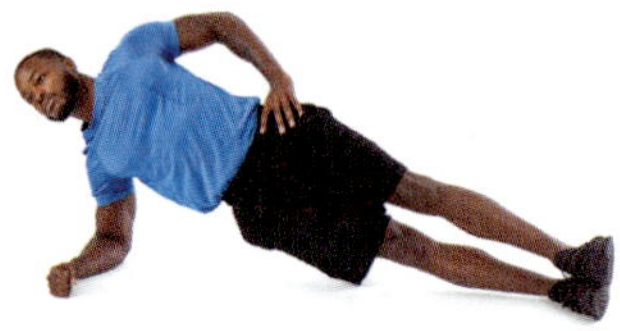	30초 유지, 2회 반복, 양측. 척추 유합술을 했을 경우 full version으로 시행할 필요 없고 무릎을 대고 시행하라.	83쪽
3. Ball birddog(볼 버드도그)	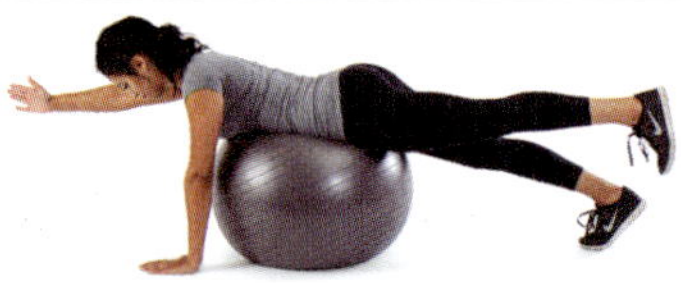	2초 유지, 8회 반복, 양측, 2세트. 골반 후방경사 유지	91쪽
4. Pelvic press W (펠빅 프레스 더블유)	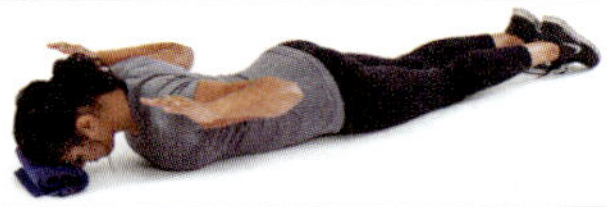	5초 유지, 5회 반복, 2세트	73쪽
5. Pelvic press T (펠빅 프레스 티)	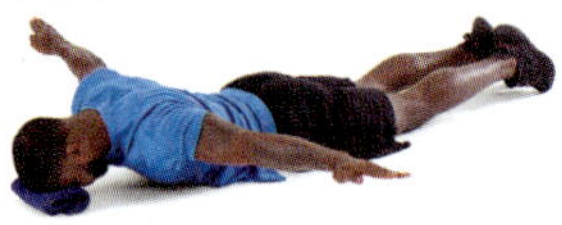	5초 유지, 5회 반복, 2세트	74쪽
6. Tube walk-out (튜브 워크-아웃)	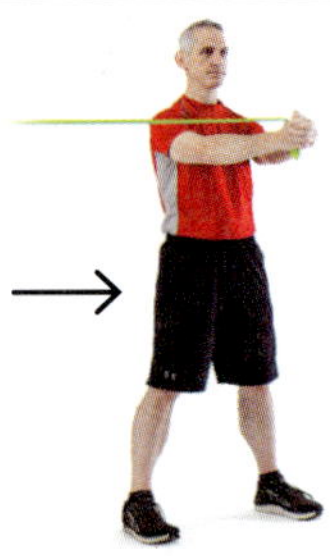	10회 반복, 2세트, 양측 (옆으로 두 스텝)	95쪽
7. Tube circle(튜브 써클)	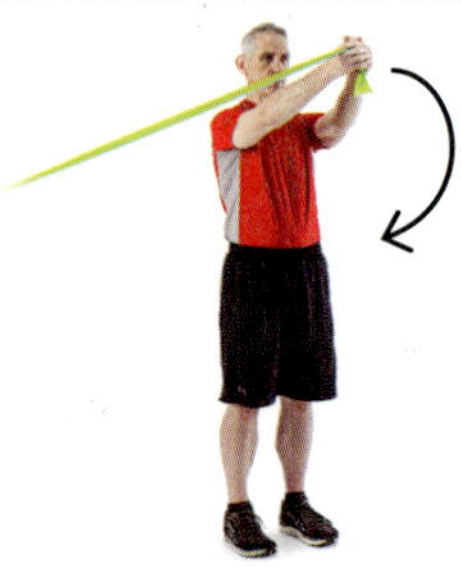	10회 반복, 2세트 각방향	94쪽
8. Stand-up-sit-down(one leg) (스탠드-업-싯-다운, 한 다리)	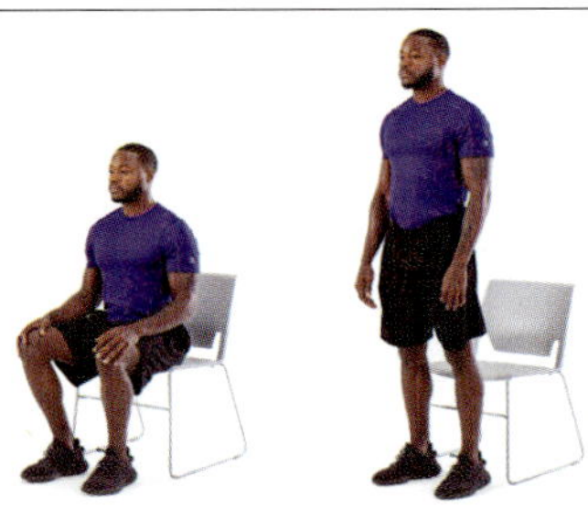	15회 반복, 2세트, 양측. 척추 유합술 했을 경우, 한쪽 다리로 너무 힘들면, 양쪽 다리를 사용한다.	99쪽

표 11.6 여섯 번째 달 운동

9. Step-up(스텝-업)	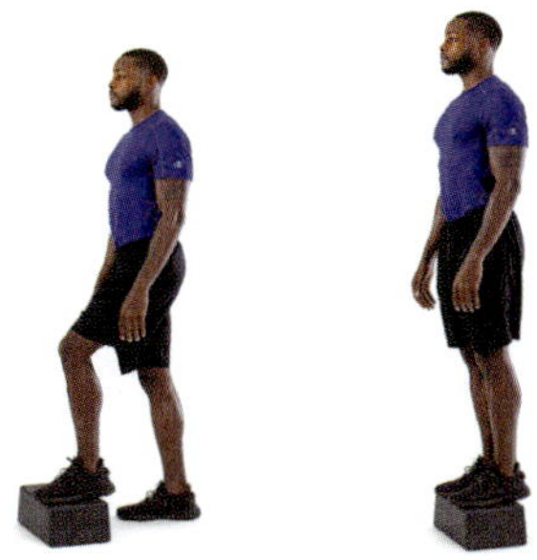	30회 반복, 2세트, 양측. 한 손에 5-10파운드 무게 들고.	100쪽
10. Tube single-arm row (튜브 싱글-암 로우)	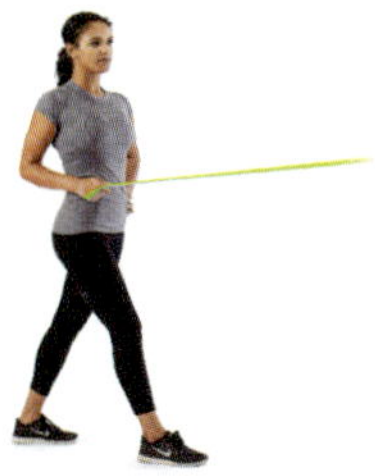	15회 반복, 2세트, 양측. 몸통을 고정하고 어깨의 회전을 제한한다.	96쪽
11. Tube single-arm press (튜브 싱글-암 프레스)	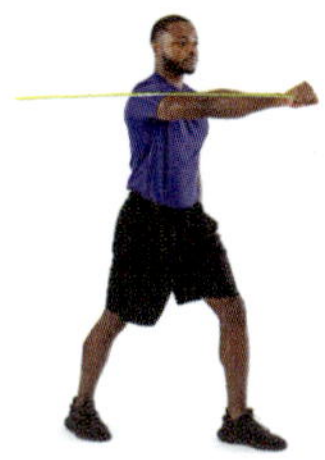	15회 반복, 2세트, 양측. 몸통을 고정하고 어깨의 회전을 제한한다.	97쪽
12. Kneeling hip flexor stretch (닐링 힙 플렉서 스트레치)	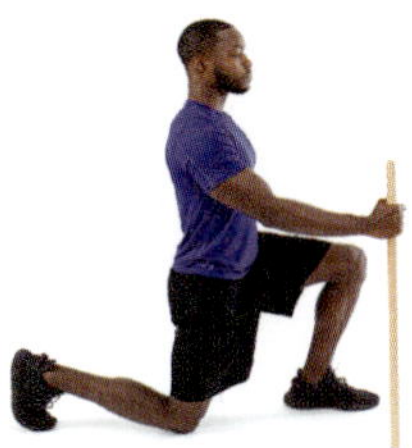	60초 유지, 2회 반복, 양측	111쪽
13. Strap hamstring stretch (스트랩 햄스트링 스트레치)	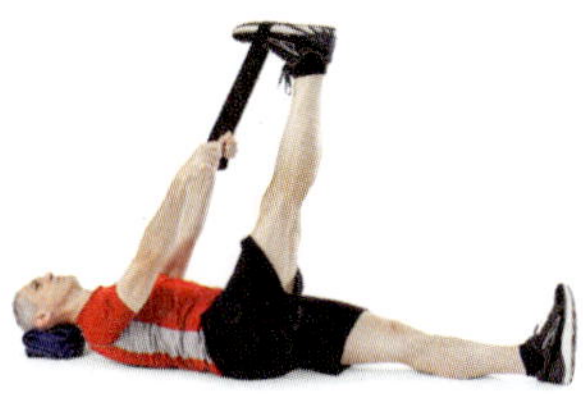	60초 유지, 2회 반복, 양측	113쪽
14. Supine or seated piriformis stretch (누운 자세 또는 앉은 자세 이상근 스트레치)	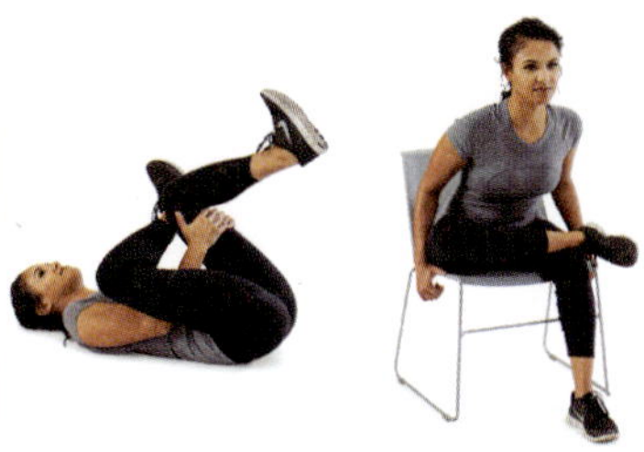	60초 유지, 2회 반복, 양측	118쪽 또는 119쪽

훈련을 유지하면서
Continuing Your Training

6개월째가 끝날 때 쯤이면, 당신은 루틴 운동 프로그램에 일반적인 fitness activity를 포함할 수 있을 것이다. 그렇긴 하지만, 당신은 여전히 코어 전체에 걸쳐 안정적으로 유지되어야 할 필요가 있다. 척추 유합(fusion)은 매우 안정적이지만, 유합부의 위와 아래의 척추 관절은 너무 많은 운동범위기 요구되어서 더 쉽게 부상을 입는다는 것을 기억하라. 당신이 운동을 할 때 이것을 명심하고 극단적인 범위의 운동을 피하라. 요가나 스트레칭 수업과 같은 활동에 주의하라. 그룹 강사들은 좋은 의도를 갖고 있지만, 자신도 모르게 척추의 능력을 넘어설 것을 요청할 수 있다. 다른 디스크를 손상시키고 싶지 않으므로 척추의 굴곡, 신전, 측면 굴곡, 특히 회전에 주의해야 한다. 당신의 요추는 회전하고 싶지 않다는 것을 기억하라, 그러니 무리하지(force) 마라. 이것은 추가 부상에 대한 확실한 방법이다.

당신이 체육관으로 돌아 간다면, 머쉰사용을 추천한다, 특히 당신이 후방 경사가 필요할 때 말이다. 대부분의 머쉰은 당신을 후방 기울이기를 유도하는 앉는 자세로 만든다, 그래서 이 운동들은 일반적으로 조금 더 안전할 수 있다. 머쉰은 또한 당신의 움직임을 적절한 운동경로에 있게 해주기 때문에 당신이 프리웨이트에서 만큼 안정화에 대해 걱정하지 않아도 될 것이다. 그렇긴 하지만, 다른 웨이트 리프팅 활동처럼, 당신은 자신의 능력과 목표에 대해 현실적일 필요가 있다. 리프팅에 익숙해지면, 프리웨이트를 마음 놓고 할 수 있다 — 결국 프리웨이트는 더 많은 관절을 사용하여 무게를 안정시켜야 하므로 더 많은 효과를 줄 수 있다.

나는 모든 사람이 체육관에 소속되어 있는 것은 아니라는 것을 인지하고 있다. 이런 경우라면, 당신은 4개월째와 5개월째 운동을 무제한으로 할 수 있다. 하지만 신체는 규칙적으로 하는 일에 익숙해지고, 상황을 조금도 바꾸지 않는다면 시간이 지남에 따라 정체되고 약해질 것이라는 것을 기억하라. 당신이 좀 더 흥을 돋우기(jazz it up) 위해 반복 횟수, 세트 수 또는 심지어 유지 시간을 늘릴 수 있다. 당신의 몸을 자극하기 위해, 나는 다음과 같이 제안한다.

7개월째와 11개월째 : 세 번째 달 운동하기
8개월째와 12개월째 : 네 번째 달 운동하기
9개월째 : 다섯 번째 달 운동하기
10개월째 : 여섯 번째 달 운동하기

이것은 당신의 몸이 정체되지 않고, 계속 발전하는 것을 볼 수 있을 만큼 충분히 살이 찌지 않게 하는 좋은 방법이다. 운동 반복 수, 세트 수, 시간을 바꾸는 것은 효과가 있지만, 운동 자체를 바꾸는 것은 운동을 신선하게 유지하는 훨씬 더 좋은 방법이다. 이 장에서 배운 연습을 당신의 기초이자 닻(anchor)으로 생각해 보라. 이것들은 당신의 허리통증을 줄이고 더 탄력 있고 부상에 저항하는 더 강한 신체를 만드는 데 도움을 줄 새로운 안정과 코어 힘을 강화하기 위해 당신이 반복해서 돌아올 수 있는 운동이다.

운동 프로그램을 만드는 데 더 많은 도움이 필요하다면, 나는 당신이 스스로 따를 수 있는 프로그램을 설계하기 위해 개인 트레이너나 필라테스 강사를 고용하기를 강력하게 추천한다. 척추유합술을 받은 사람을 위해 일하는데 어느 정도 이해도가 있는지 확인하라. 나는 또한 필라테스를 기반으로 하는 사람과 운동하는 것을 강력하게 추천한다. 필라테스는 코어를 튼튼하게 하고 건강을 유지하는 좋은 방법이다.

참고문헌 References

Introduction

1. Sigmund Freud, *Beyond the Pleasure Principle*, the Standard Edition (New York: W.W. Norton & Company, 1990).

Chapter 1

1. D. Hoy et al., "The Global Burden of Low Back Pain: Estimates From the Global Burden of Disease 2010 Study," *Annals of the Rheumatic Diseases* 73, no. 6 (June 2014): 968-74, doi: 10.1136/annrheumdis-2013-204428.
2. "The Hidden Impact of Musculoskeletal Disorders on Americans," United State Bone and Joint Initiative, 2018, https://www.boneandjointburden.org/docs/BMUS%20Impact%20of%20MSK%20on%20Americans%20booklet_4th%20Edition%20%282018%29.pdf.
3. D.I. Rubin, "Epidemiology and Risk Factors for Spine Pain," *Neurologic Clinics* 25, no. 2 (May 2007): 353-71.
4. Agency for Health Care Policy and Research, "Project Briefs: Back Pain Patient Outcomes Assessment Team (BOAT)," *MEDTEP Update* 1, no. 1.
5. A. Thorstensson and H. Carlson, "Fibre Types in Human Lumbar Back Muscles," *Acta Physiologica Scandinavica* 131, no. 2 (Oct. 1987): 195-202.
6. B. Goff, "The Application of Recent Advances in Neurophysiology to Miss M. Rood's Concept of Neuromuscular Facilitation," *Physiotherapy* 58, no. 2 (Dec. 1972): 409-15
7. V. Janda, "Pain in the Locomotor System – A Broad Approach," In *Aspects of Manipulative Therapy*, eds. E. F. Glasgow et al. (New York: Churchill Livingstone, 1985), 148-51.
8. S. A. Sahrmann, *Diagnosis and Treatment of Movement Impairment Syndromes* (Maryland Heights, MO: Mosby, 2002).

Chapter 2

1. P. Page, C. Frank, and R. Lardner, *Assessment and Treatment of Muscular Imbalance* (Illinois: Human Kinetics, 2010), 49-50, 56-58.
2. "American Heart Association Recommendations for Physical Activity in Adults and Kids," American Heart Association, www.heart.org/en/healthy-living/fitness/fitness-basics/aha-recs-for-physical-activity-in-adults.
3. C. Lundby and R.A. Jacobs, "Adaptations of Skeletal Muscle Mitochondria to Exercise Training," *Experimental Physiology* 101, no. 1 (2016): 17-22.
4. V. Janda, "Pain in the Locomotor System – A Broad Approach," In *Aspects of Manipulative Therapy*, eds. E.F. Glasgow et al. (New York: Churchill Livingstone, 1985): 148-51.
5. Y.B. Sung, J.H. Lee, and Y.H. Park, "Effects of Thoracic Mobilization and Manipulation on Function and Mental State in Chronic Lower Back Pain," *Journal of Physical Therapy Science* 26, no. 11 (Nov. 2014): 1711-14, doi:10.1589/jpts.26.1711.

Chapter 3

1. "Back Health and Posture," Cleveland Clinic, https://my.clevelandclinic.org/health/articles/4485-back-health-and-posture.
2. A.D. Vigotsky, G.J. Lehman et al., "The Modified Thomas Test Is Not a Valid Measure of Hip Extension Unless Pelvic Tilt Is Controlled," *PeerJ* 4 (2016): e2325.

3. V. Akuthota and S.F. Nadler, "Core Strengthening," Archives of Physical Medicine and Rehabilitation 85, no. 3 (Mar. 2004): S86-S92.

Chapter 7

1. Federico Balagué et al., "Non-specific low back pain," *The Lancet* 379, no. 9814 (Feb. 2012): 482-91.
2. H.S. Picavet, J.N. Struijs, and G.P. Westert, "Utilization of Health Resources Due to Low Back Pain: Survey and Registered Data Compared," *Spine* (Phila Pa 1976) 33 (2008): 436-44.
3. L.J. Jeffries, S.F. Milanese, and K.A. Grimmer-Somers, "Epidemiology of Adolescent Spinal Pain: A Systematic Overview of the Research Literature," *Spine* (Phila Pa 1976) 32 (2007): 2630-7
4. R. Shiri et al., "The Association Between Obesity and Low Back Pain: A Meta-analysis," *American Journal of Epidemiology* 171 (2010): 135-54.
5. R. Shiri et al., "The Association Between Smoking and Low Back Pain: A Meta-analysis," *American Journal of Medicine* 123 (2010): 87 e7-35.
6. H. Heneweer, L. Vanhees, and H.S. Picavet, "Physical Activity and Low Back Pain: A U-Shaped Relation?" *Pain* 143 (2009): 21-5.
7. M. van Tulder, et al., "Chapter 3. European Guidelines for the Management of Acute Nonspecific Low Back Pain in Primary Care," *European Spine Journal* 15, suppl 2 (2006): S169-91.
8. M. Krismer, and M. van Tulder, "Strategies for Prevention and Management of Musculoskeletal Conditions. Low Back Pain (Non-specific)," *Best Practice & Research: Clinical Rheumatology* 21 (2007): 77-91.

Chapter 8

1. F. Postacchini, and G. Cinotti, "Etiopathogenesis," in Lumbar Disc Herniation, ed. F. Postacchini (New York: Spring-Verlag, 1999): 151-64.
2. M. Heliovaara, Epidemiology of Sciatica and Herniated Lumbar Intervertebral Disc (Helsinki, Finland: The Social Insurance Institution, 1988).
3. S. Friberg and C. Hirsch, "Anatomical and Clinical Studies on Lumbar Disc Degeneration," *Acta Orthopaedica Scandinavica* 19 (1949): 222-42.
4. Jo Jordan, Kika Konstantinou, and John O'Dowd, "Herniated Lumbar Disc," *BMJ Clinical Evidence* (2009): 1118.
5. M.C. Jensen et al., "Magnetic Resonance Imaging of the Lumbar Spine in People Without Back Pain," *New England Journal of Medicine* 331 (1994): 69-73
6. R.A. Deyo and J.N. Weinstein, "Low Back Pain," *New England Journal of Medicine* 344 (2001): 365-70.
7. L.A.C. Machado et al., "The McKenzie Method for Low Back Pain: A Systematic Review of the Literature With a Meta-Analysis Approach," *Spine* (Phila Pa 1776) 31, no. 9 (2006): E254-E262 (A1).
8. F.I. Namnaqani et al., "The Effectiveness of McKenzie Method Compared to Manual Therapy for Treating Chronic Low Back Pain: A Systematic Review," *Journal of Musculoskeletal and Neuronal Interactions* 19, no. 4 (Dec. 2019): 492-9.

Chapter 9

1. J. Fitzgerald and P.H. Newman, "Degenerative Spondylolisthesis," *Journal of Bone and Joint Surgery*. British Volume 58 (1976): 184-92.

2. M.L.P Ver , J.R. Dimar, and L.Y. Carreon, "Traumatic Lumbar Spondylolisthesis: A Systematic Review and Case Series," *Global Spine Journal* 9, no. 7 (Oct. 2019): 767-82, doi: 10.1177/2192568218801882, Epub 2018 Sep 27.
3. "Spondylolisthesis," Cleveland Clinic, https://my.clevelandclinic.org/health/diseases/10302-spondylolisthesis.
4. N. Evans and M. McCarthy, "Management of Symptomatic Degenerative Low-Grade Lumbar Spondylolisthesis," *EFORT Open Reviews* 3, no. 12 (Dec. 2018): 620-31.
5. S. Jacobsen et al., "Degenerative Lumbar Spondylolisthesis: An Epidemiological Perspective: The Copenhagen Osteoarthritis Study," *Spine* 32 (2007): 120-25.
6. S. Matsunaga et al., "Natural History of Degenerative Spondylolisthesis: Pathogenesis and Natural Course of the Slippage," *Spine* 15 (1990): 1204-10.

Chapter 10

1. Y.R. Rampersaud et al., "Assessment of Health-Related Quality of Life After Surgical Treatment of Focal Symptomatic Spinal Stenosis Compared with Osteoarthritis of the Hip or Knee," *Spine* 8, no. 2 (Mar.-Apr. 2008): 296-304, PubMed: 17669690.
2. M.A. Ciol et al., "An Assessment of Surgery for Spinal Stenosis: Time Trends, Geographic Variations, Complications, and Reoperations," *Journal of the American Geriatrics Society* 44, no 3 (Mar. 1996): 285-90, PubMed: 8600197.
3. R.A. Deyo et al., "United States Trends in Lumbar Fusion Surgery for Degenerative Conditions," *Spine* 30, no. 12 (Jun 2005): 1441-5. discussion 6–7, PubMed: 15959375.
4. S.W. Wiesel et al., "A Study of Computer-Assisted Tomography. I. The Incidence of Positive CAT Scans in an Asymptomatic Group of Patients," *Spine* 9 (1984): 549-51, PubMed: 6495024.
5. S.F. Ciricillo and P.R. Weinstein, "Lumbar Spinal Stenosis," *Western Journal of Medicine* 158, no. 2 (Feb. 1993):171-7, PubMed: 8434469.
6. S. Genevay and S.J. Atlas, "Lumbar Spinal Stenosis," *Best Practice and Research: Clinical Rheumatology* 24, no. 2 (2010): 253-65, doi:10.1016/j.berh.2009.11.001.
7. T. Amundsen et al., "Lumbar Spinal Stenosis. Clinical and Radiologic Features," *Spine* 20, no. 10 (May 1995): 1178-86, PubMed: 7638662.
8. L.G. Jenis and H.S. An, "Spine Update. Lumbar Foraminal Stenosis," *Spine* 25, no. 3 (2000): 389-94, PubMed: 10703115.
9. A. Raja et al., "Spinal Stenosis," [Updated 2019 Jul 13]. In StatPearls [Internet]. Treasure Island (FL): StatPearls Publishing; Jan. 2019.
10. D. Mazanec, V. Podichetty, and A. Hisa, "Lumbar Stenosis: Start with Nonsurgical Therapy," *Cleveland Clinic Journal of Medicine* 96 (2002).

Chapter 11

1. S. Omoigui, "The Biochemical Origin of Pain: The Origin of All Pain is Inflammation and the Inflammatory Response. Part 2 of 3 - Inflammatory Profile of Pain Syndromes," *Medical Hypotheses* 69, no. 6 (2007): 1169-78, doi:10.1016/j.mehy.2007.06.033.
2. C. Centeno et al., "Treatment of Lumbar Degenerative Disc Disease-Associated Radicular Pain with Culture-Expanded Autologous Mesenchymal Stem Cells: A Pilot Study on Safety and Efficacy," *Journal of Translational Medicine* 15, no. 1 (Sept. 2017): 197, doi:10.1186/s12967-017-1300-y.
3. "Cauda Equina Syndrome," American Association of Neurological Surgeons, www.aans.org/en/Patients/Neurosurgical-Conditions-and-Treatments/Cauda-Equina-Syndrome.

4. J. N. Weinstein et al., "Surgical vs Nonoperative Treatment for Lumbar Disk Herniation: The Spine Patient Outcomes Research Trial (SPORT) Observational Cohort." *Journal of the American Medical Association* 296, no. 20 (2006): 2451-59, doi:10.1001/jama.296.20.2451.
5. W. Jiang et al., "Feasibility and Efficacy of Percutaneous Lateral Lumbar Discectomy in the Treatment of Patients with Lumbar Disc Herniation: A Preliminary Experience," *Biomed Research International* (Jan. 2015): 378612, doi:10.1155/2015/378612.
6. S. Rajaee et al., "A Careful Analysis of Trends in Spinal Fusion in the United States from 1998 to 2008," Poster presented at Orthopaedic Research Society annual meeting, Long Beach, CA, Jan. 2011.
7. Elizabeth E. Rutherford et al., "Lumbar Spine Fusion and Stabilization: Hardware, Techniques, and Imaging Appearances," *RadioGraphics* 27, no. 6 (Nov. 2007), doi.org/10.1148/rg.276065205.
8. F.J. Vera-Garcia et al., "Effects of Different Levels of Torso Coactivation on Trunk Muscular and Kinematic Responses to Posteriorly Applied Sudden Loads," *Clinical Biomechanics* 21 (2006): 443-55.
9. F.J. Vera-Garcia et al., "Effects of Abdominal Stabilization Maneuvers on the Control of Spine Motion and Stability Against Sudden Trunk Perturbations," *Journal of Electromyography and Kinesiology* 17 (2007): 556-67.
10. M. Monfort-Panego et al., "Electromyographic Studies in Abdominal Exercises: A Literature Synthesis," *Journal of Manipulative and Physiological Therapeutics* 32 (2009), 232-44.
11. Sumiaki Maeo et al., "Trunk Muscle Activities During Abdominal Bracing: Comparison Among Muscles and Exercises," *Journal of Sports Science and Medicine* 12, no. 3 (2013): 467-74.
12. H.W. Koh, S.H. Cho, and C.Y. Kim, "Comparison of the Effects of Hollowing and Bracing Exercises on Cross-sectional Areas of Abdominal Muscles in Middle-aged Women," *Journal of Physical Therapy Science* 26, no. 2 (2014): 295-99, doi:10.1589/jpts.26.295.
13. Add this as reference #13: G.J. Dohrmann and N. Mansour, "Long-Term Results of Various Operations for Lumber Disc Herniation: Analysis of Over 39,000 Patients," *Med Princ Pract* 24 (2015): 285-90, doi:10.1159/000375499

색인 Index

L

M

N

R

S

T

한국어

ㄱ

ㄴ

ㄷ

ㄹ

ㅁ

ㅂ

ㅅ

ㅇ

ㅈ

ㅊ

ㅋ

ㅌ

ㅍ

ㅎ

저자 소개 About the Author

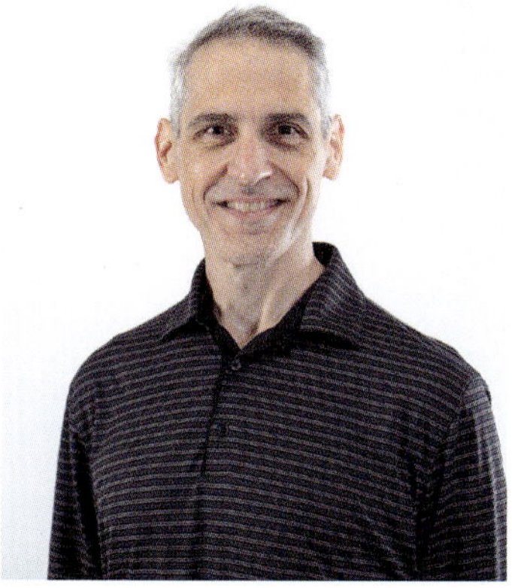

브라이언 리치(Brian Richey)는 퍼스널 트레이너이자, 교육자이며 의료 및 교정 운동 분야의 선두주자이다. 운동을 통해 고객의 건강 상태를 관리하는 그의 독특한 접근 방식은 수천 명의 사람들이 더 잘 움직이고, 더 키가 크게 서고, 통증 없이 운동하는 데 도움을 주었다.

Brian은 하와이 대학교에서 운동학(Kinesiology)과 운동과학(exercise science)으로 학사학위를 받았다. 그는 American Academy of Health, Fitness, and Rehabilitation Professionals에서 의료 운동 프로그램 책임자, 의료 운동 전문가, 재활후 컨디셔닝 전문가 등 다수의 자격을 가지고 있다. Balanced Body의 교수진이자 마스터 강사인 브라이언은 온 오프라인으로 강의와 워크샵을 통해 의료 운동, 교정 운동 및 통합 운동에 대한 지식을 대중에게 제공한다.
그는 그가 소유하고 운영하는 Fit 4 Life DC가 있는 워싱턴 DC를 기반으로 활동 중이다.

Brian Richey에 대한 더 많은 정보는 www.BrianRichey.com.를 찾아보기 바란다.